Ingrid Strauß

Hippotherapie

Die Autorinnen:

Dr. med. Ingrid Strauß

Studienbeginn Musik und Kunstgeschichte, anschließend Medizinstudium in München mit Abschluß und Promotion 1957. Über 30 Jahre Mitarbeit an der Krankenanstalt Kreuth, Dr. Heinz May, in leitender Position. Zahlreiche Publikationen auf dem Gebiet der Tuberkulose, Nephrologie und Immunologie. Seit 1975 Aufbau der Physiotherapie mit dem Pferd sowie des Behandlungszentrums Straußenhof Waakirchen. Regelmäßig Veröffentlichungen, Vorträge, Fortbildungsbeiträge zur Hippotherapie. 1976 – 1992 Mitarbeit im Vorstand des Deutschen Kuratoriums für Therapeutisches Reiten e. V., Warendorf, 1988 – 1992 als Vorsitzende. Für ihre Verdienste in der ärztlichen Tätigkeit wurde ihr 1984 auf Antrag der Patienten das Bundesverdienstkreuz verliehen. Auszeichnungen: 1995 Silbernes Ehrenkreuz des Deutschen Kuratoriums für Therapeutisches Reiten, 1997 Auszeichnung des Österreichischen Kuratoriums für Therapeutisches Reiten, 2000 Goldenes Ehrenkreuz des Deutschen Kuratoriums für Therapeutisches Reiten.

Dipl.-Physiotherapeutin Emmy Tauffkirchen,

Nach Matura, Physiotherapieausbildung in Wien und 1-jähriger Tätigkeit in einem Kinderlähmungszentrum der Schweiz, 1958 mit dem Aufbau der pädiatrischen Physiotherapie in Österreich begonnen.
Von 1958 bis 1997 leitende Physiotherapeutin an der Univ.-Klinik für Kinder und Jugendliche in Wien. In diesen Jahren auch an der Akademie für Physiotherapie Wien im Bereich Pädiatrie als Praktikumsleiterin, Vortragende und Prüfende tätig.
Von 1968 bis 1980 als leitende Lehrinstruktorin für die Ausbildung in Neuro Developmental Treatment (NDT) nach Bobath in Wien verantwortlich.
1975 Zusatzausbildung für Hippotherapie in Deutschland und Aufbau der Hippotherapie in Österreich. Von 1979 bis 1996 Leitung der Hippotherapielehrgänge in Österreich, sowie Mitwirkung bei deutschen Lehrgängen.
Mehrere Zusatzausbildungen in den Bereichen Physiotherapie und Reiten.
Zahlreiche nationale und internationale Vorträge und Publikationen.
Ehrungen: 1995 Silbernes Ehrenkreuz des Deutschen Kuratoriums für Therapeutisches Reiten, 1996 Ehrenurkunde des Bundesverbandes der Dipl.-PhysiotherapeutInnen Österreichs, 1997 Auszeichnung des Österreichischen Kuratoriums für Therapeutisches Reiten, 1997 Goldenes Ehrenzeichen der Universität Wien.

Ingrid Strauß

Hippotherapie

Neurophysiologische Behandlung mit und auf dem Pferd

Mit einem Beitrag
zur Kinder-Hippotherapie
von Emmy Tauffkirchen

3., überarbeitete und erweiterte Auflage

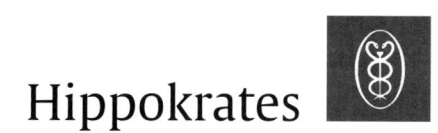

Hippokrates

Die Deutsche Bibliothek – CIP-Einheitsaufnahme

Ein Titeldatensatz für diese Publikation ist bei
Der Deutschen Bibliothek erhältlich

Anschrift der Verfasserin:

Dr. med. Ingrid Strauß
Leonhardiweg 14
D-83708 Kreutz

Anschrift der Beitragsverfasserin:

Emmy Tauffkirchen, Dipl.-Physiotherapeutin
Hofzeile 12/12/12
A-1190 Wien

Wichtiger Hinweis:
Wie jede Wissenschaft ist die Medizin ständigen Entwicklungen unterworfen. Forschung und klinische Erfahrung erweitern unsere Erkenntnisse, insbesondere was Behandlung und medikamentöse Therapie anbelangt. Soweit in diesem Werk eine Dosierung oder Applikation erwähnt wird, darf der Leser zwar darauf vertrauen, daß Autoren, Herausgeber und Verlag große Sorgfalt darauf verwandt haben, daß diese Angabe dem Wissensstand bei Fertigstellung des Werkes entspricht.

Für Angaben über Dosierungsanweisungen und Applikationsformen kann vom Verlag jedoch keine Gewähr übernommen werden. Jeder Benutzer ist angehalten, durch sorgfältige Prüfung und gegebenenfalls nach Konsultation eines Spezialisten festzustellen, ob die dort gegebene Empfehlung für Dosierungen oder die Beachtung von selten verwendeten Präparaten oder solchen, die neu auf den Markt gebracht worden sind. Jede Dosierung oder Applikation erfolgt auf eigene Gefahr des Benutzers. Autoren und Verlag appellieren an jeden Benutzer, ihm etwa auffallende Ungenauigkeiten dem Verlag mitzuteilen.

Geschützte Warennamen (Warenzeichen) werden nicht besonders kenntlich gemacht. Aus dem Fehlen eines solchen Hinweises kann also nicht geschlossen werden, daß es sich um einen freien Warennamen handele.

1. Auflage 1991
2. Auflage 1995
3. Auflage 2000

ISBN 3-7773-1368-8

© Hippokrates Verlag GmbH, Stuttgart 2000
Printed in Germany 2000

Satz: Fotosatz Sauter GmbH, Donzdorf
Druck: Rondo Druck GmbH, Roßwälden

Inhalt

Vorwort zur 3. Auflage VIII

Nachweise über die Wirksamkeit der Hippotherapie IX

Einführung

Pferd und Mensch 1
Leistungen des Pferdes 1
Kommunikation Pferd – Mensch 2
Gemeinsame Bewegung 2
Das Pferd als Medium 3
Belastung des Pferdes 4
Das Reiten 4

Reiten für Physiotherapeuten 5
Grundlagen 5
Atemführung beim Reiten 7
Bewegungserfahrungen 8

Therapeutisches Reiten 14
Das Pferd in Medizin, Pädagogik, Sport ... 14

Einsatzmöglichkeiten des Pferdes im Therapeutischen Reiten 15
Medizin 15
1. Neurologie – Neuopädiatrie 15
2. Sensorische Integration –
   Ergotherapie 15
3. Frühförderung bewegungs-
   gestörter Kleinkinder 15
4. Orthopädie 16
5. Prävention 16
6. Rehabilitation 17
7. Psychiatrie 17
8. Neuropsychologie 17
9. Innere Medizin und andere
   Fachgebiete 17

Pädagogik, Psychologie 18
1. Heilpädagogisches Voltigieren
   und Reiten 18
2. Psychomotorische Förderung
   bewegungsauffälliger Kinder 18
3. Psychotherapie 19

Sport 19
1. Reitsport für Behinderte 19
2. Fahren 19

Grundlagen

Hippotherapie 23
Definition 23
Wirkung 23
Neuromotorischer Ansatz 23
Sensomotorischer Ansatz 24
Psychomotorischer Ansatz 24
Soziomotorischer Ansatz 24
Indikationen 24
Gegenindikationen 25
Begriffsbestimmung international 25

Hippotherapie bei Kindern und Erwachsenen 26

Das Pferd in der Hippotherapie 28
1. Bewegungselemente des Pferdes 28
2. Bewegungsanalysen des Pferdes 29
3. Therapeutischer Bewegungsdialog
   Mensch – Pferd 32
4. Pferd und Sensorik 38
5. Pferd und mentales Geschehen 39

Das Therapiepferd 42
Interieur 42
Exterieur 42
Entwicklungsstand 43
Das patientengerechte Pferd 46
Der pferdegerechte Einsatz 46

**Krankengymnastik – Physiotherapie –
Hippotherapie** 48
Krankengymnastik 48
Physiotherapie 51
Physiologische Grundlagen vom
Bewegungsablauf 52
Hippotherapie 52

**Eigenständige Wirkprinzipien der
Hippotherapie** 54

Atmung bei der Hippotherapie 56

Indikation und Gegenindikation 58
Indikationen 58
Neurologische Bewegungs-
störungen 58
Orthopädische Krankheitsbefunde 58
Mehrfachstörungen bei neuro-
logischen Erkrankungen 59
Voraussetzungen für die
Indikation Hippotherapie 59
Gegenindikationen 59
Allgemein 59
Neuromotorischer Befund 59
Orthopädischer Befund 59
Mentaler Befund 60
Zweitkrankheiten 60
Anfallsleiden 60

Praxis

**Voraussetzungen zur Durchführung
der Hippotherapie** 63
Arzt 63
Behandlungs-Team 63
Physiotherapeut 63
Helfer 63
Pferdeführer 63
Pferd 64
Vorbereitung 64
Ausrüstung 64
Führweisen 66
Aufgaben 66
Patient 66
Information 66
Physiotherapeutischer Befund 67
Abstimmung mit Parallel-
Physiotherapie 67
Vorbehandlung zur Durchführung
von Hippotherapie 67
Behandlungsprotokoll 67
Sicherheitsmaßnahmen 70

Versicherungsschutz 70
Tetanusprophylaxe 70
Kopfschutz 70
Kontrolle des Pferdes und seiner
Ausrüstung 70
Sorgfaltspflicht 70
Ort der Durchführung 70

**Praktische Durchführung der
Hippotherapie** 71
Transfer 71
Aufsitzen 71
Absitzen 73
Haltegurt 73
Sitz ohne Sattel 73
Sitz mit Sattel 73
Sitz mit Steigbügel 74
Sitz ohne Steigbügel 74
Ausgangsstellung 74
Rumpfkoordination 75
Kopfhaltung 76
Extremitätenhaltung 77
Korrekturhaltungen 78
Atemführung 79
Perzeptionstraining 80
Einüben von Basisfunktionen 81
Übungs- und Spielhilfen 81
Kind- bzw. erwachsenengerechte
Behandlung 82
Auge und Sehen 82
Konzentrieren – anspannen –
entspannen – aufhören 83

**Hippotherapie bei Erkrankungen
häufiger Indikation** 84
Frühkindliche Hirnschädigungen 84
Infantile Cerebralparese (ICP) 84
Minimale cerebrale Dysfunktion
(MCD) 84
Multiple Sklerose (MS) 84
Neurologische Bewegungsstörung und
Hippotherapie 84
**Folgen neurotraumatischer Erkran-
kungen** 92
Schädelhirntrauma 92
Querschnittlähmung 92
Apoplexie 93
**Entwicklungsbedingte, postentzünd-
liche oder degenerative Nerven-
schädigungen** 98
Spina bifida 98
Angeborene Fehlbildungen an den
Extremitäten (Dysmelie) 98
Schiefhals (Torticollis spasmodicus) 98

Polyneuropathie 99
Morbus Parkinson 99
Muskeldystrophie 99

Kinder-Hippotherapie
Emmy Tauffkirchen

Die Patienten 107
Voraussetzungen 107
Indikationen 108
Infantile Cerebralparesen (ICP) 108
Minimale Cerebralparese (MCP) 112
Schädelhirntrauma (SHT) 113
Spina bifida 113
Neuromuskuläre Erkrankungen 113
Das Therapiepferd 114
Voraussetzungen 114
Training des Therapiepferdes 114
   Außerhalb der Therapie 114
   Vor der Hippotherapie 115
   In der Hippotherapie 116
Das Pferd im Dienst des Patienten 118
Belohnung des Pferdes 118
PhysiotherapeutIn und Mitarbeiter 118
Hippotherapie – Ausbildung für
PhysiotherapeutInnen 118
Einschulung der Mitarbeiter 119
   KotherapeutIn bzw. HelferIn 119
   PferdeführerIn 120
Die Behandlung 120
Allgemeines 120
   Die Frühbehandlung 120
   Auswahl einer neurophysio-
   logischen Therapie und/oder anderer
   Behandlungen 120
   Hippotherapie 121
Patientenprotokoll 122
Physiotherapeutischer Befund
(Assessment) für Hippotherapie 123
Verlaufsdokumentation (Decurs) 124
Das Bobath-Konzept 124
Hilfe und Kontrolle der Physio-
therapeutin in der Kinder-
Hippotherapie 125
Hilfe bei der Eigenregulation –
anstatt Inhibition/Fazilitation von
Schlüsselpunkten aus 125
Wirkungen der Hippotherapie 126
Praktische Hinweise 126
Auf-/Absitzen 126
Reitsitz 127
Therapeutin hinter dem Kind auf
dem Pferd 127

Einsatz und Auswirkung ver-
schiedener Armfunktionen 127
Atmung – Mundmotorik –
Lautieren – Sprechen 129
Bahnzeichen und Bildtafeln 129
Spiegel 129
Positionsänderungen auf dem Pferd 129
Auswirkung der Schrittvarianten 130
Ausschalten störender Faktoren 131
Kleidung des Patienten 131
Dauer der Hippotherapie 131

**Kinder-Hippotherapie bei häufigen
neurologischen Bewegungsstörungen** .. 132
Fotoserien von Kinder-Hippotherapie
1. Benjamin – hat eine spastische
   Hemiparese 133
2. Katrin – hat eine spastische
   Hemiparese 137
3. Desiree – hat eine schwere
   spastische Diparese 141
4. Anita – hat eine schwere spastische
   Diparese 145
5. Martin – hat eine spastisch dystone
   Tetraparese 149
6. Sebastian – hat eine Ataxie 153
7. Matthias – hat eine schwere
   spastisch-athetoide Tetraparese 157
8. Daniel – hat, nach Schädel-Hirn-
   Trauma, eine spastische Tetraparese   161

Nachschlageteil

Kostenübernahme der Hippotherapie .. 167

Ausbildungshinweise 169
Zusatzausbildung für Physiotherapeuten
in der Hippotherapie 169
Zusatzausbildung für Pädagogen/
Psychologen im Heilpädagogischen
Voltigieren/Reiten 169
Zusatzausbildung von Ausbildern
im Reiten als Sport für Behinderte 170

Literatur 171

Abkürzungen 177

Worterklärungen 177

Sachverzeichnis 182

Vorwort zur 3. Auflage

Wenn Hippotherapie seit mehr als 30 Jahren sich immer noch weiter entwickelt und zu einer 3. Auflage dieses Buches berechtigt – dann zeigt dies, dass Hippotherapie zu einer anerkannten, qualifizierten Behandlung geworden ist. Wenn international weiterhin klinisch, wissenschaftlich und experimentell Wirksamkeit und Erfolge der Hippotherapie erarbeitet und bestätigt werden, dann wirft dies ein Licht auf die Faszination der Therapie mit dem Pferd als Medium. Und wenn unsere Patienten unbeirrbar und auch mit Opfern *ihre* Hippotherapie wahrnehmen wollen, dann sei uns dies Dank und Anerkennung genug um *unsere* Hippotherapie so gut wie irgend möglich durchzuführen. Und dazu will dieses Buch beitragen.

»Die wahre Entdeckungsreise besteht nicht darin, neue Landschaften zu suchen, sondern neue Augen zu bekommen«, sagt Marcel Proust. So gesehen ist Hippotherapie immer wieder neu – ein unerschöpfliches Kaleidoskop, das mit jedem anderen Blickwinkel neue Bilder kristallisiert, das offen ist für alle Bildinhalte, welche die Gesetzmäßigkeiten der Steinchen spiegeln. Um dieses Sehen der Hippotherapie haben wir uns bemüht durch unermüdliches Beobachten, unbestechliches Beschreiben und bestmögliches Tun.

Eine neue Konzeption für dieses Buch ist erwachsen aus der Zusammenarbeit mit Emmy Tauffkirchen – sie hat mit ihrer »Kinder-Hippotherapie« den Inhalt neu gewichtet. Über 20 Jahre haben wir gegenseitig unser Arbeiten wahrgenommen und angeregt. So bin ich sehr dankbar, dass Emmy Tauffkirchen mit ihrer großen Erfahrung dieses »neue Buch« begleitet und bereichert hat.

Wir haben gemeinsam eine leidenschaftliche Liebe für unsere Patienten, für unsere Pferde und für die Hippotherapie. Und wir haben gemeinsam den großen Wunsch, zu danken – unseren Patienten, unseren Pferden und allen, die uns jemals bei unserer Hippotherapie geholfen haben!

Unser besonderer Dank gilt dem Hippokrates Verlag: Mit dem Wagnis dieses »neuen Buches« leistet er einen wesentlichen Beitrag für die Hippotherapie – und Frau Dorothee Seiz: Ohne ihr großes Verständnis, ihre souveräne Fachkompetenz, ihr unermüdliches Raten und ihre Geduld wäre das Buch nicht entstanden.

Ganz herzlich danken wir für die spontane Hilfsbereitschaft mit Beiträgen zu speziellen Fachbereichen:

Josefa Six mit ihrem Straußenhofteam, Waakirchen
Renate Frey, Leitende Physiotherapeutin, Rommel-Klinik, Bad Wildbad
Inka Conze, Leitende Physiotherapeutin »Kinderhilfe« Ludwigshafen-Oggersheim
Barbara Wenck, Leitende Physiotherapeutin, Querschnittgelähmtenzentrum, BG-Unfallkrankenhaus Hamburg

Für die Kinderhippotherapie-Bildserien, die Emmy Tauffkirchen aufnehmen konnte, danken wir:

- Elke Molnar-Mignon, Dipl. Physiotherapeutin mit Kollegin Lea Walcher und Pferdeführerin Inge Leitner, im Ambulatorium für körper- und mehrfach behinderte Kinder – Mosaik-Graz,
- Mag. Barbara A. Lugmayr, Dipl. Physiotherapeutin mit Kolleginnen Nadja Kadrnoska und Brigitte Posch, von der Universitätsklinik für Kinder und Jugendliche Wien (Hippotherapie in der Veterinärmed. Univers. Wien).

Alle Kinder haben freudig mitgearbeitet und wir danken besonders auch den Eltern für ihr Verständnis und ihre Einwilligung zur Veröffentlichung der Aufnahmen.

Kreuth u. Wien   *Ingrid Strauß*
im Frühjahr 2000   *Emmy Tauffkirchen*

Nachweise über die Wirksamkeit der Hippotherapie

Seit es Physiotherapie mit und auf dem Pferd gibt, wird auch ihre Wirksamkeit erforscht. Qualität und Empfehlung einer Behandlungsmethode stehen und fallen mit ihrer Dokumentation und Nachweisen ihrer Effektivität. Für die Hippotherapie liegen seit mehr als 30 Jahren ungezählte Behandlungsergebnisse vor – sie lassen sich ganz kurz zusammenfassen:

1. Patientenberichte:
Verbesserungen der gestörten Bewegung mit nachweislicher Rückläufigkeit des jeweiligen Behinderungsgrades, Nachlassen der Muskelverkrampfungen und dadurch ausgelöster Schmerzsymptomatik, Erzielen von Funktionen, die vor der Hippotherapie nicht mehr möglich waren, – insgesamt Besserung des Gesamtbefindens und maßgeblich der psychischen Verfassung werden von Patienten beobachtet.

2. Fremdberichte:
Angehörige, vor allem von Kindern, Kindergartenerzieher, Schulpädagogen und Cotherapeuten bestätigen ebenfalls vielfache Verbesserungen, die erst mit zusätzlicher Hippotherapie erzielt wurden. Diese Berichte sind als Objektivierung von Patientenangaben zu werten.

3. Arztberichte:
Kontrolluntersuchungen des Arztes belegen mit dem jeweiligen Befundstatus des Patienten über Zeit die positiven Behandlungsergebnisse und sind Voraussetzung für weitere Verordnung von Hippotherapie.

4. Physiotherapieplan:
Der Physiotherapeut dokumentiert regelmäßig die Behandlungsergebnisse um den Erfolg nachzuweisen, um die Eigenkontrolle seiner Arbeit zu belegen und um die jeweilige Durchführung der Therapie dem Patientenbefund anzupassen, gegebenenfalls zu ändern.

5. Verlaufsdokumentation:
Vielfache Parameter zur Beurteilung von Behandlungsergebnissen wurden erarbeitet. Befundbesserungen lassen sich mit Maß- und Zeiteinheiten belegen. Z.B. Zunahme der Schrittlänge, Rhythmisierung der Schrittspur, Veränderung eines breitbeinigen Gangmusters zur besser balancierten Schmalspur; zeitlich raschere Schrittfolgen, raschere Koordinationsabläufe der Geschicklichkeit beim Handhaben von Bällen, Ringtennis, Igelbällen und ähnlichem; meßbare Zunahme der Balancierfähigkeit im Stand mit geschlossenen Augen, im Einbeinstand rechts oder links usw.
Vielfache Dokumentationsmöglichkeiten über Maß- und Zeiteinheiten sind bekannt und werden als subtile Motoriktestungen zum Behandlungsnachweis durchgeführt.

6. Videodokumentation:
Mit weiterer Entwicklung der allgemein verfügbaren Technik gehört die Videodokumentation vom Beginn der Behandlung über ihren gesamten Verlauf heute zur Selbstverständlichkeit; die Behandlungsergebnisse sind unbestechlich und objektiv darstellbar, beeindruckende Ergebnisse wurden und werden in vielfachen Filmen allgemein verfügbar gemacht.

7. Wissenschaftliche Arbeiten:
Die großen Erfolge der Hippotherapie waren und sind Herausforderung zu wissenschaftlichen Arbeiten über ihre Wirkungsmechanismen und Nachweise ihrer Effektivität; für die Anerkennung der Behandlungsmethode sind diese Ergebnisse Voraussetzung.
Subtile klinische Beobachtungen wurden von namhaften Autoren jeweils mit aktuellen Ergebnissen neurophysiologischer Forschung belegt. Experimentelle wissenschaftliche Untersuchungen und ihre Ergebnisse verifizierten die Behandlung und ihre Erfolge. Beim Pferd wurden Messungen der mehrdimensionalen Schwingungsimpulse vom Pferderücken und Ganganalysen durchgeführt. Bei Patienten wurden Muskeltonusveränderungen über elektromyographische Messungen bestätigt, vor allem das Nachlassen von Spastik; auch die länger anhaltende Verminderung der Spastik nach Hippotherapie im Vergleich zu Alternativbehandlungen ohne Pferd ließ sich nachweisen. Im weiteren wurden über Kombinationsmöglichkeiten mit computergesteuerten Versuchsanord-

nungen und Videoanalyse Ergebnisse über Verbesserungen der Sitzstabilität und des Gleichgewichtsverhaltens erarbeitet. Qualitative und quantitative Auswertung von Versuchen mittels Oberflächenelektromyographie und Beschleunigungsmessungen in Körperschwerpunktnähe ergaben physiologisch-therapeutische Effekte des eingeschränkten Gehvermögens unter Berücksichtigung von Adduktorenspastik und Ataxie. Weitere technisch-wissenschaftliche Untersuchungen mittels Elektromyographie und Telemetrie von Muskelaktivitäten beim Gehen und ihre Beeinflußbarkeit durch Bewegungsstimulation über die Schwingungsimpulse des Pferderückens bestätigten die menschengangtypischen Bewegungen des Pferderückens im Schritt, ihre Über-tragung auf den Rumpf des Patienten und eine Mehraktivierung von Muskeln der »Bewegung Gehen«. Diese Ergebnisse verifizieren die bekannte Beobachtung der günstigen Beinflussung des Gangbildes mittels Hippotherapie.

→ Weiterführende Literatur: 6, 7, 51, 53, 61, 70, 86, 98, 103, 111, 112, 113, 114, 121, 128, 129, 130, 137, 138, 166, 180.

Die Hippotherapie ist eine physiotherapeutische Methode, die eingehend klinisch, wissenschaftlich und experimentell erarbeitet, erforscht und dokumentiert wurde. An ihrer Effektivität besteht kein Zweifel.

Einführung

Pferd und Mensch

Das Pferd ist ursprünglich ein Herdentier. Es weidet unter freiem Himmel, sucht sich seine Nahrung und durchstreift seinen Lebensraum in langsamer Bewegung, im Schritt, seiner natürlichen Gangart. Bei langen Wanderungen wechseln Trab und Schritt. Rasches Fortbewegen bedeutet Flucht; das Pferd ist ein Fluchttier und flieht im Galopp, überwindbare Hindernisse nimmt es dabei im Sprung.

Die drei Grundgangarten werden ergänzt durch herrliche Bewegungsspiele aus Freude und Übermut, als Ausdruck spielerischen Kräftemessens und stolzen Imponiergehabes; ernste Kampfgebärden spiegeln die Erregung des Pferdes. Das ausgewachsene, gesunde, in Freiheit lebende Pferd bewegt sich in Schritt, Trab und Galopp in vollendeter Harmonie und bietet somit immer einen schönen Anblick.

Der Mensch hat gelernt, die genannten Bewegungselemente mit dem Pferd zu teilen. Er sucht die Bewegungsübereinstimmung mit dem Pferd, die er als höchstes Glück empfindet, im ruhigen Schritt, dem ausdauernden Trab oder schnellen Galopp, im Sprung oder in der Reitkunst und den Lektionen über der Erde. Die Begegnung mit dem Menschen fordert jedoch zwei enorme Leistungen des Pferdes: Es muß lernen, den Menschen als Leit-»Tier« anzunehmen und Lasten zu tragen. Jede Lasteinwirkung auf das Pferd bedeutet eine Gefährdung seiner natürlichen Bewegungsbalance und stört sein Gleichgewicht.

Leistungen des Pferdes

Pferd und Last. Mit Anerkennung des Menschen als Leit-»Tier« stellt das Pferd sein einzigartiges Wesen und seine große Kraft in den Dienst des Menschen. Es lernt, schwere Lasten auf seinem Rücken zu tragen und bewältigt diese Aufgabe bei körperlichem Vermögen mit großer Trittsicherheit und Ausdauer, auch in schwierigem Gelände. Aufgabe des Menschen ist, das Pferd beim Finden des Gleichgewichtes möglichst wenig zu stören, es vielmehr dabei zu unterstützen. Weiterhin lernt das Pferd, Lasten zu ziehen und wurde somit zum unersetzlichen Helfer beispielsweise bei der Waldarbeit oder beim Ziehen schwerer Gefährte wie Erntewagen. Aus dem Lenken des Pferdes beim Lastenziehen entwickelte sich schließlich die Kunst des Fahrens. Tragen oder Ziehen von Last erfordern jeweils ein anderes Training des Bewegungsspieles. Immer ist es Aufgabe des Menschen, das Pferd beim Finden und Halten seines Gleichgewichtes unter Belastung möglichst wenig zu stören, es vielmehr dabei zu unterstützen.

Pferd und Reiter. Eine völlig neue Dimension entsteht für das Pferd mit dem Tragen eines Reiters. Die vom Pferd möglichst im Gleichgewicht auf dem Rücken getragene Last stellt eine berechenbare statische Größe dar; der Reiter auf dem Rücken des Pferdes ist dagegen eine dynamische Last mit eigenem Gleichgewicht, eigener Balance. Dies bedeutet für das Pferd zusätzlich zum Gewicht zunächst unberechenbare Schwerpunktverlagerungen dieser Last. Der langwierigen Aufgabe, mit dieser dynamischen Last in allen Bewegungsphasen ins Gleichgewicht zu kommen, wird das Pferd um so besser gerecht, je geschickter der Reiter ist, der diese Bewegungsschulung mit dem Pferd durchläuft. Zeigt er ein Höchstmaß an reiterlichem Geschick und besitzt das untrügliche Gefühl für die momentanen Möglichkeiten seines Pferdes bzw. ein sicheres Wissen darum, wie sein Pferd ökonomisch, d.h. ohne Schaden und in harmonischer, schöner Bewegung die ihm gestellte Aufgabe lösen kann, dann wird das Pferd in der richtigen Weise gymnastiziert, Freude an seiner Schulung haben und keinen Schaden erleiden. Hat es auf diese Weise gelernt, sich im wahrsten Sinne des Wortes mit dem Reiter »auseinanderzusetzen«, dann kann ein entsprechend begabtes Pferd einen gemeinsamen Bewegungsdialog mit seinem Reiter erlernen, der bis zur Reitkunst führt. Stört der Reiter durch fehlerhafte Einwirkung ständig die Balance, so verursacht er Fehlhaltungen, Takt und Schwung gehen verloren, die Voraussetzung für das Lösen der Bewegungsaufgabe sind. Folgen sind Fehlbelastung und

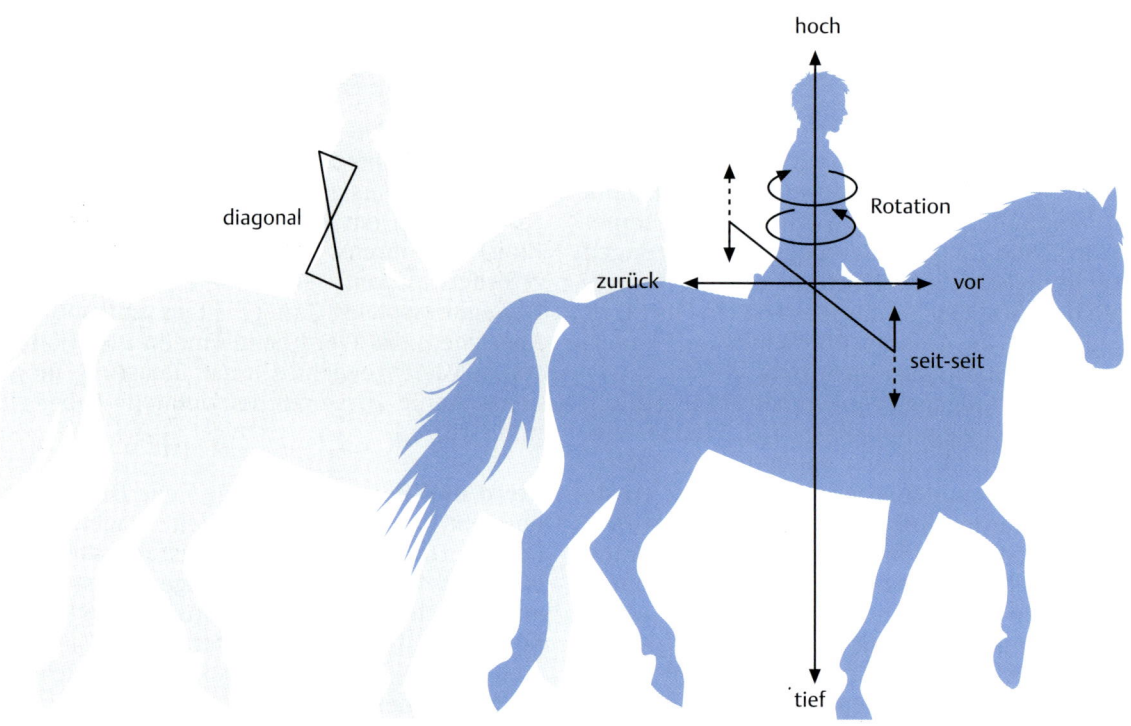

hoch

diagonal

Rotation

zurück

vor

seit-seit

tief

◉ 1   Bewegungsübertragung

Schmerzen, schließlich Körperschäden infolge von Rücken- und Fußproblemen. Rasche Verschleißerscheinungen entstehen bekanntlich häufig an der unphysiologisch belasteten Vorhand.

Kommunikation Pferd – Mensch

Gemeinsame Bewegung

Tragen und Getragenwerden ist ein gegenseitiger Lernprozeß für Pferd und Reiter:
In einer **ersten Phase** lernt das Pferd das Aufnehmen des Reiters in seinen Bewegungsfluß und sein Ausbalancieren; der Reiter lernt das Reagieren auf die Bewegungen des Pferdes, Finden und Halten des Gleichgewichts und Sitzenbleiben – Sitzen – in allen Gangarten, Tempo- und Richtungswechseln.

In einer **zweiten Phase** lernt der Reiter durch aktive Bewegungseinwirkung das Pferd zu führen, seine Gangart, Tempo und Richtungswechsel zu beeinflussen und schließlich zu bestimmen: Unter Beibehaltung des reaktiven »losgelassenen« Sitzes entwickelt er eine Verständigung mit dem Pferd über Gewichtsverlagerungen und Muskelaktivitäten. Das Pferd lernt, diese Einwirkungen als Hilfen anzunehmen und zu verstehen für erwartete bzw. geforderte Bewegungsaufgaben. Der Mensch reitet, das Pferd wird geritten.
In einer **dritten Phase** kann eine Bewegungsharmonie zwischen Pferd und Reiter entstehen über feinste Körperkoordinationsleistungen beider Geschöpfe und ihre mentale Verbindung – der Reiter sitzt wie das Pferd ihn setzt.
Goethe hat 1801 beim Beobachten in einer Reitbahn geäußert: »Mensch und Tier ver-

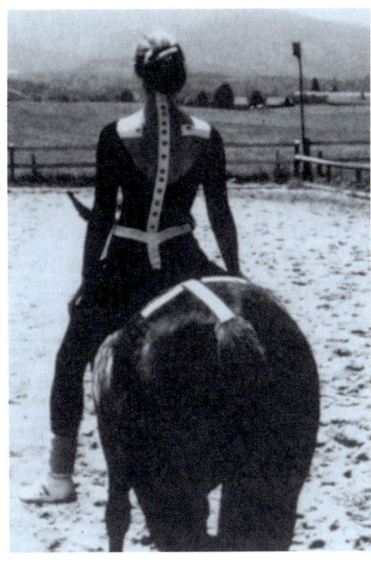 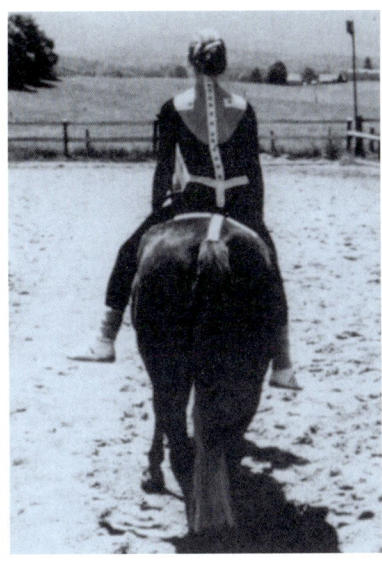 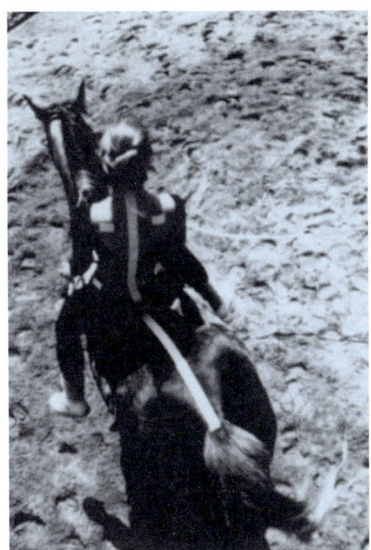

a   b   c

⊙ 2   Bewegungsübertragung auf den Menschen. Die Schrittfolge des Pferdes überträgt über die Kontaktfläche Pferderücken – Reitergesäß mehrdimensionale Schwingungsimpulse:
a Untertreten der linken Hinterhand bewirkt Senken der Pferdekruppe und Aufwölben des Rumpfes. Die Bewegungsantwort des reaktiv sitzenden »Reiters« ist Gewichtsverlagerung nach links, ablesbar am Becken, dem tiefertretenen linken Bein und der Wirbelsäule.
b Beim Untertreten der rechten Hinterhand des Pferdes erfolgt der entsprechende Bewegungsablauf rechts.
c In der Biegung von oben gesehen, wird das Vorschieben der rechten (inneren) Beckenseite des Patienten nach vorne, parallel zur Beckenbewegung des Pferdes, deutlich und das Vornehmen der linken (äußeren) Schulter, parallel zur äußeren Schulterbewegung des Pferdes. Der Blick des Patienten in die Bewegungsrichtung des Pferdes wird durch Drehung seines Kopfes gelenkt. Diese Funktionen werden durch Rotationsbewegungen der Wirbelsäule auf verschiedenen Höhen ermöglicht (▷ ⊙ **16**).

schmelzen hier dergestalt in eins, daß man nicht zu sagen wüßte, wer denn eigentlich den anderen erzieht.« Bewegungstherapie!

Das Pferd als Medium

Bewirkt die Kommunikation des Menschen mit der Bewegung des Pferdes schon etwas Außerordentliches, so bedeuten Kommunikation mit seinem Körper und seinem Wesen weitere, fast unglaubliche Dimensionen. Seit es die Gemeinschaft von Mensch und Pferd gibt, sind ungezählte Berichte über diese Verbindung entstanden – sie reichen von »schlichter« Mensch-Tierbeziehung bis zu mythischer Verwurzelung tiefgründiger Beziehungsebenen zwischen Mensch und Pferd. Der Mensch erlebt, daß das Pferd ihn als Führer annimmt, daß es ihm sich unterordnet, obwohl es an Kraft weit überlegen ist, daß es ihn differenziert verstehen lernt und

ihm zuverlässig dient, wenn die Verständigung von Mensch und Pferd körper- und wesensgerecht erfolgt. Dies bedeutet für den Menschen vielschichtiges Erleben, das persönlichkeitsformend wirkt und die Lebensqualität bereichert. Das Pferd ist ein Medium für unerschöpfliche Fantasiebesetzung durch den Menschen, immer mit der Möglichkeit einer Antwort. Erlebnisraum, Verhalten und Psyche des Menschen können vielfache Störungen erleiden: So hat das Pferd inzwischen einen festen Platz bei gezielter Behandlung im heilpädagogischen wie auch im psychischen und psychiatrischen Bereich.
Jeder Einsatz des Pferdes im therapeutischen Reiten erzielt seine grundlegende Wirkung durch die gemeinsame Bewegung, das Erfühlen des Bewegungdialoges, seine Wahrnehmung und »Einverleibung« im Rhythmus, also im Wiederholen geordneter Bewegung. Die Bewe-

gungselemente sind Grundlage fachgerechter Hippotherapie: Der Physiotherapeut muß sie am eigenen Leib erspürt haben, um für den Patienten hilfreich damit arbeiten zu können. Die gleichlaufenden Einwirkungsmöglichkeiten im sensomotorischen und psychomotorischen Bereich müssen ihm aber ebenso vertraut sein, um die bestmögliche Harmonisierung von Körper – Geist - und Seele des Patienten entwickeln zu können als Voraussetzung für ein Höchstmaß an Motivation und nicht zuletzt Freude am Therapiegeschehen.

Belastung des Pferdes

Das Pferd wird durch den Menschen körperlich belastet und kann Schaden nehmen, wenn dies nicht in rechter Weise geschieht. Alle falschen Aktivitäten stören das Pferd im Gleichgewicht und können so zum Verlust seiner schwungvollen Bewegung führen, schließlich zu Fehlhaltung mit den bekannten Folgen – dies gilt in gleicher Weise für den Menschen. Das Ausmaß der Belastung des Pferdes durch den bewegungsbehinderten Patienten muß dem Physiotherapeuten bewußt sein; das Pferd muß lernen, diese Anforderungen zu erdulden und mit ihr umzugehen. Umgekehrt kann die Bewegungseinwirkung eines Pferdes den Reiter – Patienten – überfordern und Fehlreaktionen auslösen, das muß erkannt und ggf. geändert werden – beispielsweise durch Pferdewechsel (▷ Therapiepferd Seite 46).

Das hochsensible Medium Pferd kann auch in seiner seelisch-geistigen Kraft gestört oder überfordert werden. Jeder erfahrene Pferdekenner weiß, wie verstört das Pferd auf ungerechte und fehlerhafte Behandlungen reagiert. Auch wenn es im Vertrauen auf seinen menschlichen Führer psychisch-seelisch-geistige Fehlreaktionen eines Patienten erträgt, muß es zusätzlich beispielsweise die Angst eines Patienten überwinden oder dessen Aggressionen auflösen. Diese Belastung für das Pferd bei seinem Einsatz im Therapeutischen Reiten muß erkannt und verantwortungsbewußt einbezogen werden, um dem Pferd Schaden zu ersparen und die Sicherheit des Patienten durch Vermeiden von Fehlreaktionen eines überforderten Pferdes zu gewährleisten. Umgekehrt kann aber auch über das Pferd beim Patienten eine Schleuse zum psychisch-emotionalen – unbewußten Bereich geöffnet werden, die beispielsweise zur Auslösung einer psychiatrischen Komplikation führen kann – auch das muß der Therapeut erkennen und vermeiden.

Das Reiten

Reiten bedeutet, daß Pferd und Reiter in allen Gangarten bewegungsharmonisch aufeinander einwirken. Wenn dieser Bewegungsdialog körpergerecht differenziert ist, werden weder Reiter noch Pferd in ihrem Bewegungsspiel gestört. Wesentlich sind Geschicklichkeit und Ökonomie der Bewegung; Einsatz von Kraft ist nur erforderlich, um rasch wieder Balance und Gleichgewicht zu finden und zu erhalten.

Das fein abgestimmte Bewegungsspiel zwischen Pferd und Reiter läßt sich in Regeln fassen, seit es Beschreibungen der Reitkunst gibt; das zugrunde liegende Prinzip ist seit den Zeiten *Xenophons* 430–355 v.Chr. immer gleich geblieben. Immer gab und gibt es hochbegabte Reitkünstler, die mit untrüglichem Gefühl sicher wissen, welches Maß an Bewegung in einem bestimmten Pferd ruht und wie Reiter und Pferd dieses Vermögen erarbeiten müssen. Manche Reitmeister können am Bewegungsfluß des Pferdes den Fehler des Reiters ablesen und so dem Reiter im richtigen Moment die richtige Korrektur zurufen. Umgekehrt schließt der geübte und begabte Lehrer aus dem Sitz des Reiters, d.h. aus dessen ganzer Körperhaltung, auf Fehler in seiner Beantwortung der Bewegungssprache des Pferdes.

Das bedeutet aber nicht, daß ein begabter Reitpädagoge jedes körperliche Problem des Reiters erkennen muß, das beispielsweise in einer Norm-Variante der Hüftgelenkstellung bestehen kann mit dem Unvermögen, in die Bewegung des Pferdes einzugehen und im Vorwärts mit ihr in Einklang zu kommen. Auch kann er dem Reiter nicht unbedingt über eine Bewegungsanalyse zur Korrektur verhelfen. Möglicherweise ist jedoch mancher Reiter über mentale Erfahrung und Übung besser zu erreichen als über die reine Bewegungsgefühlkorrektur. Wir leben in einer Zeit, die es erfordert, auch die Intuition zu hinterfragen. Wie die höchst entwickelte »empirische« krankengymnastische Methode sich ihrer wissenschaftlichen Untermauerung und Analysierung nicht entziehen kann, unterliegt auch die Reitkunst dem großen Aufbruch zur Bewußtmachung, wobei der Körper und seine Bewegung neu wahrgenommen werden.

Reiten für Physiotherapeuten

Grundlagen

Physiotherapeuten lernen während der Ausbildung nicht nur mit dem Pfed umzugehen, seine Körpersprache zu erfassen und die reiterliche Einwirkung zu üben, sondern auch Körpergefühl und Körperbewußtsein zu entwickeln für sich als Reiter und für das Pferd. Erst wenn das Bewegungsgeschehen des Pferdes funktionsanalytisch ebenso klar ist wie die Bewegungsantwort des Reiters, kann der Krankengymnast die Wirkung des Reitens auf den Patienten ermessen, es richtig dosieren und anwenden und die Gegenindikationen verstehen. Funktionsanalytische Kenntnisse sind somit Grundlage jeder Hippotherapie. Der Therapeut kann optimal arbeiten, wenn er selbst mit dem eigenen Körper und seinem Pferd durch diese Analyse gegangen ist. Reiten zu können bedeutet für den Krankengymnasten somit nicht nur die Fähigkeit des Anreitens, Anhaltens, Gangart-, Richtungs- oder Tempowechsels etc. in reiterlicher Perfektion, sondern setzt voraus, daß er selbst die funktionelle Bewegungsanalyse mit seinem Pferd durchlaufen hat, mit ihr umgehen kann und sie bei der Hippotherapie nutzbringend in seine Arbeit umsetzen kann. Die reiterlichen Fähigkeiten sind überdies Voraussetzung notwendiger Sicherheitsmaßnahmen hinsichtlich des Tierrisikos bei der Therapie.

Der **Sitz des Reiters** ist der Stimmstock für jede Bewegung; an ihm lassen sich alle Bewegungsimpulse ablesen (☎ **3**). Entscheidend für den Sitz ist die Kontaktfläche von Gesäß- bzw. Sitzbeinknochen des Reiters und Pferderücken im Schwerpunkt des Pferdes. Über diese Unterstützungsfläche werden die vom Pferd ausgehenden Bewegungsimpulse, die Primärbewegungen, in den Reiter gesandt und laufen, verarbeitet zur Bewegungsantwort, vom Empfänger zurück in das Pferd. Von der mit jedem Schritt sich verändernden Unterstützungsfläche des Pferderückens übernimmt das Becken des Reiters die mehrdimensionalen Schwingungen und bewegt sich rhythmisch durch das Eingehen in die Pferdebewegung. Diese Beckenmobilität ist Voraussetzung für den komplizierten Balanceakt des Sitzens, die Rumpfaufrichtung und das Rumpftraining. Die Wirbelsäule wird über dem feinkoordiniert mobilen Becken balanciert, wobei der Kopf den Abschluß des Balancestabes darstellt.

Die Extremitäten erhalten ihre Bewegungsstimulation über den Rumpf: **Schultergürtel** und **Arme** über den gelenkig verbundenen Ring von

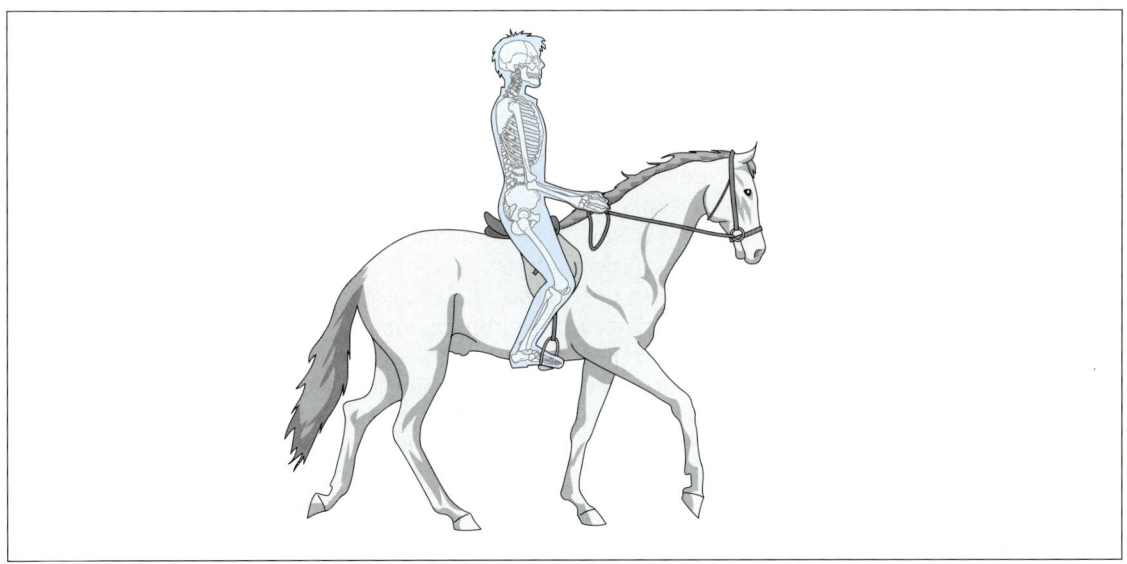

☎ **3** Pferd und Sitz des Reiters ausbalanciert (nach: *Swift*, 162).

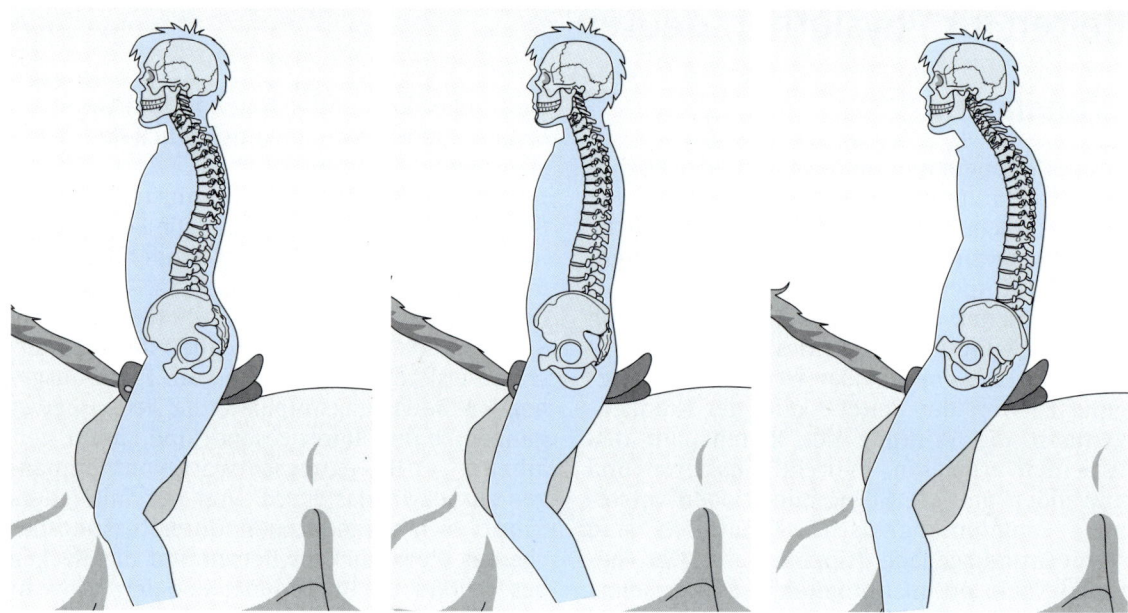

⌾ 4   Korrekter Sitz (Mitte) und häufige Fehlhaltungen (links und rechts) (nach: *Swift,* 162).

Brustbein-Schlüsselbein-Schulterblatt und die Faszien-Muskelverstrebungen Schulterblatt und Wirbelsäule; **Becken** und **Beine** über den knöchernen Beckenring mit dem Kreuzbein als verlängerter Wirbelsäule (in Form der knöchern verschmolzenen Sakralwirbel) und den über die Iliosakralfugen und Symphyse zusammengefügten Beckenschaufeln (Darm-, Sitz- und Schambein). Dieser Beckenring kann nur frei beweglich sein, wenn die Lendenwirbelkörper ihr physiologisches Bewegungsausmaß haben und den Hüftgelenken alle Bewegungsausschläge, d.h. freie Abduktion-Adduktion, Extension-Flexion und Rotation möglich sind. Die Koordinationsleistung dieser Mittelpositur entscheidet über die Fortleitung der Bewegungsimpulse in Rumpf und Extremitäten.

Der Reiter sucht in allen Bewegungsphasen seinen labilen Schwerpunkt lotrecht mit dem des Pferdes zur Deckung zu bringen. Dies ist nur möglich durch ständiges feinstkoordiniertes Balancieren, das aus Verlieren, Finden und Halten des Gleichgewichts besteht. Beim normalen Stehen liegt der Schwerpunkt des menschlichen Körpers in Höhe des 3. Kreuzbeinwirbels; Gleichgewicht im Stehen herrscht dann, wenn die Schwerlinie senkrecht vom Kopf durch den Schwerpunkt zur Unterstützungsfläche an den Füßen verläuft. Im Sitzen dagegen liegt der Schwerpunkt höher als beim stehenden Men-

schen, im 9. Brustwirbelkörper. Dabei liegt bei normaler, entspannter Haltung der Schwerpunkt **vor** dem 9. Brustwirbelkörper im Brustraum. Erst mit Haltungsaufrichtung und Streckung der Wirbelsäule verlagert er sich **in** den 9. Brustwirbelkörper. In dieser Haltung verläuft die Schwerpunktlinie des Reiters vom Ohr über Schulter und Becken zum Absatz und bei optimalem Sitz durch den Schwerpunkt des Pferdes.

Die **Wirbelsäule** »in Mittelstellung« verläuft in physiologischen Krümmungen: Der lordotischen Lendenwirbelsäule folgt die kyphotische Brustwirbelsäule, die in die lordotische Halswirbelsäule übergeht. Diese leichten Krümmungen schützten die Wirbelsäule durch Abfederung von senkrecht auf die Wirbelkörper einwirkenden Impulsen durch die Schwerkraft, beispielsweise beim aufrechten Gang. Das Balancieren der Wirbelsäule auf dem vieldimensional bewegten Becken beim Reiten gelingt um so besser, je gerader die Wirbelsäule sich aufrichten läßt. In dieser Haltung sind optimale Gleichgewichtsreaktionen möglich. Der losgelassene Sitz des Reiters, der das Resultat fein abgestimmter Muskelreaktionen darstellt, ist Voraussetzung für eine funktionell optimale Ausbalancierung des Reitergewichts mit der Pferdebewegung (⌾ **3** und **4**).

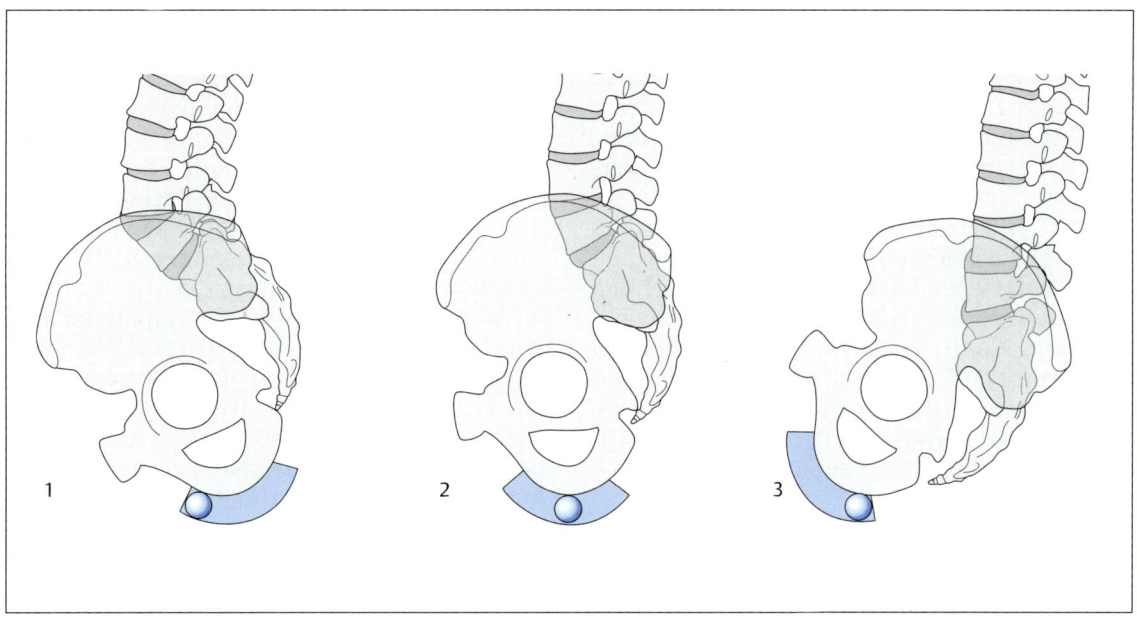

☑ 5   Beckenstellungen   **1** nach ventral gekippt   **2** in Mittelstellung   **3** nach dorsal gekippt

Die Einwirkung des Reiters auf das Pferd erfolgt durch gezielte Muskelanspannung, d.h. Kraft. Die Feinabstimmung von Einwirken und Loslassen ist das körperliche Geschick, das geübt werden kann und muß, aber auch auf Begabung beruht. Voraussetzung ist immer der in Gelenk- und Muskelfunktionen geeignete Körperbau.

Atemführung beim Reiten

Eine Grundvoraussetzung für das Funktionieren der feindifferenzierten Bewegungsvorgänge beim Reiten ist richtiges Atmen. In der **Einatmungsphase** tritt das freischwingende Zwerchfell durch Anspannung des flachen Zwerchfellmuskels und Abflachung seiner Kuppelform tiefer, wofür ein erweiterter Bauchraum benötigt wird. Dieser entsteht nicht nur durch Entspannung der Bauchwandmuskulatur, sondern auch durch Lösen der dorsalen Muskelbegrenzungen des Bauchraumes und vor allem seines kaudalen Abschlusses, des Beckenbodens. Dem Loslassen des Beckenbodens kommt beim Reiten überragende Bedeutung zu: Es ermöglicht den tiefen Sitz und damit das Abgeben von Reitergewicht durch Sinken des Körperschwerpunktes. Das synchrone Loslassen der Bauchraum- und Beckenbodenmuskulatur mit Anspannung und Tiefer-

treten des Zerchfells wirkt sich auf die Beckenstellung aus: In dieser Phase macht das Becken eine minimale Schaukelbewegung nach ventral. In der **Ausatmungsphase** kommt es durch Anspannung der Bauchmuskeln zur Verkleinerung des Bauchraumes und das Becken schaukelt wieder nach dorsal.

Die Bewegungsausschläge des Beckens sind minimal. Unabhängig von ihnen sollte die losgelassene Anmodulierung von Beckenboden und Dammgegend an den Pferderücken beibehalten werden; auch die aufrechte Rumpfhaltung bzw. Wirbelsäulenaufrichtung soll in der Ausatemphase nicht gestört werden. Vielmehr ist das Offenhalten des Brustraumes bzw. das Vermeiden seines forcierten Zusammensinkens für das sich lösende und in den Brustraum vorwölbende Zwerchfell in der Ausatmungsphase wichtig: Wenn der Atemfluß in dieser Weise beibehalten werden kann, ist dies für den Bewegungsdialog Pferd-Mensch optimal. Am besten läßt sich dieser Vorgang bei tiefem Gähnen am eigenen Körper wahrnehmen: die Handflächen unter dem Gesäß können die feinen Schaukelbewegungen der Sitzbeine deutlich spüren. Das Ankommen der Einatmungs-Bewegungswelle im kleinen Becken und Beckenboden durch die Zwerchfellkontraktion wird ebenfalls deutlich, und auch die Ausatmungsphase bei aufgerichtetem, »offenem«

Brustkorb, ohne Einsinken des Brustbeines, ist gut zu beobachten. Gegensinnig läßt sich die Atemblockierung beim Anhalten der Luft, z.B. beim Heben eines Gewichtes, spüren: Der feste Kontakt Sitzbeine – Pferderücken (bzw. unterliegende Hand) lockert sich durch Aufbau vermehrter Muskelspannung im Damm-Gesäß-Bereich; Hustenstöße bewirken den gleichen Effekt. Für das Reiten bedeutet dies Aufgeben des losgelassenen Sitzes und Höhereinstellung des Schwerpunktes, Herausnahme von Gewicht »aus dem Pferd«, Aufgeben von Verbindungen mit dem Pferd. Die Eigenbeobachtung und Selbsterfahrung der Atemführung ist für entsprechende Anleitung des Patienten in der Hippotherapie hilfreich (▷ Seiten 56, 79).

Bewegungserfahrungen

Die im folgenden dargestellten Bewegungserfahrungen sollte der Physiotherapeut am eigenen Körper erspüren, um dem Patienten die Hippotherapie adäquat vermitteln zu können.
Das Pferd kann sich am besten mit dem Reitergewicht auseinandersetzen, wenn der Reiter im Reitersitz Gewicht abgibt, sich schwer macht, sich tragen läßt, mit seinem Schwerpunkt tiefer kommt und durch Loslassen eingeht in die Pferdebewegung, d.h. Muskelverspannungen abbaut, im Schwerpunkt des Pferdes und damit im Gleichgewicht sitzt. Aus dem Stand setzt sich das Pferd bei dieser Haltung des Reiters aber erst auf die Aufforderung beispielsweise des Reitlehrers »Anreiten – Aufrichten – Großmachen« in Bewegung. »Großmachen« bedeutet, durch Muskeltätigkeit die physiologischen Krümmungen der Wirbelsäule möglichst zu begradigen und die Wirbelsäule in den gewünschten Stab zu transformieren, der den Balanceakt des Rumpfes auf dem mobilen Becken optimal ermöglicht. Mit Abflachung der drei Krümmungen streckt sich die Wirbelsäule. Hierdurch werden nach kaudal die Becken-Kreuz-Einwirkung eingeleitet sowie im Brustabschnitt das Zurücknehmen der Schulterblätter und das Anheben des Brustbeins; nach kraniel erfolgt der Hinterhauptschub und die Einstellung des Kopfes mit dem Scheitel als höchstem Punkt. Diese Aufrichtung gilt es in allen weiteren Bewegungsphasen beizubehalten; die notwendigen Korrekturen wie »Kopf hoch, Schulterblätter zusammen, Brust heraus« können nur bei derart aufgerichteter Wirbelsäule ohne falsche Anspannung erfolgen.

Das Ausbalancieren der Wirbelsäule in Aufrichtung erfolgt im Geraudeausreiten nicht nur durch antagonistisches Spiel von Extension und Flexion, jeweils der Beschleunigung angepaßt: Mit jeder Schrittfolge des Pferdes werden vielmehr durch die Seit- und Rotationsbewegungen in der Sattellage über das Becken des Reiters Schwingungsimpulse auf seine Wirbelsäule und in den Rumpf übertragen, die horizontale und vertikale Ausgleichsbewegungen der Wirbelsäule (Rotationen) stimulieren. Das fein abgestimmte Bewegungsspiel zwischen Flexion-Extension und Rechts-Links-Rotationen ist nur durch die Elastizität der Wirbelsäule möglich: Die angestrebte Aufrichtung darf nicht starr und verspannt erfolgen, sondern in dynamischer Stabilisation. Loslassen wird mit aktiver Einwirkung verbunden, um die Gewichte des Körpers gegen Schwerkraft und Beschleunigungskräfte an ihren Schaltstellen, den Gelenken, in die erforderliche Stellung zu bringen und diese zu halten.
Mit der Aufrichtung der Wirbelsäule durch Begradigung ihrer physiologischen Krümmungen durchlaufen die Bewegungsimpulse vom Pferderücken (Stoßübertragungen) die Wirbelsäule in Längsrichtung. Dieser Mechanismus der gegenseitigen Bewegungsabstimmung von Becken und Wirbelsäule setzt ein freies Gelenk zwischen 5. Lendenwirbelkörper und Kreuzbein voraus oder mobilisiert es, bedeutet für dieses Gelenk aber auch eine verstärkte Belastung mit der Gefahr von Überbelastung und Schäden durch Fehlhaltungen. Das Geschicklichkeitstraining im losgelassenen korrekten Sitz kann derartige Schäden verhindern; die meistgefährdte Stelle ist der Übergang Wirbelsäule-Kreuzbein.
Ermöglicht die Mittelpositur des Reiters in ihrer anatomischen Beschaffenheit von Becken und Hüftgelenken eine Anpassung an den Pferderücken im Spreizsitz (❆ 6), kann durch differenzierte muskuläre Koordinationsmechanismen das losgelassene Eingehen in die Pferdebewegung entwickelt und geübt werden. Beim Reiten werden alle Muskeln des menschlichen Bewegungsapparates bewegt. Eine tragende Rolle für die Entwicklung des Sitzes kommt der Beckenbodenmuskulatur, den Gesäßmuskeln und Oberschenkeladduktoren sowie den Bauch- und Rückenmuskeln zu. Die drei Gesäßmuskeln bewirken Abspreizung und Rotation des Oberschenkels, seine Adduktoren antagonistisch Anziehung.

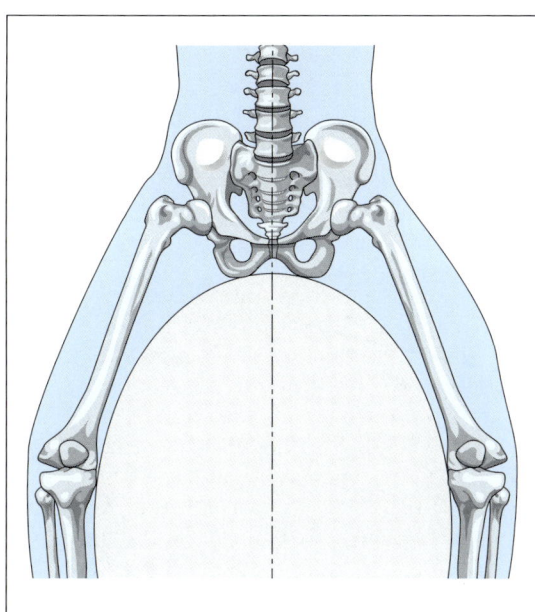

◙ 6 Stellung von Becken, Hüftgelenken und Oberschenkeln auf längsovalem Pferderumpf (nach: *Swift*, 162).

Wenn die Oberschenkeladduktoren verspannt sind und klemmen, verhindern sie den losgelassenen Sitz durch Behinderung oder sogar Blockierung der Beckenbewegung. Die längs und schräg verlaufenden Bauchmuskeln koordinieren die Beckenbewegung und die Wirbelsäulenhaltung. Der Balanceakt des Rumpfes läßt sich am besten erzielen und erhalten, wenn die Extremitäten möglichst nahe den Schwerpunktlinien von Reiter und Pferd sind und der Kopf mit seinem höchsten Punkt, dem Scheitel, das kraniale Ende des Lotes darstellt. Auf die derart funktionelle, ökonomische und gleichzeitig schöne Ausbalancierung des Reiters mit den Bewegungen des Pferdes zielen alle Korrekturen des Reitsitzes.

Der balancierte Rumpf mit seinem Schwerpunkt im 9. Brustwirbelkörper und im Lot mit der Schwerpunktlinie des Pferdes überträgt Schwingungen auf die **Extremitäten.** Diese können in Spielfunktion rhythmisch pendelnde Bewegungsimpulse übernehmen und fortleiten; dies allerdings erschwert und stört den Balanceakt und ist deshalb nicht erwünscht. Das Weiterlaufen der Bewegungen wird im Reitsitz widerlagert: in den Händen durch die aufgestellte Zügelhand in Verbindung mit dem Pferdemaul, in den Füßen durch Abfederung

der Fußballen in den Steigbügeln. Für die Armhaltung ist wichtig, daß die Hand zur Faust geschlossen ist, aber weich und mit federndem Handgelenk die Bewegungsimpulse des langen Armhebels so widerlagert, daß sie nicht über einen blockierten Ellbogen weiterlaufen, daß alle Bewegungen im Fluß bleiben und nicht »einfrieren«. Erst wenn der Reiter dies beherrscht, kann er die Hände ruhig halten, d.h. im Rhythmus seines losgelassenen Körpers mit dem Pferdemaul den weichen Kontakt herstellen.

Die Füße widerlagern die Bewegungswellen an der Unterstützungsfläche Fußballen—Steigbügel. Der im Sprunggelenk federnde Fuß übt dabei keine eigentliche Stützreaktion aus, sondern lediglich den Druck auf den Steigbügel, der seinem Gewicht entspricht. Auch diese Schaltstelle muß die ankommenden Bewegungswellen in Ruhe widerlagern und darf sie nicht weiterlaufen lassen in unkontrollierte Pendelbewegungen. Die Bewegung darf durch falsche Muskelaktivitäten nicht verfestigt, versteift oder blockiert werden.

Das Anheben der Fußspitzen in Pronation geschieht nicht durch die Fußheber: Primäre Aktivität des innervierten M. tibialis anterior wirkt der gewollten federnden Stützfunktion entgegen und würde eine Spielfunktion im Sprunggelenk bedeuten. Die gewünschte Stützfunktion ist durch die hängende Ferse, d.h. das Hängenlassen des Rückfußes, zu erzielen, die wiederum Folge der richtigen Beinhaltung, der physiologischen Hüftgelenksfunktion, der Beckenbewegung und ihrer ungestörten Übernahme durch den Rumpf ist. Somit kann eine Korrektur wie »Fußspitzen anheben« nur bei korrekter Funktion von Becken-, Hüftgelenken und Wirbelsäule ausgeführt werden. Hier ist an den häufig bestehenden Circulus vitiosus von Fehlhaltungen bzw. Schmerzen des Rückens und fehlerhafter Fußhaltung und -funktion, beispielsweise durch Senk-, Platt- oder Spreizfüße zu erinnern.

Korrekte Arm-, Bein- und Fußhaltung resultieren aus korrekter Rumpfhaltung, dem *Ein*gehen in die Pferdebewegung und dem *Mit*gehen nach vorwärts in losgelassener Haltung. Dies setzt voraus, daß die Schwerpunkte bzw. die Schwerpunktsenkrechten von Pferd und Reiter in unaufhörlichem Balanceakt zur Deckung gebracht werden.

Die **Kopfhaltung** mit dem Scheitel als höchstem Punkt wird durch die aufgerichtete Hals-

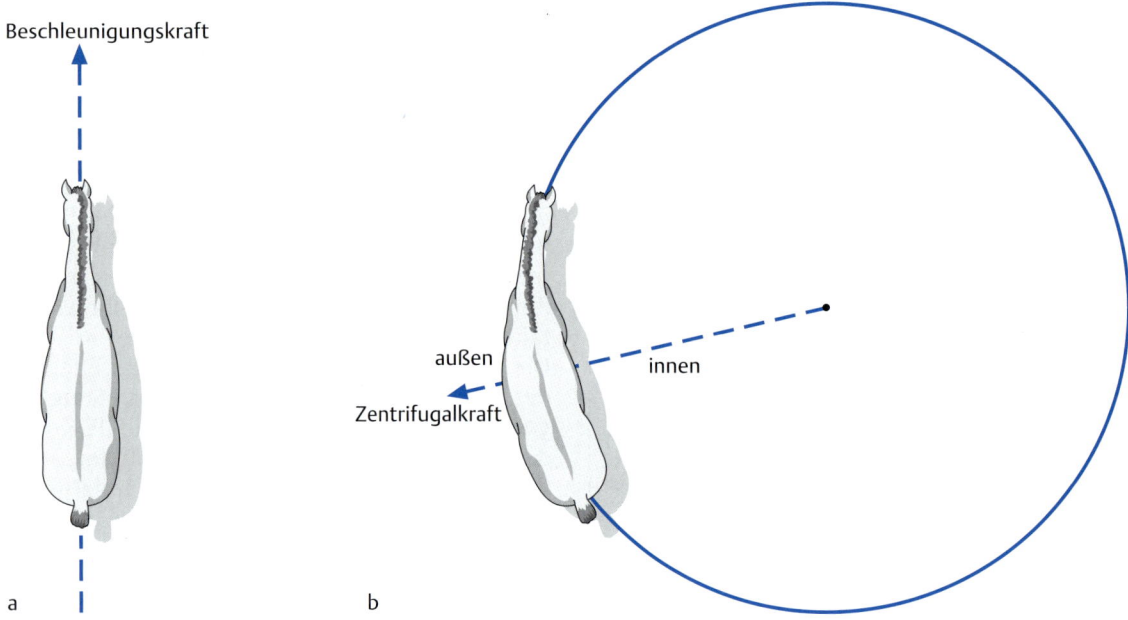

Beschleunigungskraft

außen

Zentrifugalkraft

innen

a

b

◨ 7   Einwirkungen der Kräfte   **a** beim Geradeaus   **b** beim Richtungswechsel in der Biegung

wirbelsäule bestimmt, dem Ende des elasti-schen Balancierstabes der Wirbelsäule. In die-ser Haltung ist es unmöglich, den Kopf hängen zu lassen oder die Nase hoch zu tragen. Wenn der Reitlehrer Korrekturen erteilt wie »Kopf nicht hängen lassen«, »Blick nicht in den Boden richten, sondern auf den Weg«, »Kopf nicht in den Nacken werfen«, dann sind dies »äußerli-che« Korrekturhinweise, die nur bei entspre-chender Aufrichtung der Wirbelsäule richtig zu befolgen sind. Dies gilt auch für die Arm- und Zügelfausthaltung sowie für die Bein- und Steigbügelhaltung. Der Physiotherapeut sollte lernen, dies zu erkennen, zu erspüren und in den Bewegungsabläufen zu analysieren. Erst ein derartiges Bewußtmachen der Bewegung ermöglicht die Kontrolle, die den richtigen Ansatz und die richtige Korrektur der Bewe-gungsbehandlung mit dem Pferd ermöglichen. Reiten als Bewegungserfahrung zur Körper-wahrnehmung am eigenen Leib ist die beste Voraussetzung für eine gute Therapie. Sie sollte nicht darin bestehen, einen Patienten auf dem Pferd spazierentragen zu lassen und in lässiger, bequemer Haltung die rhythmischen Bewegun-gen des Pferdes zu genießen. Therapieziel ist, den Rumpf des Patienten für die vom Pferd übertragenen Bewegungsimpulse so empfäng-

lich und durchlässig zu machen, daß er alle vom Pferd abrufbaren Bewegungsstimulatio-nen in differenzierte Koordinationsschulung umsetzen kann, verbunden mit optimalem Training der Knochengelenkfunktionen.
Weitere Anforderungen für Pferd und Reiter ergeben sich, wenn zu dem geradeaus und vor-wärts gerichteten Reiten der Richtungswechsel kommt, d.h. das Durchreiten einer Ecke, das Reiten auf einem Bogen, Zirkel oder von Schlangenlinien (◨ 7 **a**, **b**).
Wenn das Pferd geradeaus geht, bildet seine Wirbelsäule vom Genick bis zum Schweif eine gerade Linie. Beim Richtungswechsel biegt sich die Wirbelsäule bogenförmig nach der ge-wünschten Richtung. Der Mittelpunkt des zum Kreis gedachten Bogens liegt links, wenn sich das Pferd nach links, rechts, wenn sich das Pferd nach rechts biegt. Die seitliche Biegung des Pferdes soll gleichmäßig harmonisch durch das ganze Pferd gehen vom Genick über Hals, Rückgrat, bis zum Schweif. Diese Stellung ist das Ergebnis guter Ausbildung und Gymnasti-zierung von Pferd und Reiter. Die feinkoordi-nierten Bewegungsabläufe des Reiters für diese »einfache Lektion« der korrekten Biegung des Pferdes zur Richtungsänderung sollte der Phy-siotherapeut über seine eigene Körpererfah-

rung bewegungsanalytisch erfaßt haben; dies ist Voraussetzung für den Einsatz dieser Pferdebewegung in der Hippotherapie.

Der Reiter muß in der Biegung seine Schwerpunktlinie in Übereinstimmung mit der des Pferdes halten. Das bedeutet, den Rumpf nicht nach innen verlagern, um der eigenen Zentrifugalkraft entgegenzuwirken, sondern die Biegung mit vermehrter Belastung des bogeninneren Sitzbeines zu beantworten, ohne dabei in der Hüfte einzuknicken, d.h. ohne Abweichung der Lendenwirbelsäule in die gegensinnige Skoliose. Nur so kann das Pferd den Reiter und sich selbst als **eine** Masse im eigenen Schwerpunkt balancieren. Die Beckenstellung soll parallel der des Pferdes bleiben. Das bedeutet geringes Vornehmen der inneren Beckenseite; dies hat das gegensinnige Zurückbleiben der äußeren Beckenseite zur Folge. Ermöglicht wird diese Haltung des Beckenringes durch die Beweglichkeit des Lendenwirbel-Kreuzbein-Gelenks und der Hüftgelenke. Im Vergleich zur Geradeausbewegung erfolgt vermehrte Rotation der Wirbelsäule nach außen; das Zurücknehmen des bogenäußeren Beines ist also Folge der Beckenhaltung und Antwort auf die Rotationsbewegung der Wirbelsäule. Diese Rotation darf nicht bei festgehaltener Brustwirbelsäule erfolgen, da in diesem Falle die äußere Schulter zurückbliebe. Die Bewegungsübereinstimmung mit dem Pferd fordert aber, daß die Schultern des Reiters parallel zur Pferdeschulter bleiben. Dieses »Mitnehmen der äußeren Schulter« in die Bewegungrichtung des Pferdes nach innen ist nur möglich durch Lendenwirbelsäulen- und Brustwirbelsäulen-Rotationen. Folge ist ein komplizierter Mechanismus von Mittelpositur und Brustkorb, in Gegenrotation zueinander, woraus eine spiralförmig den Körper durchlaufende Bewegung resultiert. Die gegensinnigen Rotationen der Wirbelsäule sind ohne Fehlhaltung und unphysiologische Belastung nur bei unverändert aufgerichteter Wirbelsäule möglich. Folge für die Armhaltung ist, daß mit der Torsion der Wirbelsäule der mitbewegte Schultergürtel den äußeren Arm vorbewegt, d.h. dem sich dehnenden äußeren Pferdehals anpaßt und damit das Pferdemaul nicht stört, ohne die Verbindung und Führung aufzugeben. Da die Bewegungsantwort auf die Brustwirbelsäulenrotation die Mitbewegung des dynamisch stabilisierten Schultergürtels bedeutet, wird mit dem Vorgehen der äußeren

Schulter die innere in gleichem Maße zurückgenommen; korrekte Arm- bzw. Handhaltung und Zügelführung sind die Folge (▷ ☎ **16a, b**). Ein Vornehmen der äußeren Schulter **ohne** Bewegen des Schultergürtels (Zurücknehmen der inneren Schulter), Rotation und Aufrichtung der Brustwirbelsäule ist eine Fehlhaltung ohne die gewünschte Auswirkung; sie führt zu Verkrampfung des Reiters und stört das Pferd. Der Kopf, mit Blickrichtung« über den Pferdekopf in die Bewegungsrichtung, erzielt diese Haltung wiederum durch mitgehende Torsion in der Halswirbelsäule.

Die vom Pferd in der Schrittbewegung übertragenen Schwingungsimpulse stimulieren immer diagonal rotatorische Bewegungsantworten des Rumpfes, mit Weiterleitung auf die Extremitäten. Diese für die Aufrichtung und den Gang maßgeblichen Funktionen sind dem Reiter selbstverständliche Antwort im Bewegungsdialog mit dem Pferd: Das Koordinationsspiel zwischen innerem Schenkel und äußerer Hand, in welches die Pferdebewegung eingespannt wird, ist folgerichtige Bewegungsantwort auf die Aktionen des Pferdes. Bewegungsanalytisch bedeutet dies: Widerlagerung der vom Rumpf übertragenen Bewegungsimpulse wechselweise diagnonal in Hand und Fuß, also Fußballen-Steigbügel und Faust-Zügel.

Das Bewußtmachen dieser komplizierten Bewegungsvorgänge kann dem entsprechend veranlagten Reiter dazu verhelfen, sich angemessen zu bewegen. Die Stimulation diagonal spiralförmig komplexer Bewegungen des Körpers ist dem Physiotherapeuten durch Behandlungsmethoden wie die propriozeptive neuromuskuläre Fazilitation nach *Kabat* geläufig, deren Erfolge sich mit dem Pfed durch die zusätzliche Vorwärtsbewegung steigern lassen. Um in der gebogenen Linie, beim Richtungswechsel des Pferdes, die senkrechte Haltung beizubehalten, muß der Zentrifugalkraft entgegengewirkt, d.h. ein Seitwärtsbiegen des Rumpfes nach außen verhindert werden; weiterhin ist die gegenseitige Bewegung durch Hereinlegen in die »Kurve« – wie etwa beim Fahrradfahren mit Verlagerung des Schwerpunktes nach innen – zu vermeiden. Es gibt nur **eine** Lösung, um den Bewegungsdialog zwischen Reiter und Pferd optimal zu erarbeiten: Diese Feinkoordination von Muskelspiel und Gelenken soll gezielt physiotherapeutisch eingesetzt werden. Der Reitlehrer weiß, wie sein Pferd gehen kann bzw. muß und welche Sitzhaltung zur Bewegungsharmonie zwischen Pferd und Reiter führt. Diese Norm muß der Physiotherapeut erst erfahren und sie am eigenen Körper spüren und analysieren, um die Bewegungsmöglichkeit des Patienten über das Pferd korrigieren zu können, d.h. ihn neue, verbesserte Bewegungsmuster finden zu lassen und mit ihm aufzubauen.

Die diagonal-spiralförmig komplexen Bewegungen werden über die Impulse der Beckenbewegung auf die Wirbelsäule ausgelöst und durch die Funktionskette diagonal-spiralförmiger Muskelaktivitäten der Bauch-, Rumpf-, Rükken- und Halsmuskulatur fortgeleitet. Diese Funktionsketten einzelner, auch selbständig und allein wirkender Muskeln in die gemeinsame Richtung eines Spiralzuges sind möglich durch die gleiche Faserrichtung der Muskeln, physiologisch-anatomisch als Muskelfunktion kinematischer Ketten definiert. Voraussetzungen sind Rotationsbewegungen der Wirbelsäule auf verschiedenen Wirbelhöhen.
Das Erlernen dieser Koordinationsvorgänge in den verschiedenen Gangarten, Stellungen und Tempi des Pferdes setzt großes reiterliches Geschick sowie das Entwickeln der notwendigen Kraft zur Einwirkung auf das Pferd durch Muskeltraining voraus. Diese Kraft muß allerdings sparsam und aus permanenter Losgelassenheit eingesetzt werden; das ist nur möglich durch eutones Muskelspiel. Am Beispiel der Bauchmuskulatur können subtile Bewegungsmechanismen veranschaulicht werden: Gerader Muskelverlauf zwischen Symphyse und Brustbein, innerer und äußerer Schrägverlauf der lateralen Bauchmuskulatur zwischen Bekkenkamm und abdominaler Brustkorbbegrenzung ermöglichen die zur Balance erforderliche Becken- und Wirbelsäulenbeweglichkeit. Funktionell ist hierfür ein bestimmtes Ausmaß an muskulärer Kraft notwendig, deren isometrische Erzeugung die Bewegungen in Becken und Wirbelsäule jedoch blockieren würde und somit unerwünscht bzw. falsch ist. Die erforderliche Bauchmuskelkraft läßt sich durch **isometrische** Übungen trainieren; für die Einwirkung beim Reiten in losgelassener Haltung muß aber der **eutone** Einsatz der Bauchmuskulatur geübt und gekonnt sein, um Fehlhaltungen zu vermeiden, die über ihre Fixierung zu Schmerzen und letztlich zu anatomischen Ver-

änderungen führen können. Fehlerhaftes Reiten bietet sich zur Entwicklung derartiger Fehlhaltungen geradezu an; umgekehrt bietet das für Mensch und Pferd körpergerechte Reiten unübertreffliche Bewegungsschulung für den Reiter.

Das Reiten bis hin zur Reitkunst in gegenseitiger Bewegungsanalyse Pferd – Mensch zu erarbeiten, wäre hier zu umfassend. Um das Reiten im Hinblick auf den Einsatz in der Hippotherapie darzustellen, mag es ausreichen, die Bewegungsvorgänge im korrekten Sitz in Ruhe, im Anreiten, im Geradeausreiten, im Richtungswechsel durch Biegung und im Anhalten bewußt zu machen. Erschöpfende Bewegungsanalysen funktionell-anatomischer Art sind dabei nicht beabsichtigt. Die Ausführungen sollen den Physiotherapeuten vielmehr dazu anregen, alle Handlungen und Phasen der Arbeit von Reiter und Pferd auf deren Sinn zu überprüfen. So bedeutet beispielsweise das Lösen des Pferdes durch Biegen seines Körpers beim Durchreiten der Ecken nicht etwa nur sein Bereitmachen für versammelte Lektionen, sondern genauso die Vorbereitung des Reiters für die notwendigen Bewegungsanforderungen an seinen Körper. Wenn der Physiotherapeut mit hingegebenem Zügel, ohne Gerten- und Schenkelhilfe, sein Pferd im Schritt in korrekter Stellung in alle Richtungen im gewünschten Tempo vorwärtsbewegen kann, ohne daß der ungeübte Beobachter ihm die Einwirkung auf das Pferd ansieht, und wenn ihm bewußt ist, durch welche Funktionen diese Einwirkung zustande kommt, hat er den Schlüssel für die optimale Hippotherapie gefunden.

Hierfür ein Beispiel. Das Loben des Pferdes im richtigen Moment ist jedem Reiter selbstverständlich. Daß es mit der flachen Hand diagonal auf der entgegengesetzten Halsseite des Pferdes durchgeführt wird, also z.B. mit der rechten Hand auf der linken Seite des Pferdehalses, ist nicht zum Drill erhobene Willkür: Der Reiter lobt in einem Moment, in dem er selbst losläßt, nichts vom Pferd verlangt, tief im Pferd sitzt, die Lot-Linien übereinstimmen. Mit dem »reiterlich korrekten« Loben aus dieser Haltung führt er die komplizierte spiralförmige Rotationsbewegung in der Wirbelsäule und weitergeleitet auf Rumpf-Schultergürtel losgelassen aus; damit baut er möglicherweise entstandene Verspannungen ab und bahnt das gewünschte Bewegungsmuster für die weitere Arbeit. Das Loben des Pferdes auf der gleichen Seite, also mit der rechten Hand auf der rechten Halsseite, wäre für das Pferd die gleiche Belohnung, würde aber für den Reiter keinen Bewegungsvorteil bedeuten. Alle Regeln der Reitkunst bis hin zu den Bahnfiguren erweisen sich bei Hinterfragen als sinnvoll.

Als hilfreich für reitende Physiotherapeuten empfehle ich das Buch von Susanne von Dietze »Balance in der Bewegung - der Sitz des Reiters« (jetzt mit Video). Susanne von Dietze ist mit dem Pferd und Reiten aufgewachsen ehe sie laufen konnte; ihre Reitkunst hat sie aber erst vervollkommnet über ihre Ausbildung und Praxis als Physiotherapeutin. Sie hat eigene Wege der Beobachtung, des Verstehens und der Anleitung zum Reiten aufgezeigt – auch für die Hippotherapie sind diese von großem Wert.

→ Weiterführende Literatur: 27, 46, 50, 67, 81, 84, 95, 112, 121, 138, 140, 152, 153.

Therapeutisches Reiten

Das Pferd in Medizin, Pädagogik, Sport

Aus der Fülle von Beobachtungen und Berichten über Einsatzmöglichkeiten und den günstigen Einfluß des Pferdes auf den Menschen konnten während der letzten 35 Jahre Richtlinien abgeleitet, Einsatzbereiche voneinander abgegrenzt und Wirkprinzipien definiert werden. Diese Entwicklung einer Ordnung für den Einsatz des Pferdes, gleichlaufend mit zunehmender Qualifikation von Methoden, ist das Resultat vielfacher ernsthafter Bemühungen, deren Grundlage immer das praktische Tun war und ist. Durch zeitgemäßes kritisches Hinterfragen und Analysieren des Geschehens erarbeiteten kognitiv begabte und ausgebildete Menschen ein Fundament für vielfache Beobachtungen, die teils mit naturwissenschaftlichen Methoden belegt werden konnten. An diesem Entwicklungsprozeß hat das »Deutsche Kuratorium für Therapeutisches Reiten (DKThR)« wesentlichen Anteil. Seine Konzeption, den Einsatz des Pferdes unter die drei Bereiche Medizin, Pädagogik und Sport einzuordnen, hat sich als tragfähig auch für weitere Entwicklungen erwiesen und wurde im Ausland anerkannt und übernommen (☎ 8).

Entsprechend der Ausweitung auch internationaler Arbeit mit dem Pferd haben sich die Überschneidungen – »Grauzonen« – über Jahre vielfach zu Interdisziplinen qualifiziert. Als Konsequenz kann der Fachbereich Medizin nicht nur Hippotherapie abdecken, Pädagogik nicht nur heilpädagogisches Voltigieren/Reiten und Sport nicht nur Reitsport für Behinderte. Ein Öffnen des Signets wird notwendig, um den Einsatzmöglichkeiten des Pferdes im therapeutischen Reiten gerecht zu werden; die Grundkonzeption **Medizin/Pädagogik/Sport** bleibt aber Stimmstock für die vielseitigen Arbeitsbereiche.

Die Hippotherapie als »klassische Form« neurophysiologischer Behandlung mit und auf dem Pferd ist unser Thema (▷ Seite 23). In ihrer Entwicklung ist sie aber eingebunden in das große Kapitel »Therapeutisches Reiten«; folglich wollen wir die wesentlichen Einsatzmöglichkeiten des Pferdes in knapper Form voranstellen. Ihre Kenntnis ist für den Physiotherapeuten auch von Bedeutung, um die Indikation Hippotherapie immer wieder überprüfen zu können und zu erkennen, ob ein Patient zu einer anderen Disziplin des therapeutischen Reitens überwiesen werden sollte.

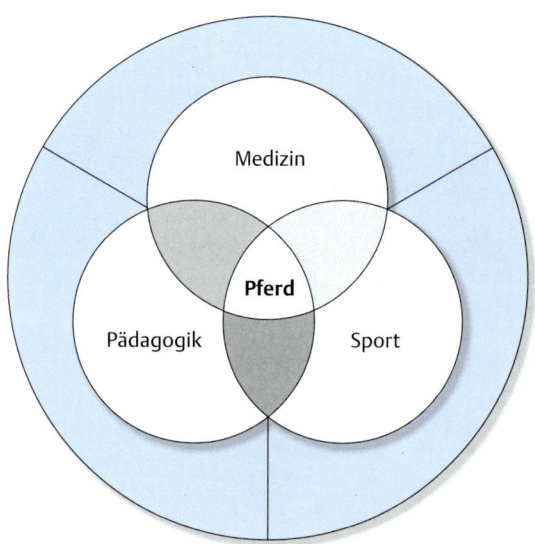

☎ **8** Schematische Darstellung der drei Bereiche des Therapeutischen Reitens. (Modifiziert nach: *Heipertz*, 52).

Einsatzmöglichkeiten des Pferdes im Therapeutischen Reiten

Medizin

1. Neurologie – Neuropädiatrie

Hippotherapie ist Physiotherapie auf neuro-physiologischer Grundlage mit und auf dem Pferd. Indikationen sind neurologische Bewegungsstörungen unterschiedlicher Ätiologie (eingehende Darstellung ▷ Seiten 24, 108).

2. Sensorische Integration – Ergotherapie

In das Arbeitsgebiet der Ergotherapie fällt der große Bereich frühkindlicher Wahrnehmungsstörungen: Wahrnehmung und sinngemäßes Deuten von Stimulationen der Sinne bestimmen die normale motorische, sensorische, kognitive und sozio-emotionale Entwicklung des Kindes. Das harmonische Zusammenspiel der Sinnessysteme ist in jeder Lebensphase Voraussetzung für Gesundheit; beim Kind ist die Sensorische Integration - SI – Teil physiologischer Frühentwicklung, in der Regel ist sie mit dem 7. Lebensjahr abgeschlossen. Störungen im Wahrnehmungsprozeß haben gravierende Auswirkungen auf sämtliche Lernprozesse; die Fehlverarbeitung einströmender Reize der Nah- und Fernsinne verhindert angepaßtes Reagieren und Handeln, beeinträchtigt je nach Ausprägung die Gesamtpersönlichkeit.
Ziel der Ergotherapie ist es, dem entwicklungsgestörten Kind vielfache Sinnes- und Körperwahrnehmungen zum entwicklungsgerechten Zeitpunkt verfügbar zu machen, um ihre adäquate, geordnete Verarbeitung im Gehirn anzubahnen. Eine zentrale Stellung nimmt dabei das Gleichgewichtssystem ein, seine Reizeinwirkung induziert Körperwahrnehmung, Bewegungsplanung und Muskeltonussteuerung; Störungen führen zu veränderter Wahrnehmung von Tiefensensibilität und Berührung. Dieser Funktionskreis wird über Ganzkörperbewegungen des Kindes beeinflußt mit Auswirkung auf das vestibuläre, propriozeptive und das taktile System.
Therapeutisch werden dafür die unterschiedlichsten Geräte benutzt zum Schaukeln, Wiegen, Schwingen, Drehen, Rollen, Bewegen im Reitsitz. Die überragende Rolle der Stimulation des Gleichgewichts ist aus der Behandlung bei Frühgeborenen bekannt: Je besser es gelingt, das zu früh abgebrochene Bewegtwerden im Mutterleib zu simulieren, umso günstiger entwickelt sich das Kind. Das Wiegen des Kindes im Arm, Schaukeln in einer Hängematte, Bewegungen auf einem Wasserbett und vieles mehr lassen sich dafür einsetzen. Das Pferd kann in einmaliger Weise Therapiefunktionen übernehmen, all seine Wirkprinzipien können eingesetzt werden. Eine unersetzliche Hilfe leistet es über den Bewegungsdialog durch Übertragung symmetrischer Bewegungen in raschem, rhythmischem Wechsel rechts-linksbetont. Dies ist die beste Stimulation zur Koordinierung der beiden Körperhälften. Die erlernten Anpassungsreaktionen bilden hochdifferenzierte Stimuli für den Aufbau senorischer Integration.
Zur Behandlung mit der Bewegung und mit dem Körperkontakt des Pferdes kommen vielfache Sinneseindrücke durch das gesamte Umfeld – das Pferd als Wesen, Therapeutenteam, Stall, Reithalle, Weide und vieles mehr. »Alles um das Pferd« bietet sich zur Entwicklung und Stabilisierung von Basisfunktionen für den Ergotherapeuten an. In Anpassung an den jeweiligen Krankheitsbefund des Kindes werden Elemente aus der Hippotherapie und des heilpädagogischen Reitens/Voltigierens übernommen und zu eigenständigen Behandlungskonzepten aufgebaut.
Da Kinder mit Infantiler Cerebralparese sehr häufig auch Störungen im Wahrnehmungsbereich haben, ist es Aufgabe des Physiotherapeuten, bei der Hippotherapie befundgerecht auch die Domäne des Pferdes zu sensorischer Integration einzubeziehen (▷ Seite 24).

3. Frühförderung bewegungsgestörter Kleinkinder

Bereits im Mutterleib beginnt das Kind mit seinen Sinnen Geräusche, Bewegung, Rhythmus wahrzunehmen; das Zusammenspiel der Sinne bestimmt seine Entwicklung. Im ersten Lebensjahr lernt das Kind zu kriechen, krabbeln, sitzen und aufzustehen. Dies erfordert ein beträchtliches Maß an senorischer Integration, da die sinnlichen Wahrnehmungen erst über das Ordnen im Gehirn sinnvoll gebraucht werden können. Kindgerechte, d.h. dem jeweiligen Entwicklungsstand angemessene Reizangebote sind Voraussetzung für entwicklungsgerechtes sensomotorisches Lernen. Bewegung und rhythmisches Bewegtwerden sind untrennbar mit sensorischer Integration verbunden; die determinierten Phasen der Entwicklungsfähigkeit bedeuten unwiederbringliche, persönlichkeitsprägende Zeit für das Kind. Das Pferd kann in der Phase seiner Frühförderung unersetzlicher Therapeut sein: Die Einwirkungen im Wahrnehmungsbereich über die Sinnesorgane erfolgen gleichlaufend mit rhythmischer Bewegung. Die Übertragung im Schritt auf das zunächst passiv und bei schwerster Behinderung fast reglos in Bauchlage auf dem Pferderücken liegende Kind übermittelt schaukelnde Ganzkörperbewegungen; das Kind erlebt bereits die Vorwärtsbewegung für seinen Rumpf und die Wirbelsäule und damit Bewegungsmuster ähnlich dem Kriechen und Krabbeln. Dieses Bewegtwerden weckt die Bewegungsneugier des Kindes und Bewegungslust.

Eine griffige Decke (Fell oder Flokati), auch die Pferdemähne fordern auf zum Greifen, später zum Abstützen mit den Händen und schließlich zum Abheben des Körpers durch Entwicklung von Hand-, Arm- und Knie-Stützfunktionen. Dieses Ausbalancieren des Rumpfes im Vierfüßlerstand auf dem Pferderücken in krabbeltypischer Vorwärtsbewegung übt gleichzeitig die Kopfhaltung. Das Bewegen des Kopfes in Blickrichtung wird über vielfache Wahrnehmungserlebnisse entwickelt.

Die mitlaufende und das Kind sichernde Therapeutin sowie die – möglichst auf der anderen Seite mitlaufende – Mutter des Kindes können dieses sensomotorische Lernen fördern. Die horizontale Vorwärtsbewegung des Kindes kann auch in »Rückwärtsbewegung« erfolgen; Bewegungserfahrungen in Rückenlage und Rückwärtsrichtung sind besonders wirksam. Die emotionale Beteiligung der Kinder ist groß. Das Übungsangebot des Pferdes fördert sensomotorisches Lernen in hohem Maß. Aus den Phasen horizontaler Vorwärtsbewegung des liegenden Kindes läßt sich über den entwicklungsphysiologischen Weg die Aufrichtung des Rumpfes in vertikaler Vorwärtsbewegung anbahnen. Wenn dieses Ziel erreicht ist, kann die »klassische Hippotherapie« durchgeführt

werden in Sitzbalance und Spreizsitz. Dies ist in der Regel ab dem vierten Lebensjahr möglich.

4. Orthopädie

Orthopädische Krankheitsbefunde bilden ein großes Anwendungsgebiet für therapeutisches Reiten. Die Anfänge gezielter und wissenschaftlich dokumentierter Behandlungserfolge erbrachte die Orthopädie. Indikationen betreffen zum einen orthopädische Veränderungen im Verlauf neurologischer Bewegungsstörungen, bei ihnen wird Hippotherapie durchgeführt.

Zum anderen wird Physiotherapie mit dem Pferd praktiziert im präventiven und rehabilitativen Bereich. Zentraler Ansatz für die Therapie ist die Wirbelsäule, gefolgt von Becken- und Hüftgelenken. Muskel-, Gelenk- und Nervenfehlfunktionen bzw. ihre Kombination führen zu Dysbalancen, diese werden über Tonusregulierung aufgelöst mit gleichlaufender Verbesserung der Muskeltätigkeit: Die Pferdebewegung fazilitiert ein physiologisches Bewegtwerden des gesamten Bewegungsapparates mit Besserung der Gelenkfunktion, Aufbau befundgerechter Haltung und Bewegung. Gegenindikationen für diese einwirkungsintensive Therapie müssen sorgfältig abgeklärt werden (▷ Seiten 58, 111).

5. Prävention

Prävention bedeutet, der Entstehung oder Verschlechterung von Krankheiten vorzubeugen. Im ersteren Fall sind noch keine Krankheitszeichen manifest, funktionelle Fehlreaktionen, beispielsweise des Bewegungsapparates mit Koordinationsschwächen der Muskulatur und Fehlhaltungen der Wirbelsäule, programmieren aber die Entstehung von Erkrankungen. Im zweiten Fall haben Erkrankungen zu Schädigungen geführt, beispielsweise zu fixierten Fehlhaltungen und Veränderungen im Knochen-Gelenk-System, die weitere Verschlechterungen vorhersehen lassen. In beiden Fällen kann durch gezielte Therapie vorgebeugt werden.

Das Pferd leistet zur Prävention einen wesentlichen Beitrag, die Art seines Einsatzes wird durch Befund und Behandlungsziel bestimmt. Kindern und Jugendlichen mit Bewegungsauffälligkeiten und Haltungsschwächen können Reit- und Voltigiersport hervorragend helfen. Voraussetzung ist, daß der Arzt – häufig der

Orthopäde – die Indikation stellt und der Reit- pädagoge durch Zusatzausbildungen gelernt hat, diese Problem-Reitschüler angemessen und einfühlsam zu unterrichten.

6. Rehabilitation

Rehabilitation bedeutet Verbesserung von Krankheitsfolgen und Schäden mit dem Ziel der Wiedereingliederung des Betroffenen entspre- chend seiner Wiederherstellung. Rehabilitative Maßnahmen sind in der gesamten Medizin umfassend indiziert.

Ihre Durchführungen werden zunehmend spe- zialisiert. Entsprechend der Prävention kann therapeutisches Reiten in all seinen Disziplinen zum Einsatz kommen je nach Diagnose des Patienten und Behandlungsziel. Die Indikation muß ärztlich verantwortet werden.

7. Psychiatrie

Der Einsatz des Pferdes in diesen Bereichen ist weiter verbreitet, als bekannt ist. In der frühe- ren DDR wurde bereits 1981 das Therapeuti- sche Reiten als »Sachleistung Physiotherapie« in den Behandlungskatalog der Sozialversiche- rung für die Indikation »Neuropsychiatrische Erkrankungen« aufgenommen. Zu diesem Thema liegen inzwischen vielfache Erfahrungs- berichte und auch wissenschaftliche Studien vor. Dr. Dr. *Michaela Scheidhacker,* Ärztin und Reitlehrerin, hat Kriterien für Indikation, Kontraindikation und Methodik bei verschie- denen psychiatrischen Erkrankungen erarbei- tet.

Das Pferd als »Medium« in der Psychotherapie scheint unerschöpflich in seinen Senderfunk- tionen bzw. im Erreichen von Empfängerni- schen. Dies Kapitel hat sich zu einer Spezialar- beit herauskristallisiert, die dem Physiothera- peuten bekannt sein sollte:

Häufig werden psychiatrische und psychisch auffällige Patienten wegen gleichlaufender Bewegungsproblematik auch krankengymna- stisch betreut. Für den Physiotherapeuten kann es hilfreich sein zu wissen, daß möglicherweise über eine Behandlung mit dem Pferd effekti- vere Erfolge erzielt werden können. Geübt wer- den der **Umgang** mit dem Pferd, d.h. Putzen, Pflegen, Füttern, Führen, das Fertigmachen für seinen Einsatz; weiterhin geht es um das **Beob- achten** des Pferdes, d.h. seines Verhaltens im Stall, auf der Koppel, in der Reithalle, mit dem

Reiter. Wichtig ist schließlich das **Reiten** zu- nächst an der Longe, ohne Sattel, dann mit Sat- tel, danach frei geführt vom Helfer und letztlich allein, bewegt nur vom Reiter (Patienten).

Auch Heilpädagogisches Voltigieren wird als Behandlungsmethode eingesetzt.

8. Neuropsychologie

Die Neuropsychologie hat inzwischen einen festen Platz innerhalb der Neurowissenschaf- ten. Umschriebene oder ausgedehnte Krank- heitsprozesse im Gehirn können zu Verände- rungen psychologischer Leistungen führen, deren Ausmaß und Behandlungsmöglichkeiten bisher zu wenig bekannt waren. Neuropsycho- logische Krankheitszeichen, durch Schädigung im ZNS ausgelöst, können sein: Störungen räumlicher Orientierung, von Intelligenzfunk- tionen, Gedächtnis, Lernfähigkeit, problemlö- senden Denkens, Aufmerksamkeit, Antrieb, Affektivität, sensomotorischer Koordinations- fähigkeit, Apraxie.

Für die Weiterbehandlung von Patienten mit neurologischen Bewegungsstörungen auf dem Pferd, vor allem bei Folgen von Schädel-Hirn- Traumen, kann es von Vorteil sein, wenn der Physiotherapeut über derartige Befunde unter- richtet ist und seine Therapie darauf abstim- men kann. Vor allem betrifft dies Patienten der Hippotherapie.

9. Innere Medizin und andere Fachgebiete

Wollten wir alle Berichte über Erfolge mit the- rapeutischem Reiten berücksichtigen, käme das Pferd in den Verdacht eines Universalheil- mittels und damit der Unglaubwürdigkeit. Wir wollen nicht über Therapien urteilen, sondern lediglich beispielhaft aufzählen:

- Kinder mit Mukoviszidose – Verbesserung der Atmung
- Kinder nach Herz- und Hirntumoroperation – Rehabilitationserfolge
- Zustand nach Herzinfarkt – Herz-Kreislauf- training und Stabilisation
- Urologie, dysurische Beschwerden – Tonisie- rung von Blase und Beckenboden
- Systemische Verhärtungen des Bindegewe- bes – Versteifungen lösen oder verzögern
- Chronische Obstipation – Anregung und Tonisierung der Darmtätigkeit

usw. . . .

Wichtig ist zu wissen:

> Alle Behandlungen 2.-9. der Fachdisziplin Medizin sind **keine Hippotherapie** nach unserer Definition (▷ Seite 23).

Pädagogik, Psychologie

Der Einsatz des Pferdes in diesen Fachbereichen ist von Pädagogen, Psychologen und Ärzten in hervorragender Weise erarbeitet. Die Wirkprinzipien des Pferdes über Körper und Bewegung sowie emotionale und kommunikative Beziehungsfähigkeit wurden und werden zunehmend erkannt, ihre Integration in die Therapie führte zur Entwicklung jeweils spezialisierter Behandlungspraxis. Dieses große Thema soll dem Physiotherapeuten lediglich als Orientierungshilfe angedeutet werden zum Auffinden und Studium umfassender Literatur.

1. Heilpädagogisches Voltigieren und Reiten

Die Inhalte dieser Therapie bilden Umgang mit dem Pferd, Wahrnehmung seiner Verhaltensweise, Füttern, Pflegen, Putzen, Führen, Fertigmachen mit Zaum- und Sattelzeug, Voltigieren – das heißt im Rhythmus mit dem Pferd laufen und es »umturnen« – und Reiten.

Lernbehinderte und geistig behinderte Kinder, Jugendliche und Erwachsene erleben Motivation, Leistungssteigerung und Aktionsfreudigkeit. Ihr Selbstwertgefühl wird aufgebaut, mit zunehmendem Vertrauen werden Ängste abgebaut, die Konzentrationsfähigkeit gesteigert und wird Lebensfreude empfunden. Insgesamt eine Ganzbehandlung mit Erfolgen im psycho-, neuro- , senso- und soziomotorischen Bereich.

Verhaltensauffällige und Verhaltensgestörte lernen Sich-Einstellen auf den Anderen; Abbau von Aggressionen und Antipathien führt zum gegenseitigen Sich-Annehmen, kann sogar Freundschaften entstehen lassen; Erziehung zu Gruppenfähigkeit und vielfache positive soziale Verhaltensweisen werden aufgebaut.

2. Psychomotorische Förderung bewegungsauffälliger Kinder

Bewegungsstörungen und Retardierungen sind bei über 90 % von Geistigbehinderten und Kindern mit frühkindlichen Hirnschädigungen zu finden; bei lernbehinderten und verhaltensauffälligen Kindern lassen sich bis zu 60 % Bewegungsauffälligkeiten diagnostizieren. Alarmierend sind Berichte, daß bereits in Kindergärten und Vorschulkindergärten sowie im Grundschulalter etwa jedes zweite gesunde Kind Haltungsschwächen zeigt (Rundrücken, Hohlkreuz, Fußschwächen mit Knick-Senk-Spreizfußbildungen); jedes dritte Kind zeigt motorische Auffälligkeiten und weist Koordinationsschwächen auf. Diese Zahlen werden von unterschiedlichen großangelegten Untersuchungsreihen bestätigt. Koordinationsschwäche beeinträchtigt die Feinabstimmung von Bewegungen. Die motorischen Reaktionen werden somit unangepaßt, unzweckmäßig und unökonomisch ausgeführt, dies geschieht durch zu schwache oder zu starke Impulse, zu langsam oder zu schnell, zu sparsam oder zu überschießend. Die Kinder sind ungeschickt und stolpern beispielsweise häufiger, fallen hin. Eine wichtige Beobachtung ist, daß sie oft auf die gleiche Körperstelle fallen; sie stoßen häufig mit andern Kindern zusammen oder fassen diese unbeabsichtigt zu fest an. Die Bewegungen sind ungelenk. Treppensteigen können sie nur mit Vornehmen desselben Beines, ihre Rhythmusfähigkeit ist gestört; Alltagsverrichtungen wie An- und Ausziehen, Umgehen mit Reißverschlüssen, Knöpfen oder Schleifen erfolgt umständlich und verlangsamt. Die Ausdauerfähigkeit ist gering, die Konzentrationsfähigkeit schlecht.

Ein weiterer Bewegungstyp betrifft überaktive hypermotorische Kinder, die nicht still sitzen können, immer in Bewegung sind. Dies sind die Zappelphilippe und Störenfriede der Klasse, sie sind fahrig, können ihre Bewegungen schlecht anpassen, die zum Schreiben erforderliche manuelle Geschicklichkeit ist erschwert. Auch bei diesen Kindern sind Lernfähigkeit und Konzentrationsvermögen beeinträchtigt.

Ein nicht geringer Teil der geschilderten Kinder leidet an den Folgen Minimaler Cerebraler Dysfunktion (MCD) als Folge frühkindlicher Hirnschädigung.

3. Psychotherapie

Sie zieht sich als roter Faden durch vielfache Behandlungsmöglichkeiten mit dem Pferd, sie erfordert Erfahrung und Spezialwissen. Schwerpunkte der Einwirkung zielen auf Selbstwahrnehmung und Beziehungsfähigkeit im weitesten Sinn. Das Behandlungskonzept wird erarbeitet von entsprechend ausgebildeten Psychotherapeuten, Pädagogen, Ärzten oder Physiotherapeuten.

Sport

1. Reitsport für Behinderte

Dieser Bereich des therapeutischen Reitens umfaßt die regelrechte Sportdisziplin im klassischen Reiten, Freizeitreiten und Westernreiten. Reiten kann dabei Präventionssport, Rehabilitationssport, Freizeitsport oder Leistungssport sein.

Das Pferd übernimmt das Sich-Bewegen für den Bewegungsbehinderten und ermöglicht ihm so die Teilnahme an Spiel, Sport und Leistung bis zum Messen seines Könnens im Turnier. Das bedeutet nicht nur ein Höchstmaß an körperlichem Training und somit Physiotherapie für den Betroffenen, sondern ganz vordergründig eine entscheidende Hilfe für seine psychologische und geistige Verfassung im Blick auf positives Annehmen und Überwinden seiner Behinderung.

Eine Teilnahme des Behinderten am Reitsport erfordert die Herabsetzung des Tierrisikos auf das übliche Maß. Dazu müssen drei Bereiche abgesichert werden:

1. Das Pferd muß für diesen Einsatzt geeignet und ausgebildet sein.
2. Hilfsmittel an Zaum- und Sattelzeug, gegebenenfalls auch für den Reiter, müssen die gegenseitige korrekte Einwirkung Pferd – Reiter ermöglichen und gekonnt angepaßt werden. Derartige Hilfsmittel im Therapeutischen Reiten hat in einmaliger Weise *Gottfried von Dietze* entwickelt und mit Spezialsattlerwerkstätten verfügbar gemacht. (Seine Neufassung des Buches über »Das Pferd im therapeutischen Reiten« und diese Hilfsmittel sind in Arbeit).
3. Der Reitlehrer muß für die Unterrichtung derartiger »Problemschüler« ausgebildet und qualifiziert sein.

Selbstverständliche **Voraussetzung** für jeden Einsatz im Therapeutischen Reiten ist die ärztliche Begutachtung des Patienten oder Schülers. Dies ist generell jedem Reitsportler zu raten. Für den Reitausbilder des Behinderten ist das Vorliegen der Einwilligung durch den Arzt Pflicht.

2. Fahren

1993 hat sich eine Gruppe von Fahrern mit Behinderung zusammengetan, um die Teilnahme an einem erstmalig ausgeschriebenen internationalen Fahrturnier für Menschen mit Behinderung in England vorzubereiten. Große Erfolge auch in den folgenden Jahren bilden die Grundlage für Erarbeitung von Voraussetzungen zur Durchführung dieser Sportdisziplin; die entstandene Fachgruppe steuert erfolgreich auf dieses Ziel zu.

➜ Weiterführende Literatur: 2, 3, 19, 24, 47, 52, 62, 68, 69, 70, 71, 75, 76, 77, 82, 85, 86, 120, 125, 126, 127, 132–135, 149, 166, 169, 177

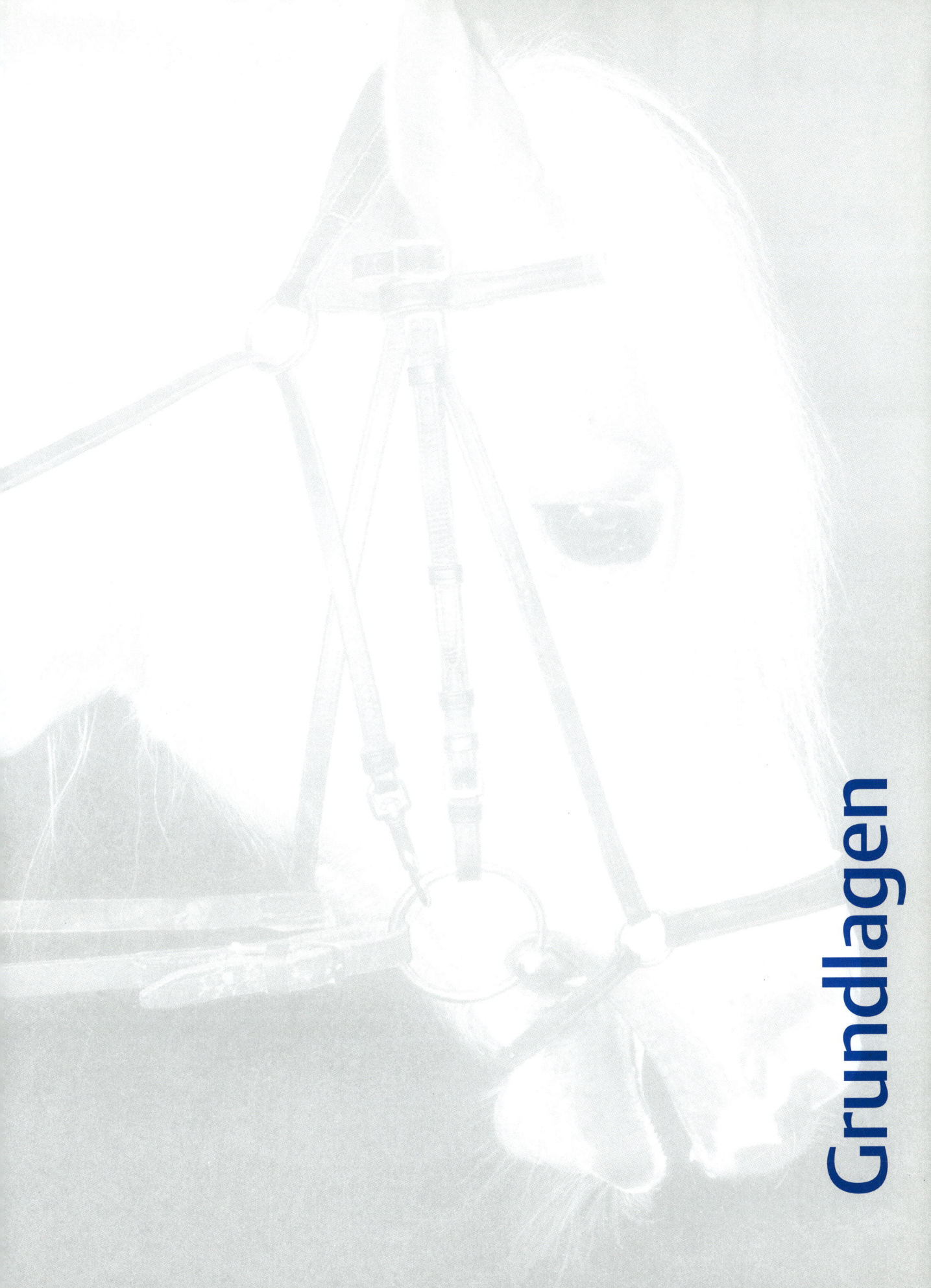

Grundlagen

Hippotherapie

Definition

Hippotherapie ist Physiotherapie auf neurophysiologischer Grundlage mit und auf dem Pferd. Sie wird vom Arzt verordnet und als Einzelbehandlung von Physiotherapeuten mit Zusatzausbildung für Hippotherapie durchgeführt. Der (die) Physiotherapeut/in ist verantwortlich für die Therapie, für die richtige Hilfengebung des Helfers und die angemessene Bewegung des Pferdes durch den Pferdeführer. Die Behandlungen werden in der Gangart Schritt durchgeführt (Ausnahmen ▷ Seiten 98, 103, 130).

Wirkung

Neuromotorischer Ansatz

Die neurophysiologische Bewegungsstimulation des Patienten mit mehr als 100 einwirkenden Schwingungsimpulsen pro Minute über das im Schritt geführte Pferd ist Behandlungsgrundlage. Behandlungsziel ist Besserung der neurologischen Bewegungsstörung über neurophysiologische Bewegungsanbahnung. Wirkungen sind:

Tonusregulierung

Die Bewegungsstimulation durch die vieldimensionalen raschen Schwingungsimpulse im Rhythmus der Pferdebewegung wirkt sich auf den Tonus der Muskulatur aus: Vermehrte Spannung – Spastik – wird fühlbar und meßbar vermindert bis bestenfalls normalisiert; verminderte Spannung - Hypotonie – läßt sich tonisieren.

Mundmotorik

Über Tonusregulierung im Mundbereich werden Mundschluß und Schlucken des Speichels ermöglicht, Laut- und Stimmbildung lassen sich entwickeln und logopädisch fördern.

Gleichgewicht

Das permanente Halten des Gleichgewichts gegen Schwerkraft, Schub- und Bremskraft, Zentrifugal- und Zentripedalkraft in der Vorwärtsbewegung und unter Einwirkung der rhythmisch erfolgenden Schwingungsimpulse schult die Reaktionsfähigkeit und die Koordinationsleistung des ganzen Bewegungsapparates, gleichlaufend mit intensiver Stimulation des Gleichgewichts.

Rhythmus

Das Wiederholen korrigierter Bewegungsmuster im Rhythmus über Zeit ist Voraussetzung für das Einüben, Stabilisieren und schließlich Automatisieren von Bewegungen.

Symmetrie

Über den rhythmischen Wechsel von Rechts-Linksbewegungsimpulsen überträgt das ausbalancierte Pferd symmetrische Bewegungen. Dies ist wesentlicher Therapiefaktor für den Aufbau von Symmetrie bei den fast immer seitenbetonten neurologischen Bewegungsstörungen.

Aufrichtung

Die Bewegungsimpulse werden vom Pferderücken auf den Reithosenbezirk des Patienten übertragen und stimulieren über das Einschwingen des Beckens die Rumpfaufrichtung durch Streckung der Wirbelsäule.
Die physiologische Rumpfhaltung ist Voraussetzung für die Entwicklung funktionsgerechter Schultergürtel-Armbeweglichkeit, Beckengürtel-Beinbewegung und den Atemvorgang.

Gangschulung

Die Schwingungsimpulse vom Pferd ermöglichen über Einübung physiologischer menschengangähnlicher Bewegungsmuster im Rhythmus eine hervorragende Gangschulung.

Mobilisation von Gelenken

Das therapeutische rhythmische Bewegen von Gelenken unter Muskeltonusregulierung führt zu Mobilisation und Zentrierung funktionell eingeschränkter Gelenke.

Sensomotorischer Ansatz

Behandlungsziel
ist Besserung von Wahrnehmungsstörungen über Bewegungsbehandlung, für jeden Lern- und Entwicklungsprozeß ist die Wechselwirkung von Motorik und Wahrnehmung ausschlaggebend.

Körperwahrnehmung
Über die Ganzkörperbewegung des Patienten bei der Hippotherapie und permanente Stimulation der Gleichgewichtsorgane wird sensomotorisches Lernen angebahnt. Physiologische Perzeption und Reaktion auf Sinnesreize - einschließlich Sehen, Hören, Riechen, Tasten – erweitern Wahrnehmung und Körperbewußtsein, lassen das Körperschema aufbauen.

Raumlagebewußtsein
Durch Tempo-, Richtungs- und Lagewechsel des rhythmisch bewegten Körpers auf dem Pferd wird über die permanente Stimulation der Gleichgewichtsorgane das Raumlagebewußtsein erweitert: Erleben und Einschätzen räumlicher Distanz lassen Dosierung von Haltung und Bewegung im Ausmaß und Tempo erlernen sowie Bewegungsplanung, Reaktionsfähigkeit und Geschicklichkeit schulen. Die Vermittlung symmetrischer Bewegungen über das Pferd fördern über die Integration beider Körperhälften die Rechts-Linkswahrnehmung. Bewegungsängste im Raum werden abgebaut.

Tiefensensibilität
Im Kontaktbereich Patient/Pferd (Reithosenbezirk, Handverbindung) wird über Druck/Gegendruck des rhythmisch bewegten Körpers Wahrnehmung gefördert; über Bewegen von Muskeln und Gelenken wird unter Einwirkung der Schwerkraft die Tiefensensibilität integriert (propriozeptives System); die Reizangebote werden durch gleichzeitige Wärmeübertragung potenziert (die Temperatur des Pferdes liegt etwa ein Grad höher als die des Menschen).

Psychomotorischer Ansatz

Behandlungsziel
ist, über physiologische Bewegung und Perzeption einen optimalen mentalen Status zu entwickeln.

Körpervertrauen
Abbau von Bewegungsangst ist wesentliche Voraussetzung für motorisches Lernen; Vertrauen in den eigenen Körper und den Partner Pferd steigert die Lernfähigkeit mit positiver Auswirkung auf Verhalten und Sozialkontakte sowie neuropsychologische Symptomatik.

Persönlichkeitsentwicklung
Harmonisierung und befundgerechtes Ausschöpfen von Bewegungs- und Wahrnehmungsfähigkeit sind ausschlaggebend für Persönlichkeitsentwicklung, Selbst-Bewußtsein und Lebensqualität. Ein wesentlicher Therapiefaktor ist dabei das mentale Einbeziehen des Patienten in das Behandlungsgeschehen. Optimale Konzentrationsfähigkeit läßt sich erzielen.

Beziehungsfähigkeit
Die Kommunikationsfähigkeit des Patienten mit dem Pferd über seine Bewegung, seinen Körper und sein Wesen, bewirkt ein Höchstmaß an Motivation und Freude für Lebensgefühl, aktives Mitwirken an der Physiotherapie und damit letztlich für einen bestmöglichen Behandlungserfolg.

Soziomotorischer Ansatz

Die Interaktion aller Einwirkungsbereiche der Hippotherapie macht sie zu einer hervorragenden Ganzheits-Behandlung. Förderung und Harmonisierung des ganzen Menschen beziehen wesentlich das Umfeld in seine Persönlichkeitsentwicklung mit ein; dies ist ein ausschlaggebender Behandlungsansatz vor allem für Kinder (▷ S. 126). Fähigkeit zu sozialer Kommunikation ist Voraussetzung für Körperphysiologie im weitesten Sinne.

Indikationen

Neurologische Bewegungsstörungen unterschiedlicher Ätiologie werden behandelt. Ihre einzelnen Erscheinungsformen sind
Spastik mit Tonuserhöhung der Muskulatur (Hemiparese, Diparese, Tetraparese),
Ataxie mit Tonusverminderung, Störungen von Koordination und Gleichgewicht;
Dyskinesien mit wechselndem Tonus von hypo- bis hyperton (Athetose, Tremor, Rigor).

Diese neurologischen Symptome treten häufig in Mischformen auf. Krankheitsbilder mit Folgen neurologischer Bewegungsstörungen und häufiger Indikation für Hippotherapie sind:
- Infantile Cerebralparese (ICP)
- Multiple Sklerose (MS)
- Schädel-Hirn-Trauma
- Apoplexie
- Torticollis spasmodicus
- Querschnittlähmung
- Nervenschädigung entwicklungsbedingter, entzündlicher, degenerativer, traumatischer Ätiologie.

Gegenindikationen

Diese können sich ergeben aus neuromotorischen, orthopädischen und mentalen Befunden des Krankheitsbildes, altersbedingt oder aus Zweitkrankheiten (▷ Seite 59).

Begriffsbestimmung international

Der Name Hippotherapie wird international nicht ausschließlich für unsere Begriffsbestimmung der neurophysiologischen Physiotherapie mit und auf dem Pferd gebraucht – er ist nicht patentiert, Hippos (griechisch) heißt Pferd. Um Mißverständnissen zu begegnen,

seien ein paar Beispiele angeführt. So definiert in **Amerika** die AHA (American Hippotherapie Assoziation) derzeit elf Wirkprinzipien der Hippotherapie. Aus ihnen werden – je nach Schwerpunkten des Behandlungszieles - Spezialtherapieformen entwickelt. In **Polen** ist Hippotherapie der Oberbegriff sämtlicher Bereiche des Therapeutischen Reitens (Polnische Hippotherapeutische Gesellschaft). In **Rußland** ist Hippotherapie beispielsweise eine pathogenetisch orientierte Behandlungsmethode für Skoliose (Ioria Manon) oder – anders aufgebaut – eine Rehabilitationsmaßnahme nach Herzinfarkt (Robert Noemi), sie wird gleichgesetzt mit »Therapeutischem Reiten«. In der **Schweiz** wird Hippotherapie K (Künzle) als strenges Behandlungskonzept im Rahmen funktioneller Bewegungslehre (FBL Klein-Vogelbach) definiert. In **Deutschland** lag vor 30 Jahren der Behandlungsschwerpunkt in der Orthopädie, auf einem langen Entwicklungsweg hat sich die Hippotherapie bis heute zur neurophysiologischen Physiotherapie neurologischer Bewegungsstörungen herauskristallisiert. Diese Abgrenzung ordnet nicht nur Indikation und Durchführung der Behandlung, sondern auch die Kostenübernahme durch die Krankenkassen nach Position einer neurophysiologischen Einzelbehandlung, entsprechend beispielsweise einer Bobath-Therapie.

Hippotherapie bei Kindern und Erwachsenen

Die Indikation zu neurophysiologischer Hippotherapie bei neurologischer Bewegungsstörung
– ausgelöst durch Spastik der Muskulatur
(Hemiparese, Diparese, Tetraparese), Ataxie
mit Störung von Koordination und Gleichgewicht, Dystonie oder Hypotonie – ist vom neurologischen Symptom her für Kinder und
Erwachsene die gleiche. Für die praktische
Durchführung bestehen aber Unterschiede, die
kurz angesprochen werden sollen.

Es ist eine andere Ausgangslage, ob ein Kind
mit den Folgen einer infantilen Cerebralparese
Bewegungsverbesserungen *entwickeln* und
lernen soll oder ob ein Erwachsener, mit den
Folgen einer neurologischen Erkrankung,
Bewegungsverbesserungen *wiedererlernen* soll.
Der Erwachsene mit Verlust seiner physiologischen Bewegungsfähigkeit hat sein erlern-
tes Bewegungsmuster noch in Erinnerung, zentral verankert, er kann sich die Verbesserung
seiner Bewegungsstörung vorstellen und will
sie verwirklichen. Gelingt ihm dies mental –
nach Art und Schwere seiner Erkrankung –
nicht mehr, so dürfte die Indikation für Hippotherapie ohnehin fraglich sein. Ist die Fähigkeit
zur Vorstellung physiologischer Bewegung
noch erhalten, so bestimmt ihre mentale
Einbeziehung wesentlich die Therapie. Dies
kann über verbale Hinweise und manipulative
Hilfen des Therapeuten geschehen, die neuromotorische Behandlung wird zusätzlich potenziert durch gleichlaufende Wahrnehmungsschulung.

Die mentalen Voraussetzungen für ein freizu-
setzendes Bewegungspotential sind schon
beim Gesunden unterschiedlich – ganz verein-
facht ausgedrückt: Es gibt ausgesprochene
Bewegungsmenschen und solche, die es nicht
sind. Diese unterschiedlichen Veranlagungen
und Schulungen bestimmen das befundge-
rechte Einbeziehen des Patienten in seinen
Behandlungsverlauf. So wird der Therapeut
beispielsweise einen Patienten mit Halbseitenlähmung, der vor seiner Erkrankung aktiver
Reiter war, anders in das Behandlungsgeschehen integrieren als beispielsweise einen
Patienten mit gleicher Symptomatik, der ein
höchstens spazierengehender Schreibtischge-
lehrter war oder ein Tänzer oder ein Schwerar-
beiter am Bau - also ein Bewegungsarmer, ein
Balancekünstler oder ein Kraftmensch.

Im Gegensatz zur Behandlung des Kindes ist es
beim Erwachsenen kontraindiziert, daß der
Therapeut hinter ihm auf dem Pferd sitzt und
Haltungs- und Bewegungsmuster stimuliert –
das bedeutet, daß für die Indikation zur Hippotherapie bei ihm eine besser erhaltene Rumpfbalance Voraussetzung ist als für das Kind.

Das Aufsitzen gestaltet sich ebenfalls mit
zunehmender Schwere der Behinderung beim
Erwachsenen anders als beim Kind. Sollen die
notwendigen Bewegungen bereits therapeutisch genutzt werden, so wird das Aufsitzen
vom Boden mit üblicher »reiterlicher« Hilfe
meist entfallen und vom Treppchen, mit weit-
gehender Selbständigkeit des Patienten, selten
durchführbar sein: Fast ausschließlich wird das
Aufsitzen von der Rampe notwendig, häufig ist
es nur über den Quersitz zu entwickeln und
bedarf beim Rollstuhlpatienten ggf. des Stehens auf einer Drehscheibe, um die Drehung
zum Pferderücken in bestmöglicher korrigierter Haltung durchführen zu können. Bei besonders schwerer Behinderung soll das Aufsitzen
mit dem Lifter erfolgen: Unbedingt muß auch
einbezogen werden, welches die schonendste
Aufsitzweise für das Pferd ist und nicht zuletzt
für den Therapeuten.

Die Bewegungsimpulse vom Pferd vergrößern
sich im Patienten mit seiner zunehmenden Körpergröße – das bedeutet, daß vom gleichen
Pferd andere Balanceanforderungen an Kinder
oder Erwachsene gestellt werden: Das optimale »Passen« der Pferdebewegung registriert
der Erwachsene genau; bei der Möglichkeit,
mit mehreren Pferden zu behandeln, wird
seine bevorzugte Wahl die beste Lösungsauf-
gabe für das Behandlungsziel versprechen.
Unabhängig davon wird der erfahrene Therapeut wissen, welche Rumpfform, Schrittquali-
tät und Rückenschwingung eines Pferdes für
die Bewegungsstörung eines großen oder kleinen Patienten am günstigsten sind.

Das Pferd wird in seiner Balancefähigkeit, die ja
Voraussetzung für die Hippotherapie ist, durch
Erwachsene naturgemäß mehr beeinträchtigt,
als durch das Kind und dies in Korrelation zu
Gewicht und Größe des Patienten sowie der
Schwere seiner Behinderung. Es muß unentwegt mehr Bewegungsspiel aktivieren, um beispielsweise einen Halbseitengelähmten möglichst auszubalancieren und die Symmetrie der

eigenen Bewegung zu erhalten; mit jedem Schritt muß es neu versuchen, den Schwerpunkt der störenden Patientenlast in Übereinstimmung mit seinem eigenen Schwerpunkt zu bringen. Das gestörte Gleichgewicht des Pferdes ist vielfach zu Beginn der Behandlung an seinem Bewegungsbild deutlich abzulesen, im weiteren Verlauf spiegeln sich Sitzverbesserungen des Patienten ebenso ausgeprägt an der zunehmend freieren, besser balancierten Bewegung des Pferdes wieder.

Auch Pferde haben ihre »bessere« Seite und können Linkshänder sein – bei der Therapie von Erwachsenen mit ausgeprägter Halbseitenstörung spielt dies eine Rolle: so ist beispielsweise bei Hemiparese links die beste Korrekturmöglichkeit für den Patienten das Gehen auf der linken Hand (linksherum, mit der behinderten Seite innen, der Therapeut geht immer auf der »schlechten« Seite des Patienten) – ist die linke Hand des Pferdes aber seine ausgesprochen schlechtere, weniger balancierte Seite, so kann ein Pferdewechsel erstaunliche Besserung bewirken. Häufig läßt sich auch durch Sitzkorrektur mit Steigbügeln eine bessere, mehr symmetrische Ausgangsstellung herstellen – das ist förderlich sowohl für den Patienten als auch für das Pferd; beim Kind wird man diese Hilfsmittel kaum benötigen, da manipulative Einwirkungen wirksamer durchführbar sind.

Zusammengefaßt läßt sich sagen: Die aktive Mitarbeit des Pferdes über seine Bewegung wird beim Erwachsenen mehr gefordert als beim Kind; die Bewegungseinwirkung des gleichen Pferdes fordert vom Erwachsenen mehr Bewegungstoleranz als vom Kind; die korrigierenden Hilfen des Therapeuten beim Kind sind minutiöse Filigranarbeit im Vergleich zur vergrößerten Bewegungsführung beim Erwachsenen; die Belastung für das Pferd ist beim Erwachsenen erheblich größer als beim Kind.

Die **Kinder-Hippotherapie** (▷ Seiten 107–132) hat ihre kindspezifischen Parameter, sie werden jeweils im entsprechenden Abschnitt angesprochen. Die Arbeit mit Kindern ist ein Spezialgebiet und seine fachkompetente Darstellung liegt bei Frau **Emmy Tauffkirchen** in den allerbesten Händen. Das Prinzip der Behandlung gilt aber auch für die neurologischen Bewegungsstörungen des Erwachsenen, dies läßt sich von den subtilen Bildsequenzen der Kinder-Hippotherapie deutlich ablesen (▷ Seiten 133–161). Wir haben folglich auf entsprechende »Wiederholungsserien« Erwachsener verzichtet; dabei ist uns klar, daß jede Behandlungsphase eine Einheit bildet, daß jede Behandlungsphase ihre eigene Prägung und Dynamik hat, daß jede Behandlungsphase immer wieder neu entwickelt wird, auch beim gleichen Patienten, daß es folglich nie »Wiederholungen« gibt, daß sich Tun und Geschehen letztlich nicht in einem Schema festhalten lassen - dies ist die Schwierigkeit jeglicher Bilddokumentation der Hippotherapie. Das Eigentliche ist der Moment! Wir haben versucht, viele wesentliche Behandlungs-Momente festzuhalten; sie können aber nur Aussage haben, wenn sie wahrgenommen werden – dies ist die Leistung des Betrachters, seiner Fähigkeit zur Beobachtung.

Von den Erkrankungen häufiger Indikation für Hippotherapie stellen wir die Infantile Cerebralparese und Multiple Sklerose eingehend dar, weil sie mit ihrer vielfältigen neurologischen Symptomatik zu sämtlichen neurologischen Bewegungsstörungen führen und folglich als Modell gelten können – als Modell für die Hippotherapie der neurologischen Bewegungsstörung bei Kindern und Erwachsenen, unabhängig von der Ätiologie ihrer Symptomatik.

Eine Sonderstellung nimmt der Torticollis spasmodicus ein, seine Hippotherapie wird an einem Beispiel eingehend dargestellt von Frau **Renate Frey**, sie hat große Erfahrung mit Physiotherapie dieser Erkrankungsfolgen (▷ Seite 98).

Das Pferd in der Hippotherapie

Die komplexen therapeutischen Wirkungen des Pferdes werden über die Kommunikation des Menschen mit seiner Bewegung, seinem Körper und seinem Wesen erzielt. für die Hippotherapie ist das *Bewegungsangebot* des Pferdes ausschlaggebend, es soll folglich eingehend dargestellt werden.

1. Bewegungselemente des Pferdes

Schritt. Der Bewegungsablauf ist ein Viertakt, die Fußsetzung erfolgt jeweils auf der gleichen Seite, aber nicht zeitgleich: Hinten links/vorne links, hinten rechts/vorne rechts; so entstehen acht Bewegungsphasen einer Schrittsequenz, es wechseln sich jeweils alternierend ein Dreibeinstand mit einem Zweibeinstand diagonal oder gleichseitig ab (▷ ✆ **9/1–9/8**).

Trab. Der Bewegungsablauf dieser schwungvollen Vorwärtsbewegung erfolgt im Zweitakt mit Fußfolge diagonal gleichzeitig und freier Schwebe zwischen den Fußwechseln (▷ ✆ **14**).

Galopp. Der Bewegungsablauf ist ein Dreitakt in sechs Bewegungsphasen, eine sprunghafte Vorwärtsbewegung mit dem Augenblick freier Schwebe in der sechsten Bewegungsphase. Die Fußfolge ist in der dritten Bewegungsphase gleichzeitig diagonal.

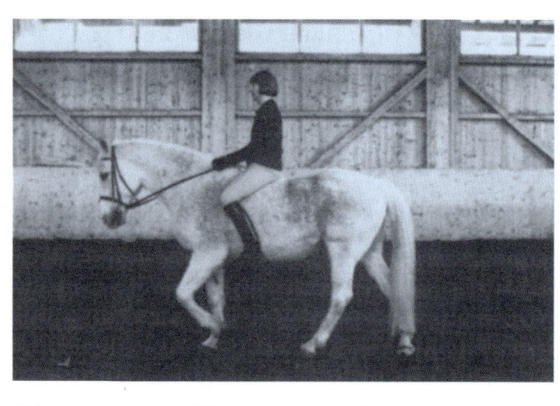

(9/1)   ● VR   ● HR
                     ● HL

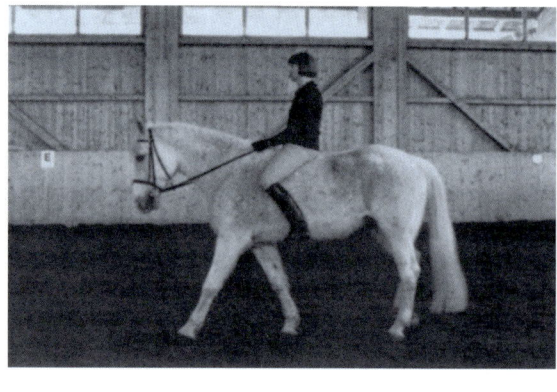

(9/2)   ● VR
                     ● HL

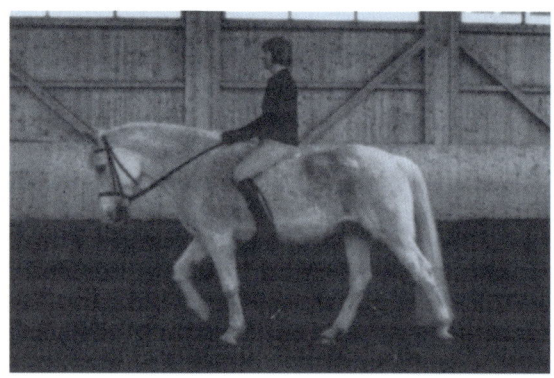

(9/5)   ● HR
              ● VL   ● HL

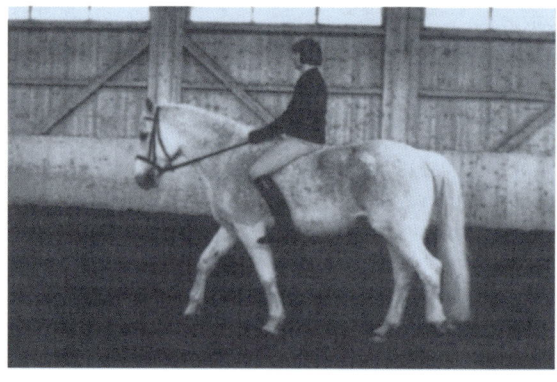

(9/6)   ● HR
                     ● VL

Seitengänge. Es sind Varianten durch seitliches Übertreten der Beine des Pferdes in der Geradeausbewegung (▷ ☎ 13).

Paßgang. Sein Bewegungsablauf ist Schritt im Zweitakt, dabei werden Vorder- und Hinterbein jeweils gleichseitig und zu gleicher Zeit nach vorwärts bewegt, es handelt sich um eine fehlerhafte Gangart des Pferdes.

2. Bewegungsanalysen des Pferdes

Das Gangbild des Pferdes – ob im Schritt, Trab oder Galopp – ist immer das Resultat aus physiologischer Beinbewegung und physiologischer Rumpfbewegung, sie bedingen einander – entsprechend dem menschlichen Gang: Er ist das Resultat physiologischer Beinaktionen in Korrelation mit physiologischer Rumpfaufrichtung.

Die Hippotherapie wird in der Gangart **Schritt** durchgeführt, folglich soll diese Gangart analysiert werden als Bewegungselement der Schwingungsimpulse, welche über den Rücken des Pferdes auf den Reiter - Patienten – übertragen werden. Ein Großpferd überträgt im »mittleren« Schritt ca. 110 mehrdimensionale Schwingungsimpulse auf den Reiter - diese Bewegungsstimulation ist Behandlungsgrundlage für den Physiotherapeuten.

☎ **9**   Der Schritt des Pferdes. 4-Takt in acht Bewegungsphasen, Fußfolge alternierend Drei-Bein-Stand mit Zwei-Bein-Stand diagonal (Schrittphasen 2 und 6) oder Zwei-Bein-Stand lateral (Schrittphasen 4 und 8) V = vorne; H = hinten; R = rechts; L = links   ▽

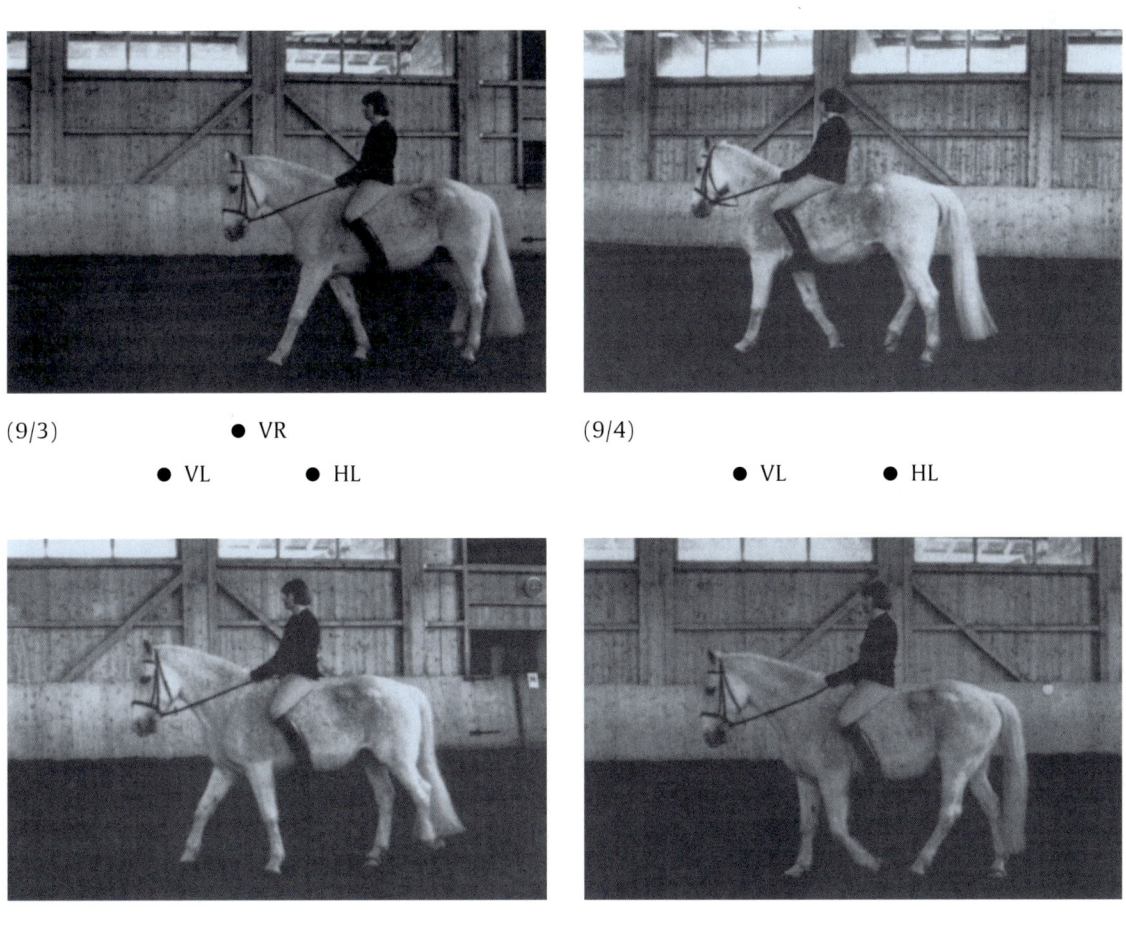

(9/3)   ● VR

　　　● VL　　● HL

(9/4)   ● VL　　● HL

(9/7)　　● VR　　● HR

　　　　● VL

(9/8)　　● VR　　● HR

Der Bewegungsablauf des Schrittes ist ein Viertakt, die Fußsetzung erfolgt jeweils auf der gleichen Seite, aber nicht zu gleicher Zeit: Hinten rechts/vorne rechts (☎ 11 Schrittphase 4) – hinten links/vorne links (☎ 11 Schrittphase 8). Eine Schrittsequenz erfolgt in 8 Schrittphasen, dabei folgen einem Dreibeinstand jeweils alternierend ein Zweibeinstand lateral oder diagonal (▷ ☎ 11).

Beginn der Schrittphase ist das Abfußen der Hinterhand mit Entwicklung von Schubkraft und Beschleunigung nach vorwärts – der Reiter erfährt dabei einen Rückwärtsimpuls. Mit Auffußen der Hinterhand ist der Schub beendet, er wird gebremst – dies bewirkt für den Reiter einen Vorwärtsimpuls. Durch Schub- und Bremskraft, Ab- und Auffußen der Hinterhand des Pferdes, werden also rhythmisch Vor- und Zurückbewegungen auf den Reiter übertragen.

Mit dem Untertreten der Hinterhand senkt sich die seitengleiche Kruppe – der Schritt ist um so raumgreifender, je weiter die Hinterhand vorgesetzt werden kann, untertritt, analog ist das Senken der Kruppe ausgeprägter; dieses Absinken betrifft auch den Rumpf, also die ganze Körperhälfte des Pferdes, da in der Zweibeinphase der Schrittbewegung (▷ ☎ 9/4 u. 9/8) die »Spielbeinseite« nicht abgestützt wird.

Der rhythmische Wechsel: Untertreten rechte/linke Hinterhand, Senken rechte/linke Kruppe und Körperhälfte nimmt den Reiter mit in eine Seit-zu-Seitbewegung mit jeweils Absinken von Becken und Bein (▷ ☎ 10 a/b u. 2 a/b).

Das möglichst weite Untertreten der Hinterhand ist die Funktion intensiver Beugung von Hüft- und Kniegelenken, gleichzeitig bewirkt die Anspannung der ventralen Muskelkette des Rumpfes – der Flexoren – eine Anhebung der Wirbelsäule im BWS-Bereich, Streckung der Wirbelsäule mit Ausgleich der physiologischen Krümmung und Druckübertragung auf das Becken: Das sichtbare Senken der Kruppe beim Untertreten entsteht durch diese Beckenbewegung nach ventral/kranial sowie Hüft- und Kniebeugung bei Aufwölbung des Rückens. Dies sind Voraussetzungen für ökonomisches Übernehmen von Last: Rücken zum Tragen gespannt mit Einpassung der Wirbelsäule, Hinterhand unter dem Schwerpunkt, im Auffußen maximale Tragkraft entwickelnd und die Vorhand entlastend. Der Reiter wird in dieser Bewegungsphase mit der Aufwölbung des Pferderückens angehoben - ein Bewegungsimpuls nach oben, gegen die Schwerkraft, wird übertragen.

Beim Abfußen der Hinterhand und Entwicklung von Schubkraft sind die Extensoren in Aktion: Hüft- und Kniegelenk werden gestreckt, die Rückenstrecker bewirken eine Senkung der Wirbelsäule mit Beckenbewegung nach dorsal/kaudal, sichtbar am Aufwölben der Kruppe und Tiefertreten des Rückens; der Reiter kommt in dieser Bewegungsphase tiefer, entsprechend seiner Schwerkraft und der Senkung des Pferderückens.

Der rhythmische Wechsel dieses Bewegungsablaufes, gesteuert durch physiologisches Muskelspiel Flexion/Extension, ist Voraussetzung für den schwingenden Rücken des Pferdes, die Hoch-/Tiefbewegungen des Reiters. Der Pferderumpf wird durch die Abstützungen der Beine ausbalanciert und getragen.

Der Balanceakt von oberer Brust und Halswirbelsäule bestimmt maßgeblich die Funktion von Schultergürtel und Vorhand. Der Hals wirkt für die übertragenen Bewegungsimpulse der Wirbelsäule als Balancierstange mit sichtbaren Auf- und Abbewegungen im Schritt; dieses Ausbalancieren erfolgt über weiterlaufende Bewegungen zum Kopf und zeigt sich als Nickbewegung. Für den physiologischen ökonomischen Bewegungsablauf ist die Funktion der Beine ebenso wichtig wie die Funktion von Wirbelsäule und Rumpf, wie die Balancefunktion von Kopf und Schweifwirbeln.

Wird der Pferderücken mit dem Gewicht des Reiters belastet, so muß das Pferd für die körpergerechte Lösung dieser neuen Bewegungsaufgabe sorgfältig vorbereitet, gymnastiziert - physiotherapiert werden! Eine Verringerung der vermehrten Vorhandbelastung ist bei physiologisch schwingendem Rücken des dressurmäßig gymnastizierten Pferdes nur möglich, wenn Hals und Kopf die Bewegungsimpulse des Rumpfes widerlagern; dies geschieht durch die Anlehnung des Pferdemauls am Gebiß, der Trense. Das rhythmische, federnde Abstoßen am Trensengebiß gelingt dem Pferd nur, wenn die Reiterhand diese Funktion dynamischer Widerlagerung zuläßt. Erst über diese Abstützung findet das Pferd zu einer Haltung - es rundet den Hals, tritt durchs Genick, kaut rhythmisch gelöst auf der Trense -, die dem Rücken die Entwicklung vermehrter Tragkraft ermöglicht. Die trainierte Muskelkraft muß in eutoner Funktion den Rücken im Schwingen erhalten, in rhythmischem An- und Entspannen, sie darf nicht Dauerspannung mit Festhalten und Steifmachen des Rückens sein.

Es kann nicht eindringlich genug gesagt werden: Der Balanceakt von Wirbelsäule und Rumpf setzt physiologische Beinbewegungen des Pferdes voraus. Er kann nur funktionieren, wenn über die Gangarten entsprechend stimulierende Bewegungsimpulse übertragen werden – das bedeutet, daß gestörte Gangfunktion zu Rückenproblemen führt und umgekehrt, Fehlfunktionen des Rückens sich auf den Gang auswirken. Diese hochsensible Feinabstimmung kann durch Belastung des Pferdes in der Hippotherapie empfindlich gestört werden, Patienten, vor allem Erwachsene mit neurologischer Bewegungsstörung, bedeuten für die Balancierfähigkeit des Pferdes eine enorme Belastung (▷ Seiten 4–6).

Diagonalabstützungen der Beinpaare spielen in allen Gangarten eine Rolle, sie übertragen im Rechts-/Links-Wechsel diagonal-rotatorische Bewegungsimpulse auf Wirbelsäule und Rükken des Pferdes mit seitlich nach vorne gehender Beckenbewegung. Für den Reiter entstehen damit Übertragungen von Rotationsbewegungen und Diagonal-Bewegungsmustern in den Rumpf, sowie wechselseitige Beckenbewegungen nach vorne.

Diese kurzen Ausführungen über den Schritt geradeaus, lassen ahnen, welche Bewegungsfülle zusätzlich entsteht über Tempo- und Richtungswechsel, Anreiten, Halten oder über Seitengänge, Trab und Galopp.

(10 a)

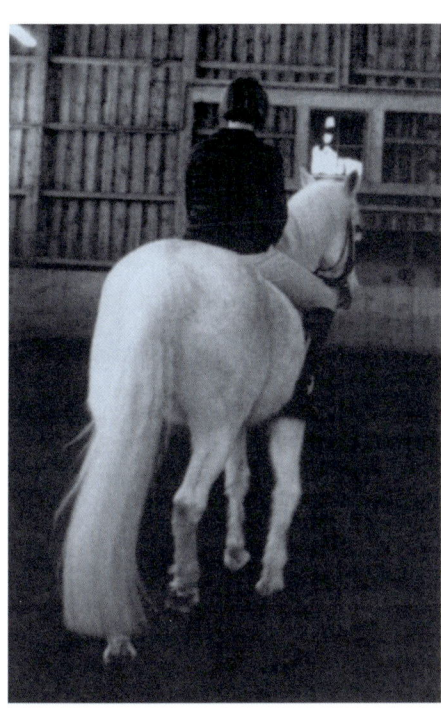

(10 b)

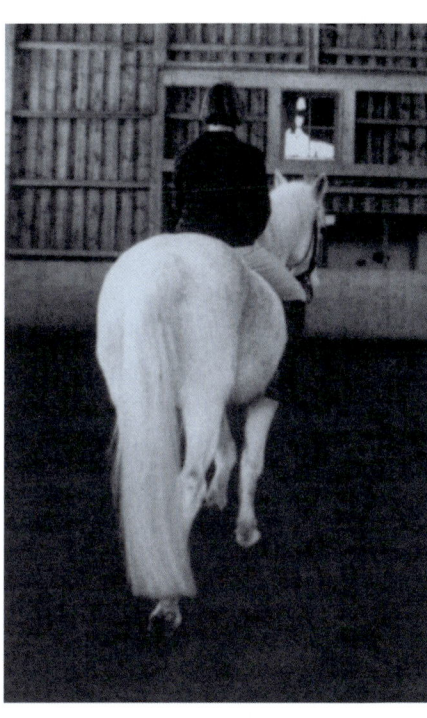

◨ 10   Die Pferdebewegung von dorsal gesehen. Brems- und Schubkraft des Pferdes sind an seiner Hinterhand und der Kruppe ablesbar.

a Untertreten, Auffußen (Gewichtsübernahme, unter den Schwerpunkt treten, **Brems**kraft, Aufwölben des Rückens bei Aktivität der ventralen Muskulatur des Pferdes) der rechten Hinterhand bewirkt Absinken der gleichseitigen Kruppe.

b Abfußen (Vorwärts**schub,** Beschleunigung, Senken des Rückens, Aktivität der dorsalen Muskulatur des Pferdes) bewirkt Heben der gleichseitigen Kruppe. – Das Alternieren der Kruppenbewegungen rechts-links im Vorwärts wird ausbalanciert über Diagonalabstützungen von Pferdebeinen und Pferdekörper. Diese Schwingungsimpulse übernimmt der Reiter: vor-zurück, hoch-tief, Seit-zu-Seit, Rotation – diagonal: Meßtechnisch werden ca. 110 mehrdimensionale Schwingungsimpulse als Übertragung des Großpferdes im Schritt auf den Patienten angegeben.

3. Therapeutischer Bewegungsdialog Mensch – Pferd

1. Schwingungsimpulse – Der Patient sitzt im Spreizsitz auf dem Pferd, seine Sitzbasis auf dem Pferderücken (▷ Seite 5, ☎ **15a**) ist die Unterstützungsfläche für das Ausbalancieren von Rumpf, Wirbelsäule und Kopf. Stimulation für diesen Balanceakt ist die Vorwärtsbewegung des Pferdes im Schritt mit Übertragung von mehrdimensionalen Schwingungsimpulsen (bei mittlerem Schritt eines Großpferdes ca. 110/Minute, ▷ Seite 28). Die reaktiven Bewegungsantworten des Patienten auf diese Schwingungsimpulse sind:

Vor- und Zurückbewegung um die frontotransversale Achse. Das Becken schaukelt dabei nach dorsal und federt zurück, für die Hüftgelenke resultieren Extension und Flexion in rhythmischem Wechsel. Die Wirbelsäule soll die Bewegungsimpulse möglichst in Aufrichtung widerlagern und stabilisieren, während das Becken bewegt wird. Ein Rechteckpferd mit langem schwingendem Rücken und raumgreifendem Schritt überträgt mehr Vorwärtsbewegung als ein Quadratpferd mit kürzerem Schritt. Mit der schnelleren Vorwärtsbewegung wirkt vermehrte Fliehkraft auf den Rumpf, intensivere Feinkoordinationsleistungen zur Erhaltung der Rumpfstabilität werden gefordert und stimuliert.

Hoch-Tiefbewegung in der Körperlängsachse: die Schwingungsimpulse werden über die Wirbelsäule weitergeleitet. Beim Hoch werden sie gegen die Schwerkraft in die Senkrechte nach kranial eingeschwungen, beim Tief über Abfederung der wie Stoßdämpfer wirkenden Bandscheiben mit der Schwerkraft nach kaudal bewegt.

Seit-zu-Seitbewegung um die Sagitto-Transversalachse: Das links/rechts alternierende Absinken des Beckens nach kaudal nimmt die Lendenwirbelsäule mit in eine Lateralflexion, in den Hüftgelenken resultieren wechselseitig Abduktion und Adduktion.

Durch die gleichzeitige Vorwärtsbewegung werden Becken und Hüften im Wechsel rechts/links vorgeschoben, es resultieren **Rotationen** um die frontosagittale Achse: In den Hüftgelenken mit Außen-/Innenrotationsbewegungen beantwortet, in der Lendenwirbelsäule mit Rotationsbewegungen um die Körperlängsachse und Diagonalbewegungen um den funktionellen Körpermittelpunkt. Diese übertragenen Bewegungsimpulse nehmen an Amplitudengröße zu vom schmalrückigen Rechteckpferd zum rumpf-bauchigen Quadratpferd. Die Anforderungen an Becken/Wirbelsäulenfunktion des Patienten sind entsprechend unterschiedlich. Ausschlaggebend für die Intensität der Bewegungsanforderung ist, daß die vieldimensionalen Schwingungsimpulse im raschen Wechsel immer gleichzeitig, entsprechend der Vorwärtsbewegung des Pferdes übertragen werden und daß in den Hüftgelenken damit permanent Drehverschiebungen in allen drei Achsen – Ab/Adduktion, Extension/Flexion, Außenrotation/Innenrotation – stimuliert werden. Der Physiotherapeut muß diesen Wirkungsmechanismus seines Pferdes ebenso kennen wie den neurologisch funktionellen Status seines Patienten, um befundgerecht optimal Bewegungsverbesserungen fazilitieren zu können.

2. Bewegungsübereinstimmung – Die Bewegungsstimuli vom Pferd über die Mittelpositur des Patienten – Becken, Hüftgelenke und Lendenwirbelsäule – zum Rumpf/Brustwirbelsäule – bewirken gangtypische Rumpfbewegungen. Die verwandten Bewegungsmuster von Pferd und Mensch sind Basis der Therapie. Diese Bewegungsübereinstimmung läßt sich deutlich in allen Bewegungsphasen (beispielsweise der ☎ **21a–g**) ablesen; überzeugend ist sie sichtbar in fast allen Aufnahmen während der Therapie: Das Behandlungsteam ist immer in Bewegungsharmonie mit dem Pferd (▷ Seite 133). Zeitlupenaufnahmen in Filmen dokumentieren die Bewegungsübereinstimmung, schließlich bestätigen komplizierte Bewegungsanalysen und Muskelaktionsstrommessungen diese Beobachtungen.

In praxi bedeutet dieses physiologische Rumpftraining **Laufen ohne Beine**, das Pferd läuft für den Patienten. Kann der Patient nicht mehr laufen, ist an den Rollstuhl gebunden, so kann er sich in Vorwärtsbewegung alle gangtypischen Bewegungsstimuli für seine Rumpfaufrichtung »einverleiben«. Wirbelsäulenfunktion, Hals/Kopfbewegungen, Schultergürtel/Armfunktionen und Atemvorgang werden über den physiologisch bewegten Rumpf entwickelt bzw. verbessert. Ist der Patient noch gehfähig mit unterschiedlich ausgeprägter Bewegungsstörung der Beine, so bewirkt die gangtypische Rumpfbewegung über Becken/Hüftgelenke und

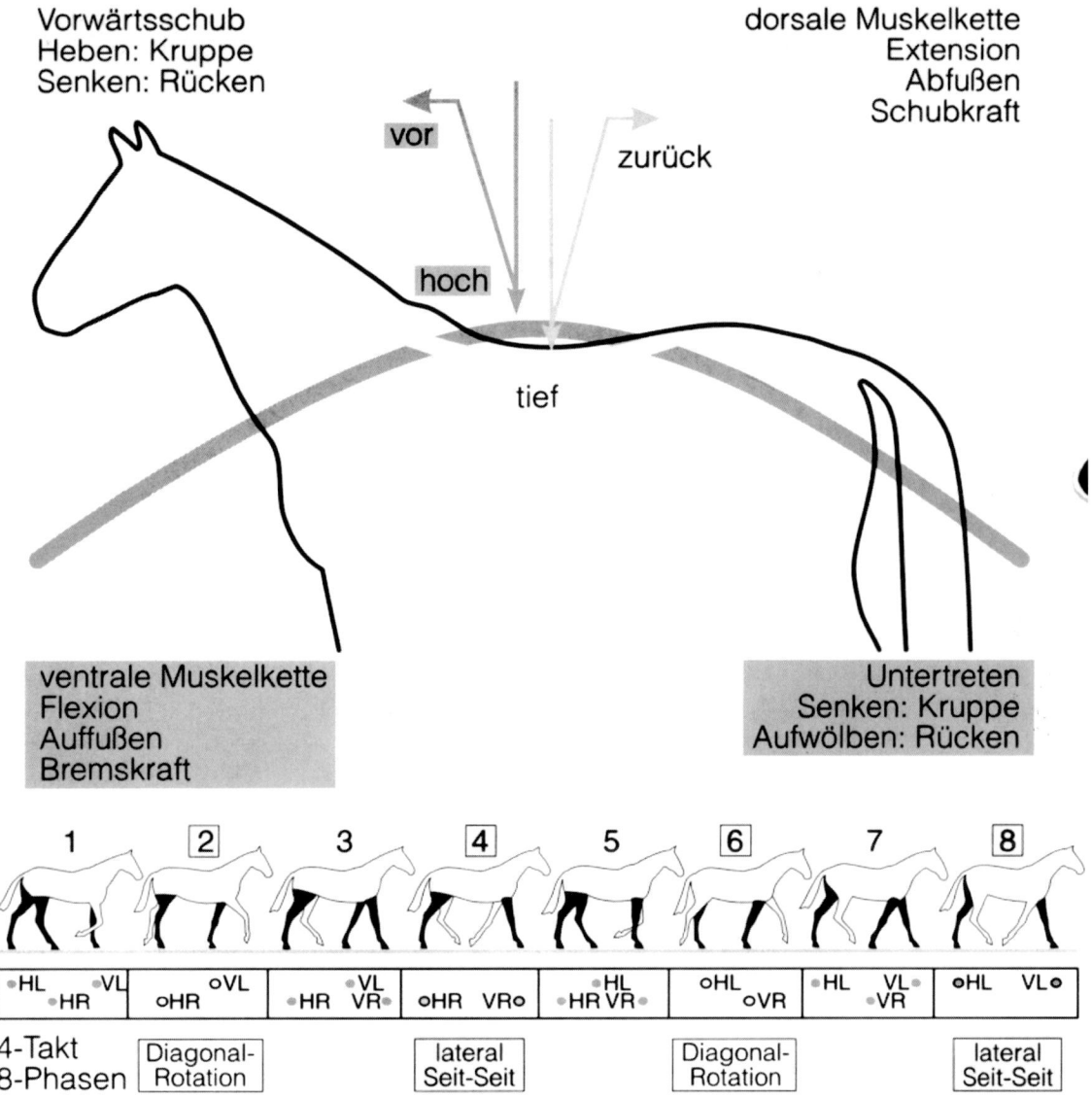

Vorwärtsschub
Heben: Kruppe
Senken: Rücken

dorsale Muskelkette
Extension
Abfußen
Schubkraft

vor

zurück

hoch

tief

ventrale Muskelkette
Flexion
Auffußen
Bremskraft

Untertreten
Senken: Kruppe
Aufwölben: Rücken

| 1 | 2 | 3 | 4 | 5 | 6 | 7 | 8 |

| •HL   •VL / •HR | oVL / oHR | •VL / •HR VR• | oHR VRo | •HL / •HR VR• | oHL / oVR | •HL VL• / •VR | •HL VLo |

4-Takt
8-Phasen

| Diagonal-Rotation | | lateral Seit-Seit | | Diagonal-Rotation | | lateral Seit-Seit |

⊠ 11   Bewegungsübertragung des Pferdes in den acht Schrittphasen: schwarze Beine haben Bodenkontakt; alternierend Drei-Beinstand, Zwei-Beinstand.

Hängeaktivität der Beine eine Verbesserung der Gehfähigkeit; die tonusregulierende Wirkung dieser Bewegungstherapie ist dabei ebenfalls ausschlaggebend. Es wird also eine funktionelle neuromuskuläre Stimulation »Gehen« übertragen, eine einzigartige Gangschulung induziert.

Jüngste elektro-myographische Messungen am Rumpf während der Hippotherapie konnten nicht nur die Übertragung der gangtypischen Bewegung auf den Rumpf des Patienten bestätigen, sondern nachweisen, daß die Bewegungsstimulation über das Pferd eine Mehraktivierung aller beteiligten Muskeln auslöst, im Vergleich mit den Muskelaktivitäten beim normalen Gehen. Das würde bedeuten, daß mit dem Pferd eine raschere und effektivere Gangschulung erreicht werden kann als mit üblichem Training.

Umgekehrt stimuliert eine fehlerhafte Gangart des Pferdes auch fehlerhafte Bewegungsantworten, dies läßt sich z.B. beobachten beim **Paßgang**: Bei diesem Zweitakt werden gleichseitiges Vorder- und Hinterbein gleichzeitig

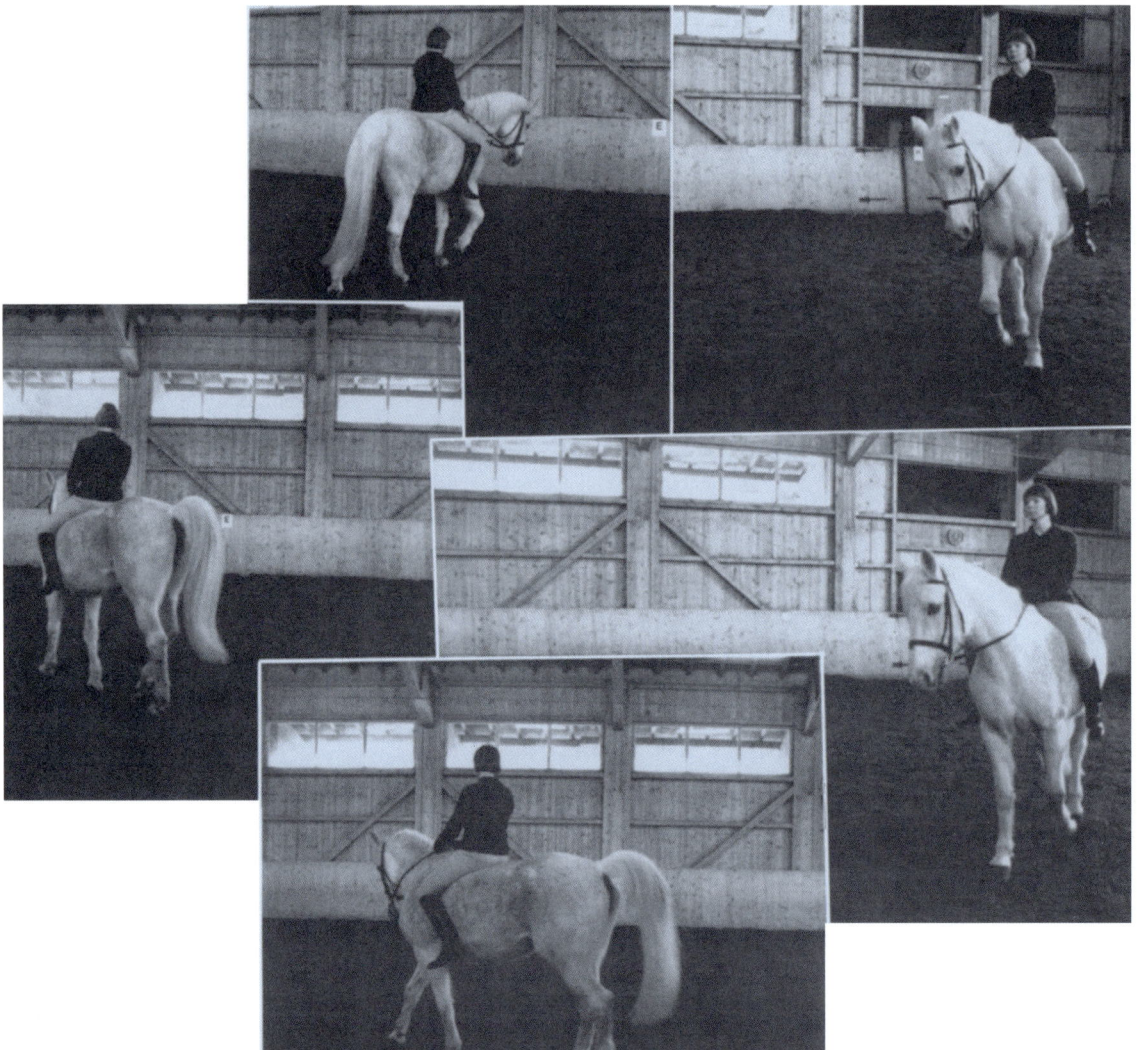

⌾ 12   Richtungswechsel des Pferdes. Jede Biegung des Pferdes zum Richtungswechsel fordert vom Patienten differenzierte Bewegungsantworten (▷ ⌾ **1, 6, 16**). Durchreiten von Ecken, Schlangenlinien, Zirkel und Bogen beim Ausweichen in der Bahn sind eine erhebliche Mehranforderung an den Patienten. Diese kann gegebenenfalls gezielt therapeutisch eingesetzt werden.

bewegt; daraus resultiert ein empfindliches Absacken der jeweils nicht abgestützten Pferdeseite. Für den Reiter erzeugt dies eine ausgeprägte Schaukelbewegung nach links oder rechts kaudal durch das Fehlen der diagonalen Abfederung sowohl der Pferdebewegung als auch der Rumpfbewegungsantwort des Reiters. Der Bewegungseffekt ist für die Hippotherapie unerwünscht.

3. Rhythmus – Eine grundlegende Voraussetzung für Bewegungsverbesserungen durch therapeutische Bewegungsstimulation ist ihre Übertragung im Rhythmus. Wiederholen ermöglicht erst Lernen – es ist bekannt, daß repetitive Informationen für motorisches Lernen und die Automatisierung von neuen Bewegungsmustern ausschlaggebend sind.

Die rhythmische Bewegungsübertragung des taktmäßig gehenden Pferdes ist unnachahmlich und mit keiner noch so hochentwickelten Technik zu ersetzen: Der Bewegungsrhythmus des Pferdes ist lebendig wie der Herzschlag; jeder Schritt bedeutet einen neuen Balanceakt,

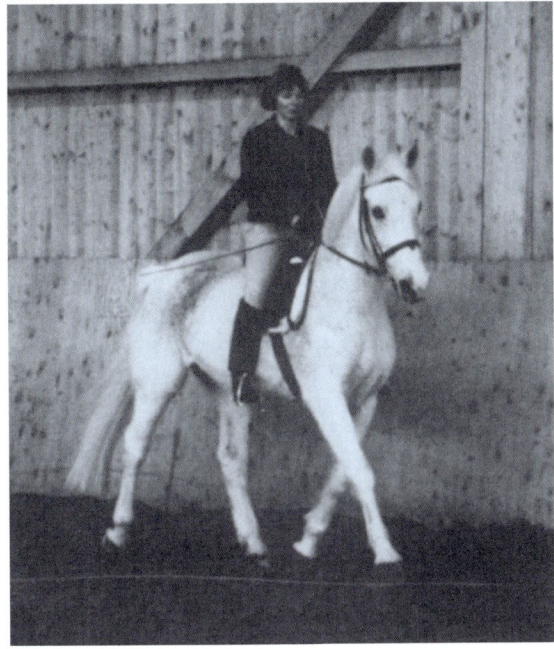
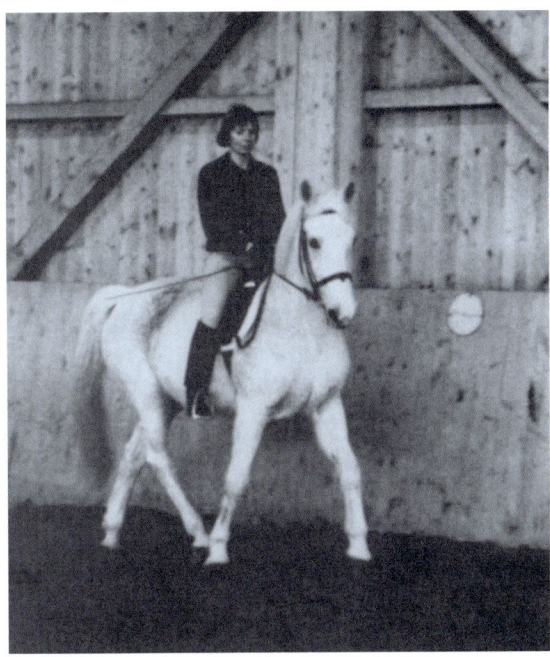

⚙ 13 Seitengang. Übertreten der Beine des Pferdes im Geradeaus – Vorwärts erfordert vom Patienten in raschem Wechsel differenzierte Koordinationsleistungen in Rechts-Links-Rotations-Diagonal-Bewegungsmustern von Rumpf und Wirbelsäule.

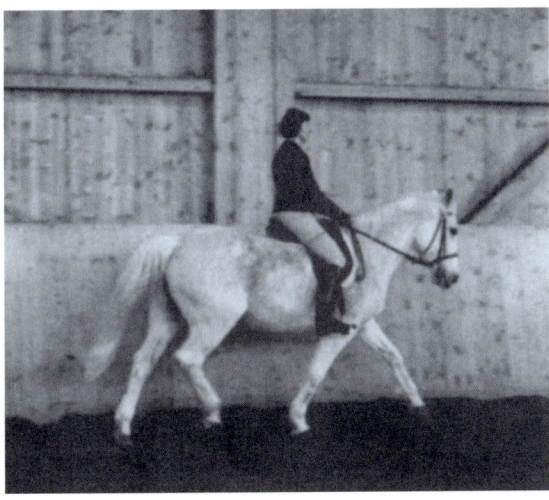
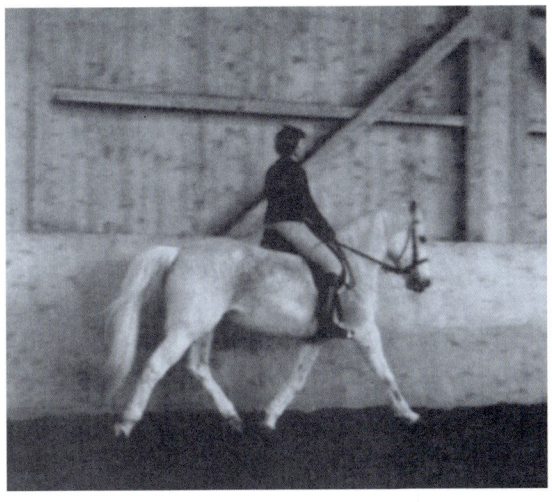

● HL

  ● VR

● VL

  ● HR

⚙ 14 Der Trab des Pferdes ist ein Zweitakt in schwungvoller Vorwärtsbewegung in vier Phasen. Sein rascher Wechsel von diagonal gleichzeitiger Fußfolge fordert rasche, betont diagonal alternierende Bewegungsantworten des Patienten. Er wird bei der Hippotherapie nur in Ausnahmen eingesetzt (▷ Seiten 98, 103, 130).

schon minimale Unterschiede der Bodenbe-
schaffenheit wirken sich aus; mit jedem Schritt
balanciert das Pferd den Patienten aus, versucht ihn in seinen Rhythmus einzuschwingen,
tritt unter seinen Schwerpunkt und versucht
diesen mit dem eigenen Schwerpunkt – den
Schwerelinien zur Deckung zu bringen und
damit die ökonomischste Lösung für das
Um-Gehen mit der Last des Menschen mit
jedem Schritt neu zu finden.

Über diesen Gleichgewichtsdialog im dynamischen Rhythmus ist der Patient mit jedem
Schritt immer in Kommunikation – mental und
körperlich – mit dem Pferd, dem Therapeuten.
Auch diese Rückkoppelung steigert den Effekt
neuromotorischer Übung im Rhythmus. Dieser
außergewöhnliche Bewegungsdialog gelingt,
weil das Pferd nicht ein mechanischer Bewe-
gungssimulator ist, sondern weil es Schritt für
Schritt durch geeignete Sensoren Rückmeldun-
gen über das Bewegungspotential des Patienten erhält – das Pferd ist ein »Muskel« = oder
»Aktivitätenleser« und sucht mit jedem Schritt
die Bewegungsübereinstimmung mit dem Reiter herzustellen.

4. Anreiten – Anhalten – Anreiten bedeutet
für das Pferd Abfußen, Schubphase, Vorwärtsbewegung – auf den Patienten wird dabei ein
Rückwärtsimpuls übertragen. Anhalten erfolgt
über Auffußen, Bremsphase, Stehen – dem
Patienten wird dabei ein Vorwärtsimpuls übertragen. Diese Vor/Zurückbewegungen sind um
ein Vielfaches stärker als die kontinuierlichen
feinen Vor/Zurückimpulse der Schrittbewegung, sie erfordern folglich mehr Rumpfbalance, um in den Vorwärtsbewegungsfluß zu
finden bzw. im Stehen aufrecht sitzen zu bleiben. Dieses ausgeprägte Verlieren und Finden
von Gleichgewicht – Balance – läßt sich therapeutisch nutzen.

5. Tempowechsel – Beschleunigen und Zurücknehmen der Ganggeschwindigkeit erfordern für den Patienten jeweils neues Anpassen
an die veränderte Fliehkraft; mit Zulegen des
Schrittempos werden zusätzlich die Bewe-
gungsaktionen des Pferdes ausgeprägter, dies
bewirkt Verstärkung der übertragenen Schwingungsimpulse und entsprechend intensivere
Re-Aktionen des Patienten – ebenfalls therapeutisch einsetzbar zur Steigerung der Koordi-
nationsfähigkeit.

6. Richtungswechsel – Jeder Richtungswechsel kann nur über die Längsbiegung des
Pferdes erfolgen; das ist bewegungsanalytisch ein komplizierter Balanceakt: Zur ver-
änderten Unterstützungsfläche des Pferderückens durch eine Biegung kommen zur
Fliehkraft der Vorwärtsbewegung noch rich-
tungsbestimmte Zentrifugal- und Zentripedalkräfte. Die Balanceanforderungen sind unterschiedlich je nach dem Ziel der gewünschten Richtung – Führen durch eine abgerun-
dete Ecke, auf einem Zirkel mit großem oder
einer Volte mit kleinem Durchmesser, Wechsel
der Bewegungsrichtungen durch Schlangenlinien – und je nach dem Schrittempo des Pferdes.

Um zu verstehen, vor welch schwierige Bewegungsaufgaben jede Biegung des Pferdes den
Reiter und im besonderen den bewegungsbehinderten Patienten stellt, sei an Bewegungsanalysen erinnert. Erste Voraussetzung für
einen therapeutischen Bewegungsdialog in der
Biegung ist, daß das Pferd eine korrekte Biegung gelernt hat und zur Verfügung stellen
kann – ein Erfolg guter Ausbildung und Gymnastizierung! Im Kapitel »Reiten für Physiotherapeuten«, Seite 10, sind die Bewegungsfunktionen von Pferd und Reiter in der Biegung eingehend dargestellt.

Zusammengefaßt werden beim Reiter – Patienten – gegensinnige Rotationsbewegungen der
Wirbelsäule stimuliert. Diese sind am Übergang Lendenwirbelsäule/Kreuzbein am ausge-
prägtesten und führen zu gegenrotatorischem
Ausgleich im unteren Drittel der Brustwirbelsäule und der Halswirbelsäule.

Diese Rotationsvorgänge auf verschiedenen
Höhen der Wirbelsäule sind Voraussetzung für
die physiologisch-ökonomische Lösung der
Bewegungsaufgabe: aufrecht, ohne der Zentri-
fugal-(Pedal)Kraft durch Seitwärtsbeugen oder
Einknicken der Hüfte entgegenzuwirken, den
Richtungswechsel im gelaufenen Bogen auszubalancieren. Dies erfordert ein hohes Maß an
Feinstkoordination der Rumpfbalance, insbesondere permanente Abstimmung der Becken/
Hüftstellung auf die geforderte Biegung des
Pferdes, auch Schultergürtel und Arme müssen
in die Bewegung des Pferdes mitgenommen
werden und letztlich der Kopf, mit Blick nach
vorwärts. Diese Bewegungsreaktionen sind aber
nicht fremd für den Reiter - Patienten –, sondern entsprechen seinen Bewegungsmustern
beim Gehen des gleichen Bogens (▷ ☎ 16), thera-

peutisch lassen sich damit optimale Rumpf- und Gangschulung bewirken.

Alle Pferde und alle Menschen haben ihre bessere Seite, sind üblicherweise Rechtshänder und suchen gegenseitig ihre Bewegungsübereinstimmung. Das rechtsfußige Pferd bevorzugt die Linksbiegung. Da neurologische Bewegungsstörungen bei Patienten überwiegend seitenbetont sind in unterschiedlicher Ausprägung, erschwert dies das Ausbalancieren in der Biegung erheblich, insbesondere, wenn die »schlechtere« Seite des Pferdes mit der Problemseite des Patienten zusammenfällt. Für jede Behandlung müssen diese Gegebenheiten erkannt und berücksichtigt werden (▷ Seite 75).

7. Seitengänge – Ein Grundelement der Seitengänge ist die Biegung, die Fußfolge wechselt im seitlichen Übertreten in der Vorwärtsbewegung je nach der Lektion. Das Mitgehen des Reiters in die Pferdebewegung erfordert rasches Ausbalancieren seines Rumpfes über Rotationsbewegungen unterschiedlicher Höhen der Wirbelsäule und bedeutet hohe Anforderungen an das Bewegungslernen. Möglichkeiten und Notwendigkeiten für Seitengänge in der Therapie sind selten (▷ Seite 102).

8. Interaktion der Bewegung von Pferd und Patient – das Pferd sucht von sich aus die Bewegungsübereinstimmung mit dem Reiter, versucht ihn einzuschwingen, auszubalancieren. Es versucht immer wieder sein eigenes Gleichgewicht zu finden, indem es unter den Schwerpunkt des Reiters tritt, versucht ihn »hinzusetzen«. Dies beeinflußt seinen Schritt, z.B. in der Nuancierung zwischen Verhalten und Frei: Der erfahrene Physiotherapeut weiß, daß er an der Qualität des Schrittes seines Pferdes ablesen kann, wie weit der Patient gelockert, gelöst, korrigiert sitzen kann, in die Pferdebewegung eingehen und im Vorwärts mit der Pferdebewegung mitgehen kann. Das erfahrene Therapiepferd dosiert seine Schrittbewegung entsprechend der Behandlungsmöglichkeit des Patienten. Damit versucht es, die Störung durch Bewegungsdefizit des Patienten – seine Behinderung – möglichst gering zu halten.

Der Patient – seine Bewegungs-Funktionsanalyse entspricht der für den Reiter beschriebenen (Seite 32) – übernimmt die Bewegungsübertragungen von der Unterstützungsfläche Pferderücken über die Kontaktfläche Gesäß/Becken (▷ **☎ 15 a**) auf Wirbelsäule und Rumpf. Erste Phase ist die Erzielung der Beckenbeweglichkeit, die gleichzeitig die freie Hüftbeweg-

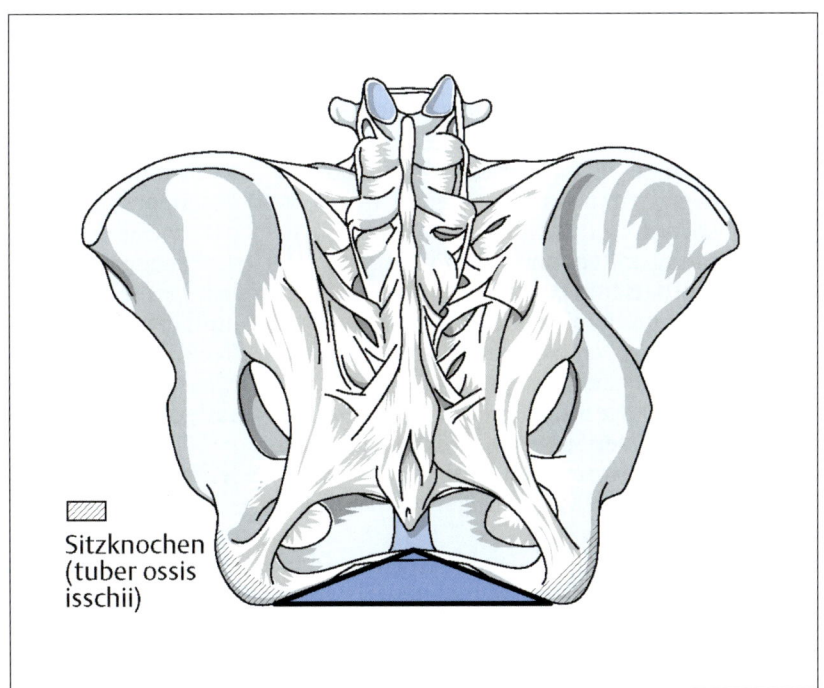

☎ **15 a**   Kontaktfläche Gesäß-Becken mit Pferderücken

Sitzknochen (tuber ossis isschii)

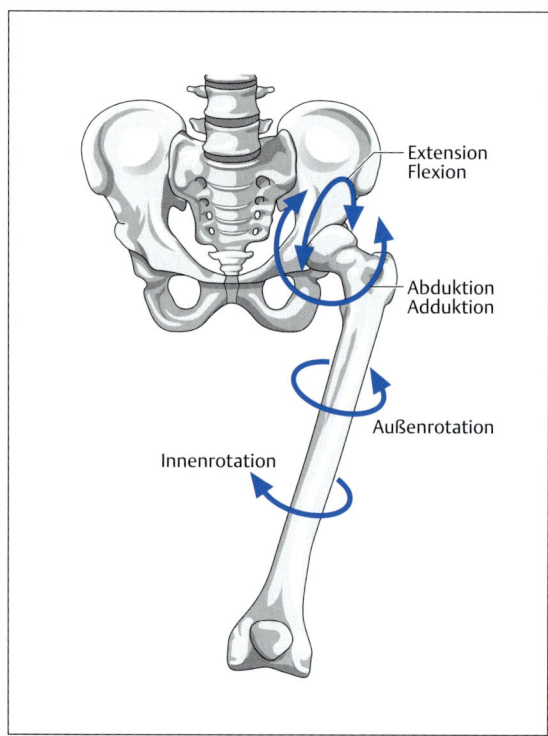

Extension
Flexion

Abduktion
Adduktion

Außenrotation

Innenrotation

☎ **15 b** Bewegungsrichtungen des Hüftgelenkes (nach: *Swift,* 113).

lichkeit fordert oder bewirkt (▷ ☎ **15 b**); dies sind Voraussetzungen für die weiteren Funktionen: Auf dem schwingenden Becken erfolgt die Balancierung der Wirbelsäule durch ihre Aufrichtung möglichst in Geradehaltung unter Aufhebung der physiologischen Krümmungen. Der Kopf bildet mit seinem Scheitelpunkt die oberste Begrenzung im Balancierakt der Wirbelsäule. Schultergürtel und Arme werden in die Bewegung mitgenommen: Das Aufrichten der Brustwirbelsäule durch Verringerung ihrer physiologischen Kyphose bewirkt Anhebung des Brustbeines, Vergrößerung des Brustraumes und Zurücknehmen der Schulterblätter, damit Einschwingen der oberen Extremitäten möglichst nahe der Schwerelinie des Rumpfes. Bei Aufrichtung im Sitzen wird der Schwerpunkt **in** die Wirbelsäule verlegt und liegt im 9. Brustwirbelkörper.
Die Bewegungsübertragung des Beckens über die Hüftgelenke auf die Beine bewirkt Einschwingung der Beine in die Richtung der Schwerpunktlinie. In dieser Haltung ist das optimale Eingehen in die Pferdebewegung

möglich; das Mitgehen mit der Bewegung nach vorwärts ist eine weitere Dimension der Bewegungsschulung. Voraussetzung für den gewünschten harmonischen Bewegungsdialog Pferd/Mensch ist, daß ihre Schwerpunkte in jeder Bewegungsphase senkrecht übereinanderliegen und somit die Schwerpunktlinien zusammenfallen. Dies ist am leichtesten möglich, wenn sich Arme und Beine des Reiters nahe seiner Schwerpunktlinie befinden. Zu der Bewegungsübung im Geradeaus kommt eine weitere Dimension durch die Bewegungsübung in der Biegung (▷ ☎ **16 a, b**), gesteigert durch die Bewegungsübertragung im Seitengang des Pferdes. Die Vielfalt des Therapieansatzes läßt sich ermessen, wenn man sich klar macht, daß sich die Bewegungsimpulse des Pferdes in ihrer Dosierung ändern lassen: Durch Tempowechsel, Anhalten – Anreiten, mit Einbeziehung der Beschleunigungs- und Bremskraft sowie durch **Richtungswechsel** mit Einbeziehung der Zentrifugalkraft. Hieraus wird verständlich, daß die richtige Lösung dieser Bewegungsaufgaben für den Patienten ein Höchstmaß an Therapie bedeutet und für das Pferd ein Höchstmaß an Bewegungsleistung.
Die neuromotorische Behandlung mit und auf dem Pferd über seine Bewegung darf die Hippotherapie nicht auf *Bewegung lernen* und *verbessern* einschränken. Hippotherapie ist immer eine Ganzbehandlung: Bekanntlich sind Bewegungsprobleme vor allem bei Kindern häufig gekoppelt mit Wahrnehmungsdefizit, psychischer Beeinträchtigung und gestörter mentaler Entwicklung – sie lassen sich durch Bewegungstherapie bessern. Das Pferd bringt aber nicht nur seine Bewegung für die Behandlung des Menschen mit, sondern seinen ganzen Körper. Dieser ist hervorragend geeignet, z. B. zu vielfacher Wahrnehmungsschulung. Schließlich ist die Kommunikation mit seinem Wesen unübertroffen, beispielsweise in der positiven Beeinflussung gestörter Verhaltensweisen. Diese Beziehungsebenen der Hippotherapie sollen noch kurz angesprochen werden.

4. Pferd und Sensorik

Eigenwahrnehmung und Umweltwahrnehmung werden über die Sinnesorgane dem Gehirn zu sinnvoller Verarbeitung signalisiert – dieses Reizangebot beginnt bereits im Mutterleib und begleitet den Menschen solange er lebt - es ist Voraussetzung für die normale Ent-

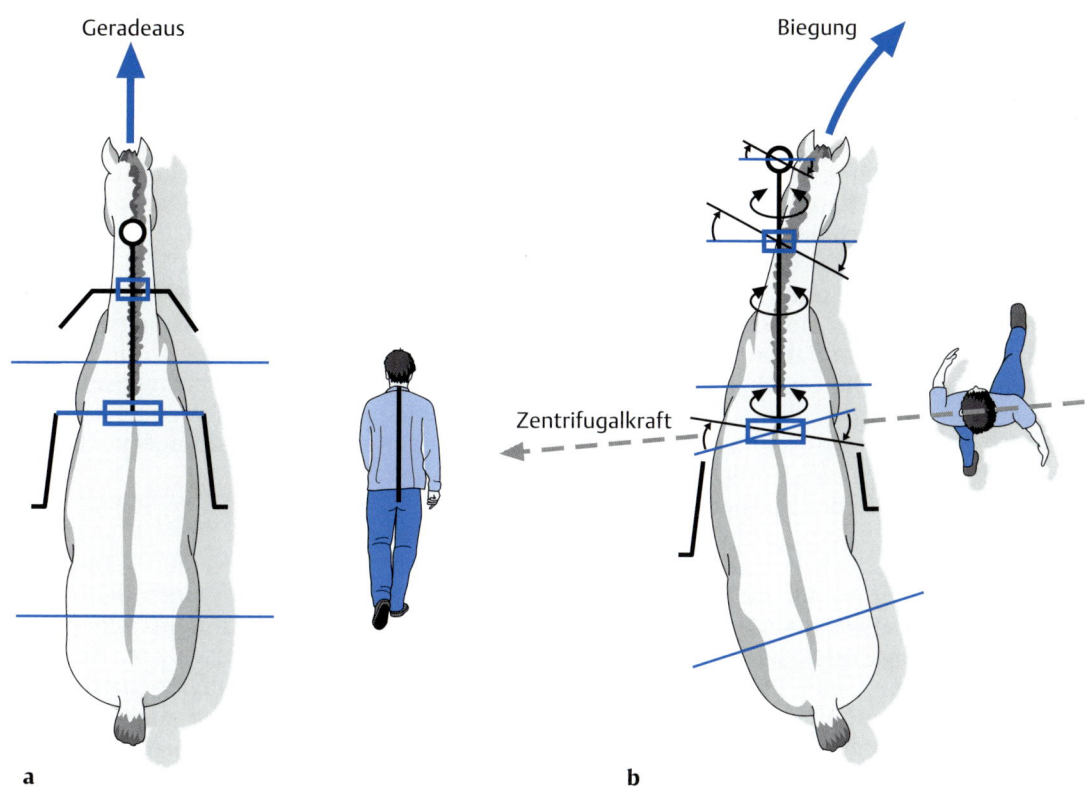

Geradeaus

Biegung

Zentrifugalkraft

a   b

◙ 16 Einwirkung von Beschleunigungskraft und Zentrifugalkraft auf die Gleichgewichtsreaktionen des Rumpfes und der Wirbelsäule. Vergleich Reiten und Gehen geradeaus und im Bogen.
a Beim Geradeaus **b** In der Biegung des Pferdes.

wicklung des Kindes und Erhaltung geordneter Sensorik beim Erwachsenen. Wahrnehmung und Bewegung bedingen einander – Sensomotorik ist von ausschlaggebender Bedeutung für Entwicklung kognitiver und geistiger Fähigkeiten (▷ Seite 15).
Alle Sinnessysteme lassen sich mit dem Pferd erreichen. Die Beziehung zur Bewegung geschieht über die drei sog. »Nahsinne«:

1. Das taktile System: Die Haut ist das ausgedehnteste Sinnesorgan unseres Körpers – sie übermittelt Berührungs- oder Tastempfindung. Druck und Gegendruck des rhythmisch bewegten Körpers im Kontaktbereich mit dem Pferd stimulieren die Tastorgane und beeinflussen die taktile Wahrnehmung.
Berührungsüberempfindlichkeit oder vermindertes Berührungsempfinden werden beein-

flußt, gleichzeitiges Berühren oder Abstützen mit den Händen beim Reiten sind Einwirkungsmöglichkeiten in diesem Wahrnehmungsbereich. Weiterhin das Ertasten beispielsweise seines Felles über den Körperrundungen, über den bewegten Teilen – Schulter, Hals, Ohren –, die Beschaffenheit seiner Mähne, weniger behaarter Körperregionen wie Flanken oder Bauch, die Weichheit der Nüstern, ihre feingeschwungene Form; die Beine, Füße und Beschaffenheit der Hufe – das Pferd ist ein unerschöpflicher Erlebnispartner zum Erfühlen!

2. Das kinästhetische System: Es ist das Organ der Eigenwahrnehmung und Tiefensensibilität – Propriozeption. Es ermöglicht die Wahrnehmung von Reizen innerhalb des Körpergewebes – innerhalb von Muskeln, Sehnen, Gelenkkapseln und Gelenken. Die zentrale Rückkopplung dieser Reize ist ausschlaggebend für geordnete Bewegung. Sie lassen sich auch über das Pferd aussenden durch Einwirkung von Druck und Gegendruck an den Körperkontaktstellen Mensch/Pferd, weiterhin über Tonusregulierung und Dehnungseffekte im Muskel-, Sehnen- Band- und Kapselanteil des Bewegungsapparates, speziell der Wirbelsäule.

3. Das vestibuläre System: Es ist das Organ des Gleichgewichts und nimmt eine Zentralstellung ein bei der Korrelation von Bewegung und Wahrnehmung. Die Gleichgewichtsstimulation mit dem Pferd in menschentypischen Bewegungsmustern dürfte einmalig sein und bildet eine Grundlage in sämtlichen Einsatzmöglichkeiten des Pferdes im therapeutischen Reiten.

Von gleicher Bedeutung für die Gesamtwahrnehmung sind die »Fernsinne« - Sehen, Hören, Riechen, Schmecken. Auch sie lassen sich mit dem Pferd erreichen: Seine Erscheinung, seine Farbe, Schweif und Mähne, Glanz des Felles, Ohrenspiel, Auge, seine Nüstern und ihre Bewegung im Atmen werden über das **Sehen** wahrgenommen. Das Klappern seiner Hufe - Musikrhythmus –, das Atmen, Schnauben, Prusten, Wiehern, registriert das **Gehör**, auch sein **Geruch** wird vor allem von Kindern ausgesprochen aufmerksam wahrgenommen.
Zusammengefaßt kann man sagen: Alles am Pferd eignet sich zum Wahrnehmen. In jeder Handlung ist ein sensorisches und motorisches Element.

5. Pferd und mentales Geschehen

Die Beziehungsfähigkeit zwischen Mensch und Pferd ist eines der großen Wunder, über das ungezählte Darstellungen und Deutungen existieren. Jeder Mensch, der ein Pferd zum wirklichen Partner und Freund hat, wird dies bestätigen können – nicht umsonst ist das Pferd Lieblingstier beispielsweise bei Mädchen im Alter zwischen acht und zwölf Jahren. Dieses Thema sei hier im Hinblick auf Therapieansätze auf einen ganz knappen Nenner gebracht: Das Pferd erweckt Aufschauen, Bewunderung, Zuneigung, Liebe. Über dieses »Sich-für-das Pferd-öffnen-können« entwickelt der Mensch

vielfache Fähigkeiten des Annehmens: Er nimmt seine Stärke, seine Autorität, seine Korrektur, seine Überlegenheit ebenso an, wie seinen hohen Aufforderungscharakter, seine Forderung um Verständnis, um pferdegerechte Reaktionen, seine Erwartung von Zuwendung in Form von Lob, Pflege, Fütterung. Der Mensch respektiert die Verhaltensweise des Pferdes und stellt sein eigenes Verhalten darauf ein. Das Pferd bietet dem Menschen rückhaltlos sein ganzes Wesen – dies befreit psychische Fähigkeiten im höchsten Maß und entwickelt eine Kommunikationsfähigkeit, die vielfache Verhaltensweisen des Menschen positiv beeinflußt. Bei jeder Form des therapeutischen Reitens ist diese Beziehungsfähigkeit Grundton des Geschehens.

Zusammenfassung
Das Einlassen des »Reiters« auf Getragenwerden ist bereits der Beginn eines Dialoges mit dem Pferd sowohl auf der realistischen Beziehungsebene – über Zulassen von Bewegung und Bewegtwerden – als auf der emotionalen – über Aufbau von Vertrauen und Abbau von Angst durch Annehmen des Wesens Pferd. Diese Dialogfähigkeit öffnet Wege in vielschichtige Tiefen – Unterbewußtsein, Symbolik, Mythos – also Zurückbringen und Einbinden des Menschen in die Ur-Natur und die Geistebene. Dieses Freimachenkönnen des Menschen für so vielschichtige Beziehungsräume ist eine Erklärung für die vielen ganz unterschiedlichen Therapieansätze und Therapieerfolge mit dem Pferd – nicht zuletzt für die Freude bei der Arbeit!
Einerseits ist es wichtig, für alles Tun so viel wie möglich über sein Therapiemedium zu wissen – andererseits verlangt dieses Wissen die Kunst des Selektierens, um es realistisch einsetzen zu können. Für den Physiotherapeuten bedeutet dies, Wahrnehmen des ganzen Pferdes für den ganzen Menschen, aber gezielt und gekonnt die hippotherapeutische Führung zu praktizieren, welche dem Befund der neurologischen Bewegungsstörung des Patienten gerecht wird: Der Physiotherapeut hat die Aufgabe, die Wellenlängen des Senders (Bewegungsimpulse des Pferdes) und die Wellenlängen des Empfängers (Bewegungsantworten des Patienten) aufeinander abzustimmen.
Dieses Können muß wachsen über Erfahrung, über Entwicklung von Gefühl und über Verfeinerung der Beobachtung – es muß aber im

Grundsätzlichen auch vermittelbar und lernbar sein, diesen roten Faden versuchen wir aufzuzeigen. Es ist unmöglich, immer das ganze Gewebe zu beschreiben, in welches der rote Faden eingewoben ist – der Physiotherapeut aber sollte bei jedem Patienten den Teil seines Tuns im Ganzen wirken.

➜ Weiterführende Literatur: 137

Das Therapiepferd

Es gibt kein Therapiepferd eigener Rasse. Bestimmte Merkmale von Charakter, Temperament, Typ und Gebäude weisen auf die Eignung eines Pferdes für diesen Dienst hin. Gezielte Ausbildung schafft dann die Voraussetzungen für den Einsatz als Therapiepferd. Der Mensch mit seinem Problem – Erwachsener oder Kind – ist letztlich bestimmend für die Wahl des Pferdes.

Interieur

Der **Charakter** ist ausschlaggebend für die Eignung zum Therapiepferd. Wesentliche Eigenschaften sind: menschenfreundlich, geduldig, willig, gelehrig, zuverlässig, nicht furchtsam, nicht schreckhaft.

Das **Temperament** darf nicht heftig und sollte nicht träge sein, sondern ruhig und ausgeglichen, dabei nicht stumpf, aber auch nicht übersensibel oder nervös.

Exterieur

Vom **Typ** her kann das Rechteckpferd Vorteile bringen: Seine längere Mittelhand, also der längere Rücken, ist vom Sitz her bequem, wenn dieser Rücken schwingt. Diese Pferde können aber anlagemäßig, bei fehlerhafter Ausbildung oder durch Überbeanspruchung Rückenprobleme bekommen. Dazu zählt z.B. der Senkrücken mit folgender Schmerzhaftigkeit und Festhalten der Rückenmuskulatur; dies ist für den Einsatz bei der Hippotherapie nachteilig. Das Quadratpferd mit kürzerem oder kurzem Rücken ist von der Schwingung her weniger bequem.

Das **Gebäude** gibt von den einzelnen Körperteilen her Hinweise für seine Beurteilung, ausschlaggebend ist die Harmonie der Körperteile zueinander.

Der **Kopf** soll im Verhältnis zum Pferdekörper nicht zu groß sein, da er als exzentrisch aufgehängtes Gewicht ausbalanciert werden muß. Die Augen sollen Vertrauen vermitteln. Bei engstehenden Augen ist der tote Winkel zur Hinterhand größer, vermehrte Schreckhaftigkeit die Folge; günstig sind folglich seitlich stehende Augen, um diesen toten Winkel möglichst klein zu haben. Das Ohrenspiel soll Aufmerksamkeit zeigen. Der Kopfansatz an der Wirbelsäule soll gute Beweglichkeit im Genick erlauben, dies ist für den Balancierakt von Pferd und Reitergewicht günstig.

Der **Hals** sollte seinen höchsten Punkt im Genick haben und fließenden, harmonischen Übergang zum Widerrist. Seine Muskulatur soll oben ausgebildet sein; ist sie unten verstärkt (Hirschhals) so wird das Balancieren erschwert. Für den Patienten ist es von Vorteil, »viel Hals« vor sich zu haben.

Der **Widerrist** soll gut ausgeprägt, aber nicht hoch sein, möglichst weit und harmonisch in den Rücken reichen. Gute Bemuskelung des Rückens ist wünschenswert, vor allem für Patientenbehandlungen ohne Sattel.

Die **Schulter** sollte nicht steil gestellt sein. Der Schritt verkürzt sich parallel zur Schultersteilheit und die Bewegungen werden härter durch vermindertes Abfedern in den Gelenken.

Der **Rumpf** sollte längsoval sein, er ist dann den anatomischen Gegebenheiten des Reiters besser angepaßt als ein runder Rumpf. Bei Patienten mit Adduktorenspasmus und eingeschränkter Hüftbeweglichkeit ist dies besonders zu beachten (☎ 6).

Die **Lendenpartie**, in der Fachsprache als »Niere« bezeichnet und zwischen letzter Rippe und Becken lokalisiert, entspricht dem Abschnitt der Lendenwirbelsäule. Dieser Teil ist besonders wichtig, da er die Schubkraft der Hinterhand über Hüftgelenk- und Beckenfunktion nach vorne in die Brust- und Halswirbelsäule weiterleitet. Bei falscher Überleitung, beispielsweise durch Senkung (Lordose) oder Aufwölbung (Kyphose) in diesem Bereich, kommt es zu Rückenproblemen, primär zum Festhalten des Rückens (»gespannte Niere«). Für den Patienten ist die Übertragung von Schwingungsimpulsen des freischwingenden Rückens gewünscht.

Die **Kruppe**, aus Becken und Hüftgelenken bestehend, entscheidet mit der Winkelung der Hinterhand über die Fähigkeit des Pferdes zum Untertreten unter seinen Schwerpunkt und zur Ausbalancierung des zusätzlichen Reitergewichts unter Entlastung der Vorhand. Je harmonischer, weicher und federnder dieser Bewegungsablauf ist, umso günstiger seine Einwirkung auf den Patienten, um so günstiger aber auch für das Pferd: Schonung und Erhaltung seiner Gelenke bedingen seine Gesundheit.

Der **Gang** ist dann optimal, wenn die Beine des Pferdes in gerader Richtung nach unten bodenweit aufkommen und lange, weiche Fesselung des Fußes ihn federnd und bequem machen. Der **Schritt**, die Gangart der Hippotherapie, sollte frei, fleißig und raumgreifend sein, dazu rhythmisch im Takt.

Ein verbrauchtes, weniger oder nicht mehr elastisches Pferd mit Fußproblemen darf für die Therapie nicht eingesetzt werden.

Entwicklungsstand

Alter. Das Therapiepferd muß eine Reife erreicht habern, die seine gefestigte Erziehung verbürgt. Von einem jungen Pferd – jünger als 5 Jahre – kann dies in der Regel noch nicht erwartet werden. Verschiedene Pferderassen und auch Pferde einer Rasse zeigen diesbezüglich aber Unterschiede: Wie beim Menschen gibt es »Früh- und Spätentwickler«. Auf keinen Fall sollte der Einsatz als Therapiepferd vor Abschluß der Wachstumsphase erfolgen – beim Trakhener und Isländer, typischen Spätentwicklern, ist das erst im 6. Lebensjahr. Jede Angabe einer Altersgrenze kann folglich nur als Anhaltspunkt gesehen werden. So kann ein gut gymnastiziertes gesundes Pferd beispielsweise noch mit 18 Jahren ein idealer Partner für die Hippotherapie sein, ein anderes ist dagegen schon mit 12 Jahren verbraucht und kann die Anforderungen an Elastizität und Geschmeidigkeit der Bewegungen eines Therapiepferdes nicht mehr erfüllen.

Größe. Die empfohlene mittlere Größe eines Großpferdes liegt bei Stockmaß 155–160 cm. Patientengerecht sollte die Pferdegröße mit der des Reiters harmonieren. Dies läßt sich veranschaulichen durch Nebeneinanderlaufen von Pferd und Reiter: Kann von beiden der Bewegungsablauf ihrer Gangart in mittlerer Aktion mühelos zur Deckung gebracht werden, sind therapeutisch optimale Bewegungsübertragungen auf den Menschen zu erwarten (☎ 17). Das bedeutet, daß Kinder mit Kleinpferden (140–150 cm) besser zu behandeln sind, Erwachsene dagegen mit Großpferden. Es bedeutet aber nicht, daß ausgeprägtere größere Schrittbewegungen des Pferdes etwa eine entsprechend gesteigerte Gangschulung erzielen lassen: Für den Patienten kann es im Gegenteil leichter sein, ein schnelleres Übernehmen von Bewegungsimpulsen zu erlernen. Die raschere Schrittfolge eines kleineren oder Kleinpferdes läßt zwischen den flacheren Schwingungsimpulsen weniger Zeit zu Fehlfunktionsantworten und kann gegebenenfalls falsche Bewegungsmuster rascher auflösen. Das gilt besonders für die Beckenmobilisation. Sie ist, abgesehen von der Gelenkbeweglichkeit, abhängig vom fein koordinierten Muskelspiel der Bekken-, Hüft- und Beinmuskulatur sowie der Bauch- und Rückenmuskulatur.

Ausbildung und Erziehung. Das freilebende Pferd hält Haus mit seiner Kraft, benutzt im Alltag nur die notwendigsten Muskeln und paßt sich ökonomisch seinem Lebensinhalt an, der überwiegend im Weidegang zur Futtersuche besteht. Folglich verfügt es beispielsweise in den schnelleren Gangarten Trab und Galopp naturgemäß über keine Ausdauer und ist längerfristiger Belastung nicht gewachsen. Planmäßige Gymnastizierung nach den Regeln der klassischen Reitkunst haben den Sinn, die Muskulatur des Pferdes zu kräftigen, seine Geschicklichkeit zu trainieren und das Ausbalancieren des Reiters in allen Bewegungsphasen zu erlernen. Der weitere Sinn dieser Ausbildung ist, das Pferd zum Gehorsam zu erziehen, d.h. zum verläßlichen Annehmen reiterlicher Hilfen bzw. des Menschen als »Leit-Tier«. Damit ist die größtmögliche Sicherheit für seinen Einsatz im Therapeutischen Reiten zu erzielen und das Tierrisiko möglichst gering zu halten.

Das mittels Dressur ausgebildete Reitpferd hat für die Hippotherapie den Vorzug, ein feindifferenziertes Bewegungsangebot zur Verfügung zu stellen, das der Physiotherapeut gekonnt einsetzen kann. Bewegungsprobleme lassen sich nur durch Bewegung korrigieren; dies gilt gleichermaßen für Mensch und Pferd. Folglich bewirken unterschiedliche Bewegungsmuster auch unterschiedliche Bewegungseinwirkungen und -auswirkungen: Je größer eine zu korrigierende oder mobilisierende Funktionsreserve des Reiters bzw. Patienten ist, umso besser ist ein optimaler Behandlungserfolg zu erzielen mit einem differenzierten Bewegungsangebot des Therapeuten, unseres Übungspartners Pferd.

Naturgemäß bietet also das gut ausgebildete Pferd einerseits beste Voraussetzungen, andererseits ist dieses Pferd durch Bewegungseinwirkungen des Reiters vermehrt störbar, und dies in Korrelation zu seinem Ausbildungsstand und seiner Sensibilität.

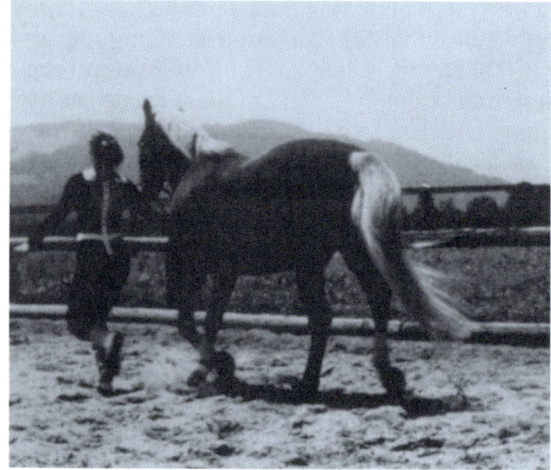
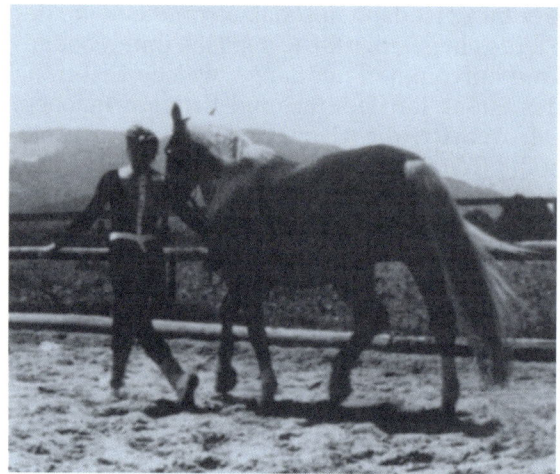

a   b

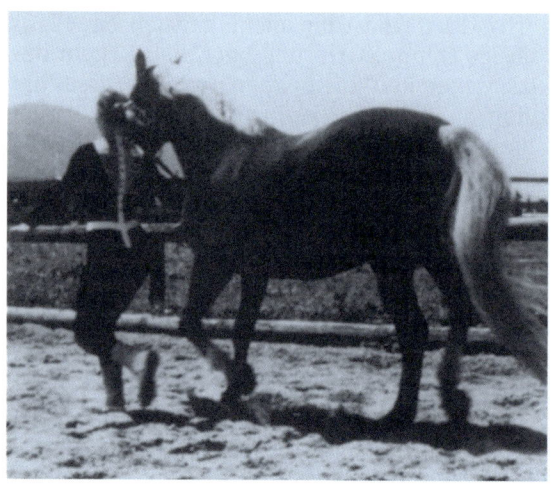
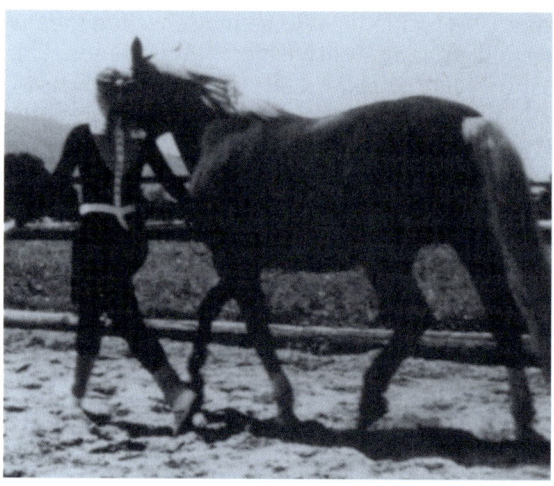

e   f

☺ 17   Bewegungsübereinstimmung von Pferd und Mensch. Sie läßt sich in allen Bewegungsphasen ablesen. Das menschengangtypische Bewegungsmuster des Pferdes ist wesentlicher Behandlungsfaktor für die Hippotherapie. Die Rhythmusfähigkeit im Bewegungsdialog ist eine weitere Voraussetzung für die Behandlung. Die Übereinstimmung der Bewegungsamplituden von Pferd und Mensch bestimmen den Behandlungserfolg und die Wahl des Pferdes. Kindgerecht ist das kleinere Pferd, erwachsengerecht das größere.

Ein natürlich begabtes, gesundes Pferd, das ohne dressurmäßige Gymnastizierung mit seinen angeborenen Bewegungsmöglichkeiten und seiner freiheitsgewohnten Fortbewegung gelernt hat, einen Reiter zu tragen, trägt diesen auf seine ihm gemäße Weise, setzt ihn in den entsprechenden Bewegungsfluß, der möglichst wenig durch reiterliche Einwirkungen gestört werden soll. In der Hippotherapie ist dieses Pferd einerseits unkomplizierter zu handhaben, andererseits muß man aber mit seinem Bewegungsangebot auskommen: Man muß diesem Pferd das Ausbalancieren des Reiters bzw. Patienten selbst überlassen, muß beispielsweise auf symmetrische Geraderichtung, Möglichkeiten des korrekten Biegens in Rechts- und Linksstellung, variieren seines Schritttempos usw. verzichten. Andernfalls stört man sein Gleichgewicht, nimmt seinem Bewegungsfluß den Schwung und programmiert damit

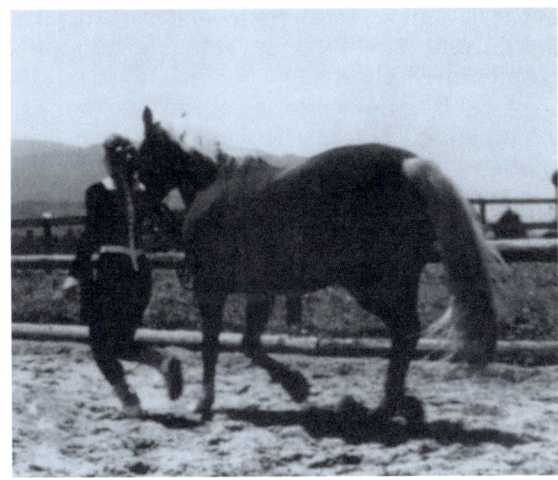

c

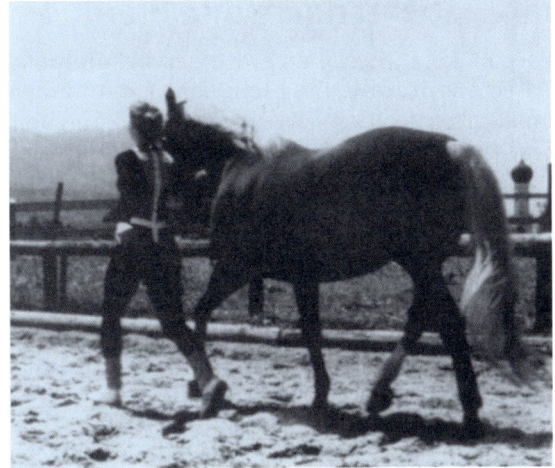

d

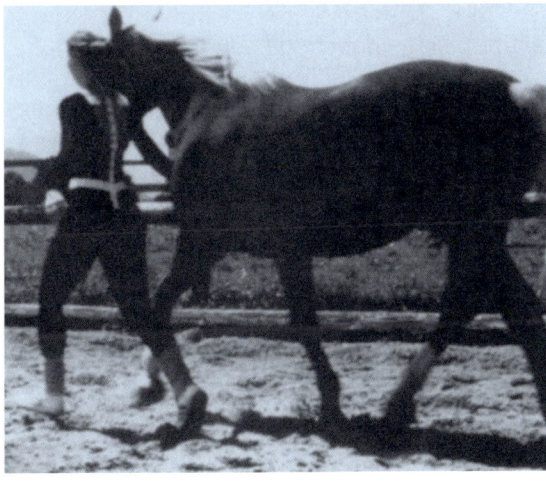

g

Taktfehler mit allen weiteren bekannten negativen Folgen. Naturgemäß sollten diese Pferde möglichst ungestört auf langen geraden Strekken geführt werden, um sich mit dem Reiter nach ihrer Bewegungsfähigkeit auszubalancieren.

Für die Hippotherapie bedeutet dies, daß der Physiotherapeut genau wissen muß, in welcher Weise sein Übungspartner Pferd ausgebildet und belastbar ist und welche Bewegungstoleranz sein Patient mitbringt.

Die Trittsicherheit des Pferdes läßt sich gymnastizieren durch vielseitigen Gebrauch, durch Geländereiten oder Bodenarbeit, beispielsweise über Cavaletti. Zusätzliche Steigerung seiner Konzentrationsfähigkeit läßt sich erzie-

len durch Arbeit im Labyrinth: Das Pferd wird dabei in kurzen Schrittfolgen durch engwendige Wege geführt, die auf dem Boden mit Stangen markiert sind. Dies fördert auch den Aufbau von Vertrauen des Pferdes in den Menschen als Voraussetzung für seinen Einsatz in der Therapie. Es muß »seinem« Bezugsmenschen so vertrauen, daß es ihn nicht nur als Ranghöheren anerkennt, sondern ihm gehorcht, auch in Krisensituationen. Nur so kann es möglich sein, seinen angeborenen Fluchttrieb als Reaktion auf Angst zu beherrschen oder doch zu verringern. Sehr gute Anregungen für die Erziehung bietet die von *Linda Tellington-Jones* entwickelte Methode **TEAM** (**T**ellington-Jones **E**quine **A**wareness **M**ethod).

Das patientengerechte Pferd

Es gibt kein Therapiepferd einer bestimmten Rasse oder Größe. Ein Kleinpferd kann immer eingesetzt werden, wenn es auch für den Erwachsenen die notwendige Rückenbreite als Unterstützungsfläche aufweist und seinem Gewicht gewachsen ist. Ein Großpferd dagegen kann die Bewegungstoleranz eines Patienten überfordern. Das gewünschte gangtypische Rumpfbewegungsmuster wird auf den Patienten adäquat übertragen, wenn die geschilderte Bewegungsübereinstimmung von Pferd und »Reiter« zu erzielen ist. Für den Patienten, dessen Gehfähigkeit gebessert werden soll, ist ein entsprechendes Pferd mit »deckungsgleicher« Amplitude wünschenswert; der schwer gehbehinderte oder nicht mehr gehfähige Patient kann dagegen mit den rascheren Schwingungsimpulsen des Kleinpferdes gut oder besser korrigiert werden. Ein weiterer Vorteil des kleineren Pferdes ist die für den Physiotherapeuten leichtere Kontrolle, praktisch in Armhöhe; auch wird der Patient rascher ein sicheres Gefühl und Überwindung von Angst auf dem kleineren Pferd erzielen. Voraussetzung ist, daß Tragfähigkeit und Balance des Pferdes durch den Patienten nicht überfordert werden. Bei Isländerpferden sind Tragfähigkeit und Balance in besonderer Weise gegeben: Ihr Schwerpunkt liegt relativ nieder, sie haben keinen langen Rücken, ihr Nackenband ist im Verhältnis zu ihrer Größe sehr breit, verglichen mit den übrigen Pferderassen. Die kleinen Hufe und deren gelenkige Verbindung mit dem Fuß bewirken eine außergewöhnlich gute Trittsicherheit. Die kleinschrittigen raschen Aktionen limitieren aber das reaktive Gangmuster des Patienten.

Der pferdgerechte Einsatz

Hippotherapie bedeutet für das Pferd, konzentriert, aufmerksam und gehorsam im Schritt zu gehen, geführt am Zügel oder Langzügel, mit vielfachem Wechsel von Richtung und Tempo sowie vermehrtem Anhalten und Anreiten. Dabei trägt es einen unbequemen »Reiter«, dessen Bewegungsstörung es ausbalancieren muß: Kaum sind die Bewegungsprobleme gelöst, haben Pferd und Patient sich eingeschwungen, kommt ein neuer »Reiter«, der zunächst auch nur unbequem ist, ausbalanciert werden muß, gelöst und endlich bequemer wird – und dann kommt schon wieder ein neuer Patient . . . Das ist Schwerstarbeit für das Pferd, und sie verlangt verantwortungsbewußte Durchführung.

Die Gehlust ist eine große Tugend des Pferdes; als psychische Eigenschaft muß sie auch psychologisch behandelt werden. Zeigt das Pferd bei der Hippotherapie zunehmend Unlust beim Gehen, so müssen Pferdeführer und Therapeut darauf eingehen, so z.B. durch Änderung seiner Belastung: Es sollte dann leichtere Patienten, Kinder, weniger stark behinderte Patienten tragen; Wechsel der störenden Einwirkung durch Behandlung von Patienten mit ganz unterschiedlichen Bewegungsstörungen; vermehrte reiterliche Korrektur oder Gymnastizierung des Pferdes, häufigeres Reiten im Gelände oder auch längerer Koppelgang sind zu bedenken. Die Mehrzahl der Pferde ist rechtsfüßig, d.h., von Natur aus sind die Tiere nach links gebogen. Ihre »bessere Seite« ist die linke, auf der rechten Seite haben sie folglich mehr Mühe. Wenn Patient und Pferd deutlich eine gemeinsame »schlechtere Seite« haben, sollte möglichst mit ihrer besseren Seite begonnen werden und diese auch über den längeren Zeitraum der Therapieeinheit beibehalten werden – das Erarbeiten von Bewegungskorrekturen der schlechteren Seite gelingt damit meist leichter. Wir sollten also wissen, ob unser Pferd rechts- oder linksfüßig ist. Unbedingt müssen wir vermeiden, daß unser Pferd Dysbalancen fixiert: Gespannte Bewegungen sind sichere Vorboten von Schäden, die seinen Bewegungsapparat und seine Psyche betreffen können.

Zehn Gebote für die Gesunderhaltung des Pferdes

Folgende Hinweise sollten befolgt werden, um das Therapiepferd gesund zu erhalten:
1. Pferdegemäßes Leben ermöglichen.
2. Vorbereitung für die Therapie gewährleisten.
3. Für pferdegerechte Ausrüstung sorgen.
4. Dem Können angepaßte Führweise einsetzen.
5. Möglichst schonend aufsitzen.
6. Chance zum Balancieren geben.
7. Bewegungstoleranz nicht überfordern.
8. Körper-Sinne-Wesen-Psyche nicht überbelasten.
9. Zeichen von Überforderung oder Schmerzen erkennen.
10. Nach dem Dienst belohnen.

ad 1: Dies betrifft den gesamten Lebensraum des Pferdes, die artgerechte Haltung, seine Bewegungsnotwendigkeit, sein Sozialgefüge, seine Vertrautheit mit dem Menschen.

ad 2: Das Pferd soll die Therapie ausgeglichen und gelöst beginnen. Dies ist zu erzielen durch vorherigen Koppelgang, durch sachgemäßes Bewegen bzw. Reitern oder Longieren. Im Stall darf keine Hektik herrschen, und das Fertigmachen sollte in Ruhe und ohne Zeitdruck erfolgen.

ad 3: Die pferdegerechte Ausrüstung bezieht sich auf tadellos passendes und intaktes Zaumzeug, Therapiegurte und Sattel und korrektes Verschnallen von Führzügel, Langzügel oder Longe. Wenn Ausbinder gebraucht werden: seitengleiche Verschnallung, die auf keinen Fall zu eng sein darf. Besser sind z.B. Aufsatzzügel (▷ Seite 65, ☎ **19**), die eine bessere Kopf-Halsfreiheit ermöglichen. Bei Rückenproblemen, z.B. durch hervorspringende Dornfortsätze oder ungenügende Bemuskelung, ausreichend dicke Auflage, Fell oder Voilach benützen, wenn notwendig auch Sattel auflegen.

ad 4: Zu bevorzugen ist die Führweise am Langzügel: Hiermit ist subtile Hilfengebung möglich, Bewegungsfluß und Balancefähigkeit des Pferdes werden am wenigsten gestört. Beim Führen an Zügeln, Longe oder Führstrick: Unsachgemäße Einwirkungen am Pferdemaul vermeiden, für Richtungs- und Tempowechsel sind Stimmeinsatz und Gertenhilfe notwendig.

ad 5: Erwachsene sollte man über Aufsitzhilfen (Rampe, Treppchen oder Lifter) möglichst weich einsitzen lassen und dabei einseitige Belastungen für das Pferd möglichst kurz halten, besser vermeiden.

ad 6: Der Balancierfähigkeit ist durch individuelle Gleichgewichtsfindung des Pferdes Rechnung zu tragen. Sie sollte seinem Ausbildungsstand angemessen sein. Nicht auf reiterlich korrektem »Wie« bestehen sondern z.B. das Abrunden der Ecken erlauben. Verlängern oder Ausschnallen der Ausbinder können hilfreich sein. Das Geraderichten ist seiner Fähigkeit anzupas-

sen, d.h. bei Balanceproblemen sind möglichst lange gerade Strecken zu führen, häufiges Anreiten und Halten und Seitengänge sind zu vermeiden.

ad 7: Der Einsatz sollte zeitlich limitiert sein. Wichtig ist weiterhin eine angemessene Gewichtslimitierung der Patienten und sorgfältige Auswahl bezüglich Schwere und Art ihrer Behinderung.

ad 9: Immer das ganze Pferd hinsichtlich möglicher Überforderungen beobachten bzw. schützen, Zeichen von Überforderung oder Schmerzen erkennen. Viele Symptome können an der Psyche ablesbar sein, z.B. deutliche Unlust: Das Pferd will zum Fertigmachen nicht aus der Box, läßt Unwillen erkennen, zeigt am Therapietag gestörte Futteraufnahme, Nervosität, kolikähnliche Bauchsymptomatik. Es kann deutliche Abneigung gegen bestimmte »Reiter« signalisieren; im Verlauf der Hippotherapie kann es seinen Schritt verhalten zu schleppendem Gang oder sich häufiges Äpfeln angewöhnen. Mit Schweifdrehen und -klemmen, Kopfunruhe, Kopfschlagen, Husten kann es Unlustsymptome bis zur Abwehr zeigen, den gehorsamen Gang zur Rampe verweigern und nicht ruhig stehen für das Aufsitzen des Patienten. Alarmierend sind nicht lösbare Verspannungen, Trittunsicherheit, Taktfehler, Paßgang als sichere Vorboten von Bewegungsproblemen, meist des Rückens und der Beine.

ad 10: Belohnungen nach dem Dienst können vielfältig sein, beginnend mit der Lockerung seiner Ausrüstung; Stimmzuwendung, Klopfen, Leckerbissen, Freilaufenlassen, ein kleiner Ausritt, noch besser Koppelgang sind hilfreich.

Wenn es uns nicht gelingen sollte, das Pferd zum Dank für seine Hilfe glücklich zu machen, so müssen wir wenigstens vermeiden, daß es unglücklich wird.

➔ Weiterführende Literatur: 1, 9, 12, 13, 27, 28, 29, 31, 46, 58, 62, 98, 106, 118, 136, 166, 167, 179, 180

Krankengymnastik – Physiotherapie – Hippotherapie

Leben ist Bewegung – dieses Ur-Wissen führt die Menschen bewußt oder unbewußt durch eine Bewegungsschule, die ihr Leben bestimmt – das Bewegen des Atems kann der Mensch vom ersten bis zum letzten Atemzug, das Bewegen des Körpers ist Voraussetzung für Harmonie von Körper, Seele und Geist. Unzählige Spielarten des Bewegens hat der Mensch erfunden, um sein Bewegungsmuß zu erfüllen – von der alten Weisheit zur Schulung der Körperkulturen über die große Kunst von Körperausdruck und Körperbeherrschung zu Bewegungshöchstleistungen im Sport bis schließlich zum kleinen Bewegungsalltag bestätigt sich immer wieder aufs neue: Leben ist Bewegung und die Gleichung stimmt: Bewegung ist Leben. Wenn passende Bewegungsformen für den gesunden Menschen Entwicklung, Harmonisierung und Gesunderhaltung seiner Persönlichkeit bewirken – wieviel mehr bedarf der kranke Mensch, vor allem der bewegungsgestörte Mensch, Hilfe und Heilung über ihm gemäßes Bewegtwerden.

Krankengymnastik

Heilgymnastik fand erste Ansätze für gezielte Bewegungsbehandlung - Krankengymnastik hat sich im Flug zu hochqualifizierter Bewegungstherapie entwickelt, es entstand eine Kunst befundgerechter Behandlungen. Dies setzte Spezialwissen und folglich Spezialausbildungen der Krankengymnasten voraus. Der Beruf hat sich – entsprechend der vielfachen, empirisch entwickelten Behandlungsmethoden bei immer gleichlaufenden Versuchen ihrer wissenschaftlichen Verankerung – nach höchster Anforderung differenziert. Dem tragen die zunehmend anspruchsvolle Grundausbildung und vielfache Möglichkeiten für Zusatzausbildungen Rechnung.

Ein bestimmender Leitgedanke war, beste Methoden für einen Funktionsgewinn krankhaft veränderter Bewegungen verfügbar zu machen. Auf ganz verschiedenen Wegen wurden Einwirkungsmöglichkeiten beobachtet, berichtet und ihre Auslösungsmethoden verfeinert, unterbaut mit physio-neuro-pathologischen Ergebnissen oder Arbeitshypothesen.

Herausragend ist die Konzeption von Berta **Bobath** – seit den 40er Jahren baute sie mit unermüdlicher Schaffenskraft ein Behandlungskonzept auf, das sie über Jahrzehnte immer weiter entwickelte und differenzierte. Ihr Mann, Karel Bobath, Arzt und Neurophysiologe, begründete ihre empirischen Beobachtungen mit dem neurophysiologischen Forschungsstand der jeweiligen Zeit. Ihre anfängliche Schaffensperiode war geprägt von der Beobachtung neurologischer Bewegungsstörungen vorwiegend von Kindern und ihrer Beeinflußbarkeit über manuelle Techniken: Von bestimmten Schlüsselpunkten aus lassen sich über Hemmung – Inhibition - pathologischer Bewegungsfunktionen Besserungen erzielen – fazilitieren. Es waren dies erste Beobachtungen von der Möglichkeit, zentrale neuronale Wirkungen über periphere Stimulation zu erzielen. Die weitere Beobachtung, daß diese Funktionsverbesserungen mit Vorteil zu einem entwicklungsgerechten Zeitpunkt vom zerebral bewegungsgestörten Kind angenommen werden können, führte zu bewußter Einbeziehung des jeweiligen Entwicklungsstadiums des Kindes für die Therapie, entsprechend der Entwicklung eines gesunden Kindes. Frau Bobath hat konkrete Behandlungsansätze aufgezeigt – hat aber von Anfang an diese Behandlungsmöglichkeiten nicht zur Methode eingeengt, sondern immer die Beobachtung und Behandlung des ganzen Menschen im Auge und Tun gehabt (▷ Seite 124).

Etwa gleichlaufend – 1945 – berichtete der amerikanische Neurophysiologie und Arzt **Kabat** über Einwirkungsmöglichkeiten bei neurologischen Bewegungsstörungen, die über einen peripheren Ort der Einwirkung ebenfalls zentrale Reaktionen stimulieren lassen. Das Prinzip der Behandlung besteht darin, daß über das Aussenden von Reizen durch bestimmte Bewegungen gezielte Gegenreaktionen ausgelöst werden, welche Impulse zu weiterer Bewegungsmöglichkeiten setzen. Die wirksamsten Bewegungsmuster verlaufen diagonal-spiralförmig; sie werden geübt durch Dehnen und Zusammenziehen von Körperteilen mit Flexion, Extension, Abduktion und Adduktion sowie durch Rotation. Der Patient wird vom Therapeuten in entsprechende Bewegungsstellungen gebracht, die gehalten werden, teils auch gegen Widerstand. Durch diese Bewegungen werden Reize über das Körpergewebe ausgesandt und Bewegungsantworten über das zentrale Nervensystem stimuliert. Diese durch Reize innerhalb des Körpergewebes ausgelösten Reaktionen werden **p**ropriozeptive **n**euromuskuläre **F**azilitation genannt (PNF), wesentlich ist die rhythmische Wiederholung der Reize zur Einübung der neuen Bewegungsmuster.

Einen anderen Weg beschritt – wieder zeitgleich – der ungarische Arzt Andras **Petö** (1893–1967), seine Ausbildungsschwerpunkte waren Orthopädie, Neurologie, Psychologie und Rehabilitation, sein besonderer Einsatz galt der Physiotherapie und Pädagogik. Er arbeitete mit bewegungsgestörten und mehrfach behinderten Kindern. Seine »Konduktive Förderung« hat als Grundgedanken die ganzheitliche Förderung des Kindes; er begriff das Wesen der Bewegungsstörung als globale Lernstörung, die in ihrer Auswirkung über das motorische Geschehen hinaus die Entwicklung der Gesamtpersönlichkeit negativ beeinflußt. Der ganzheitliche Ansatz konduktiver Förderung und Pädagogik hat zum Ziel, das Kind motorisch, kognitiv, emotional und sozial in Alltags- und Sinnzusammenhängen zu fördern. Leitmotive sind immer die **Fähigkeiten** des Kindes als Basis für seine Eigenaktivität zu werten und zu entwickeln – nicht vordergründig eine gestörte Funktion verbessern zu wollen. Den von Bobaths geprägten Begriff der Fazilitation zur Bahnung physiologischer Bewegungen hat Petö erweitert in »konduktive Fazilitation«, die sich auf alle notwendigen Hilfen bezieht, welche die Persönlichkeitsentwicklung des Kindes fördern - fazilitieren heißt leicht (fazile) machen, ermöglichen.

1947 wird Petö, damaliger Leiter der Abteilung für Bewegungstherapie des heilpädagogischen Erziehungsinstitutes in Budapest, Hochschulprofessor, 1948 wird ein Lehrstuhl für Bewegungstherapie ins Leben gerufen, 1950 wird ein Institut nach seinen Plänen zur Aufnahme und ambulanten Behandlung von zunächst 80 Kindern gegründet, bis zu seinem Tod konnten in seinem Lebenswerk 530 Kinder und Erwachsene stationär behandelt werden und 1400 ambulant. Das heutige staatliche Petö-Institut hat mit seinen Erfolgen inzwischen internationales Renommee, erste Behandlungszentren arbeiten in Deutschland – ein beispielhafter Weg, die alte Konzeption von Petö ist sehr modern.

Noch in den 70er Jahren werden weitere Handhabungstechniken zur Behandlung neurologischer Bewegungsstörungen entwickelt, die auf selektiven Funktionsgewinn zielen. Der Pädiater Vaclav **Vojta** veröffentlichte 1974 das Buch »Die zerebralen Bewegungsstörungen im Säuglingsalter«. Seine Behandlung basiert auf der Übernahme und Stimulation von Reflexbewegungen zur Bahnung korrigierter Reflexmuster bzw. Bewegungsmuster. Die Kenntnis des Komplexes gesetzmäßiger Reflexbewegungen ist für die Anwendung Voraussetzung. Genutzt werden Muskelgruppenaktionen des Reflexkriechens und des Reflexumdrehens; sie bestehen aus diagonalen Gegenbewegungen. Durch Stimulation der entsprechenden Muskelgruppenaktivitäten werden Muskeln, die in pathologischen Reflexmustern oder gar nicht arbeiten, in korrigierte und physiologische Muskelgruppenaktionen eingespannt. So entstehen Bewegungsmuster für das zentrale Nervensystem, für deren Bahnung eine große Anzahl verschiedener Rezeptoren im gesamten Bewegungsapparat existiert. Die nach ihm benannte Behandlungsmethode findet zu isolierten Behandlungszielen Anwendung.

Zur gleicher Zeit entwickelte Roswitha **Brunkow** († 1977) Behandlungsmöglichkeiten zur Aufrichtung des Körpers. Ihr Schlüsselerlebnis war, daß sie – nach einem Wirbelsäulentrauma an den Rollstuhl gebunden – beim Versuch, ein Buch aus dem Regal zu greifen, über die Abstützreaktion mit Hand und Arm Kraftzuwachs im Rumpf verspürte. Die von ihr entwickelte Methode wird »Stemmführung nach R. Brunkow« benannt, ihre Erfahrungen jahrelanger intensiver Arbeit an der Klinik hat sie nicht publiziert. Vieles aus Praxis und Aufzeichnungen konnte sie an Dr. Vojta weitergeben und nach ihrem Tod veröffentlichten erfahrene Physiotherapeuten (Arbeitsgemeinschaft R. Brunkow) ihre Arbeitskonzeption (Literatur Nr. 15). Das Behandlungsziel ist Bahnung und Automatisation normaler oder korrigierter Bewegungsmuster über den Einsatz aller an der Aufrichtung des Körpers beteiligten Muskeln. Die Fazilitation wird erzielt über maximale Dorsalflexion von Händen und Füßen. In dieser Ausgangsstellung wird von distal Stemmdruck ausgeübt über Handwurzeln und Fersen. Dieses Aussenden propriozeptiver Reize löst symmetrische Kokontraktionen aus, die über obere und untere Extremitäten zum Rumpf weitergeleitet werden. Über differenziert erarbeitete stemmführende Manipulationen werden definierbare Muskelketten aktiviert und symmetrische Tonisierung der gesamten aufrichtenden Muskulatur mit Streckung der Wirbelsäule erzielt. Das Wirkprinzip besteht darin, daß durch Stimulation tonischer Muskelaktionen über die distalen Körperabschnitte physiologische, kontrollierbare, aufrichtende Muskelaktionen in den proximalen Körperabschnitten stimuliert werden, deren Stabilisierung angestrebt wird. Anatomisch funktionell resultieren diese weiterlaufenden Muskelaktionen aus Muskelketten gleichgerichteter Fasern, die in vorwiegend diagonaler Richtung verlaufen, ventral sowie dorsal in entgegengesetzte Zugrichtung eingestellt sind und somit antagonistisch wirken. Aufrechte Haltung und aufrechter Gang werden erhalten durch antagonistisches Muskelspiel der ventralen und dorsalen Muskelketten unter Ausbalancierung der Wirbelsäule, des Rumpfes.

Mit der Entwicklung subtiler Techniken entstand die Differentialindikation ihrer Anwendung und ihre Definition als Krankengymnastik auf neurophysiologischer Grundlage.

Einen ganz entscheidenden Differenzierungsanspruch an die Arbeit brachte Susanne **Klein-Vogelbach** mit ihrer »funktionellen Bewegungslehre«. Die Physiotherapeutin Dr. med. h.c. wies mit ihrer 1976 in Erstauflage erschienenen »FBL« (Literatur Nr. 65) neue Wege durch Erarbeitung einer Funktionsanalyse für die normalen Bewegungen des Gesunden. Damit erstellte sie das Rüstzeug für die Möglichkeit der Funktionsanalyse bei Abweichen von der Norm, also bei Bewegungsbehinderungen. Weiterhin integrierte sie die Funktionsanalysen als Auseinandersetzung mit therapeutischen Übungen in die Physiotherapie und setzte damit Maßstäbe für physiotherapeutisches Tun, auf die nicht mehr verzichtet werden kann. Ihre funktionelle Bewegungslehre wurde in die Ausbildung einbezogen – das funktionsanalytische Konzept ist inzwischen unverzichtbar für die Qualifizierung der Arbeit und bedeutet eine große Motivation für den Therapeuten.

Der **neurophysiologische Forschungsstand** bestätigte die empirisch beobachteten Einwirkungsmöglichkeiten krankengymnastischer Methoden mit der Funktionskreistheorie über zerebral verfügbare Bewegungsmuster, ihrer Verbindung (Bahn) zum peripheren Erfolgsorgan und der Stimulation zentral gespeicherter Bewegungen durch einen peripheren Ort der Einwirkung. Durch Aussenden gezielter Reize aus dem Muskel-, Knochen- Gelenk- und Bindegewebe sind zentrale Einwirkungen möglich, lassen sich Bewegungskombinationen zentral verankern. Behandlungsschwerpunkt propriozeptiver neuromuskulärer Fazilitation war der neuromotorische Ansatz für den Funktionsgewinn von Bewegung.

In der Folgezeit wurden zunehmend weitere Dimensionen des therapeutischen Geschehens wahrgenommen.

Moshe **Feldenkrais**, der 1904 in Rußland geborene Physiker, hat Forschungen und Versuche in Neurophysiologe, Verhaltensphysiologie und Neuropsychologie durchgeführt und bereits 1949 grundlegende Arbeiten veröffentlicht. Aus jahrzehntelanger Erforschung des Lernprozesses beim Menschen entwickelte er seine Konzeption »Bewußtheit durch Bewegung« (das Buch ist 1967 in hebräischer Sprache, 1968 im Insel-Verlag erschienen) und »Die Entdeckung des Selbstverständlichen« (1981).

Schlüsselerlebnis war ihm seine Knieverletzung und der langwierige Weg zum Wiedergewinn von Funktion und Bewegung.

Die Grundkonzeption der Bewegungsbehandlung nach Feldenkrais ist die mentale Einbeziehung des Menschen in seine Bewegungsaktivität. Durch Entwickeln von Körpergefühl und Körperkontrolle wird der Mensch wesentlich mitgestaltend in den Übungsprozeß einbezogen und eine Intensivierung des Behandlungseffektes erzielt. Ein Wachsen der Sensibilität für Körpervorgänge – ihre Visualisierung – läuft parallel mit einer Steigerung von Fähigkeiten. Bewegungen spiegeln den Zustand des Nervensystems wieder, diesen Funktionskreis hat Feldenkrais erkannt und erforscht. Für das Lernen von Bewegungen kommt es zu einem echten Übungserfolg, wenn das Gefühl der Bewegung in Muskeln und Knochengelenksystem wahrgenommen wird. Bewegungen denken lernen, ihre Wiederholung mental, also nur gedacht, nachvollziehen und Bewegungsqualitäten zu unterscheiden, ist besser als nur mechanisches Wiederholen. Immer sind Sensorium - Wahrnehmung – Bewußtmachung - Denkvorgang verbunden und beziehen den ganzen Menschen ein. Diese »Funktionsgesamtheit« bewirkt sensorisch-motorisches Optimalverhalten, dies wiederum positive Rückkoppelung auf Psyche und Geist. »Was mich interessiert, sind nicht bewegliche Körper, sondern bewegliche Gehirne« - die jahrzehntelangen Erfahrungen mit seiner Behandlungsmethode brachten Feldenkrais die Erkenntnis, daß Bewußtheit ein neues Zeitalter in der Evolution bedeutet: »Wir brauchen eine phantasievollere wissenschaftliche Einstellung, um die wechselseitig miteinander verbundenen Funktionen aller Aspekte unseres Selbst im Ganzen und als Ganzes zu verstehen, anstatt uns mit der bequemen, aber ungenauen Vorstellung lokalisierter Funktionen zu begnügen«. Geradezu prophetisch sagt Feldenkrais am Ende seines Lebens: »Ich glaube, wir leben in einer kurzen Übergangszeit, die das Heraufkommen des Homo humanus, des wahrhaft ganzen Menschen ankündigt«.

Jahre später entwickelte C. **Perfetti**, Neurologe, ein Behandlungskonzept kognitiver therapeutischer Übungen (Veröffentlichungen 1979 bis 1996). Seine Ansatzpunkte sind nicht meßbare und nicht sichtbare Elemente wie Aufmerksamkeit, Intention, Gedächtnis und Wahrnehmung. Bewegung ist mehr als die Summation vieler Kontraktionen und Entspannungen – es handelt sich vielmehr um einen kognitiven Prozeß, um mit der Umwelt zu interagieren. Steuerung für die Therapie ist folglich nicht mehr die periphere Ebene, sondern die Organisation des Systems. Folglich sollte mit jeder Bewegung die Information hinterfragt werden, sollten keine ziellosen Bewegungen geübt werden, da sonst keine optimalen Lerneffekte möglich sind. Ein konkretes Ziel verändert die Arbeitsweise des ZNS - der Patient soll also dahin gelenkt werden, seine Aufmerksamkeit auf bestimmte Elemente zu richten.

Aufmerksamkeit und Motivation des Patienten sind Voraussetzungen für Wiedererlernen unter pathologischen Bedingungen. Der Physiotherapeut arbeitet in diesem Lernprozeß viel mit geführten Bewegungen. Die Konzeption von Perfetti bestätigt auch Ergebnisse neurophysiologischer Studien von R. **Beisteiner** (Wien): Nicht nur nach mechanischem Üben, sondern bereits nach Phasen mentalen Trainings läßt sich verstärkte Aktivierung entsprechender Hirnregionen nachweisen. Die effektive Übungsmethode ist folglich eine Kombination aus praktischem und mentalem Üben.

Etwa zeitgleich – in den 70er Jahren – entwickelte Jean **Ayres**, Psychologin und Ergotherapeutin, ein grundlegendes Behandlungskonzept zur sensorischen Integration (SI). Das Spezialgebiet psychomotorischer Übungsbehandlung bei Kindern mit Bewegungs-, Lern- und Verhaltensstörungen erarbeiteten beispielhaft E. **Kiphard**, M. **Frostig**, K. **Mertens** und J. **Rolf**.

➜ Weiterführende Literatur: 1, 63, 43, 44, 45, 92, 125.

Alles kam in Bewegung!
Mit dieser Bewegung kam der große Aufbruch zur Konzeption der Behandlung des ganzen Menschen. Jede Therapie interagiert die Gesamtpersönlichkeit des Patienten, Handhabungstechniken sind Technik: Sie sind unumgänglich für das Tun im organischen Bereich von Muskeltonusregulation, Gleichgewichtsstimulation, Körpergelenkstellungshilfen usw. Das therapeutische Wissen bezieht aber zwingend psychomentale Gegebenheiten ein – Emotion, Befinden, Bedürfnisse, Wahrnehmung, soziale Integration, Motivation... der Mensch muß als bio-psycho-soziale Einheit wahrgenommen werden. Dies erweiterte Denken im System schafft auch neue Verbindungen zu interdisziplinärer Zusammenheit, eine ungeheuer komplexe Konzeption bestimmt die Therapie – der Ausdruck »Krankengymnastik« wird zu eng, »Physiotherapie« ist offen für den neuen Anspruch.

➜ Weiterführende Literatur: 8, 101, 103, 124, 170, 183.

Physiotherapie

Überdenken, Synthese und Standortbestimmung von Behandlungsmethoden führten zum Erkennen der übergeordneten Bedeutung des Bobath-Konzeptes (▷ Seite 124). Es kann mit einer Sammellinse verglichen werden, in deren Brennpunkt alle Strahlen zusammenlaufen, Afferenz und Efferenz sich finden lassen. Die Stärke des Konzeptes ist die Fülle seines Inhalts, sie bietet nicht nur viele Interpretationsmöglichkeiten, sondern läßt einen Formenreichtum entwickeln wie beim Bewegen eines Kaleidoskopes.

Der Forschungsstand mit Ausweitung neurophysiologischer und neuro-psychologischer Erkenntnisse bringt neue Arbeitshypothesen für das aktuelle Wissen, neues Definieren der Bewegung und ihrer Einflußnahme.

Physiologische Grundlagen vom Bewegungsablauf

Voraussetzung physiologischer Bewegung ist ein Funktionskreis-System **afferenter** Informationen zum ZNS über visuell räumliche Koordination, auf welcher die Bewegung stattfindet; über kinästhetische Signale, die Lage und Haltung des Bewegungsapparates anzeigen und über Muskeltonus und Gleichgewicht, welche die Qualität der Bewegung bestimmen. Dieser permanente Zustrom ist unerläßlich für physiologische Verwirklichung der geplanten Willkürbewegung, diese geplante Willkürbewegung wird über **efferente** Informationen zu den Erfolgsorganen signalisiert, ihre Durchführung wiederum wird ständig auf Übereinstimmung mit dem Bewegungsplan geprüft, so daß ein kontinuierlicher Rückkoppelungskreislauf besteht zwischen Afferenz und Efferenz: Seine Unterbrechung oder Störung, an welcher Stelle auch immer, beeinträchtigt oder verhindert physiologisches Bewegungsverhalten. **Eine neurophysiologische Behandlung versucht, in diesen gestörten Kreislauf entstörend, regulierend, verbessernd einzuwirken.**

Verfügbarkeit von Begegnungsstrategien im ZNS wird durch Fehlsteuerung oder Krankheit verhindert oder beeinträchtigt, es resultieren neurologische Bewegungsstörungen. Verbliebene neuronale Funktionsreserven können ohne neue Informationen über die Peripherie keine neuen Bewegungsprogrammierungen leisten. Das Aussenden gezielter Reize aus dem Muskel-, Knochengelenkkapsel- und Bindegewebe liefert benötigte Stimuli für den Aufbau von Bewegungsmustern, stimuliert die neuronale Plastizität. Dieser Behandlungsansatz über propriozeptive neuromuskuläre Fazilitation (PNF) wird gezielt eingesetzt. Propriozeptive periphere Signale sollen aber auch in spinalen Zentren dazu beitragen, passende synergistische Muskelantworten zu selektieren. So erfolgt beispielsweise die bilaterale Koordination beider Beine zu einer motorischen Aufgabe auf Rückenmarksebene. Die Beobachtung, daß sich z.B. gezielte physiotherapeutische Bewegungsübungen mit dem gesunden Arm günstig auf den bewegungsgestörten Arm auswirken, könnte damit zusammenhängen.

Physiologische und pathophysiologische Grundlagen des komplizierten Bewegungsablaufes werden immer noch erforscht. Gesichert gilt, daß die Korrelation neuromotorischer und sensomotorischer Vorgänge – sensorische Integration - für das komplexe Bewegungsverhalten ebenso bestimmend sind wie die psychomotorische Komponente unter Einbeziehung des mentalen Geschehens. Keine physiotherapeutische Methode wird einen spezifischen Behandlungsansatz in Anspruch nehmen oder gar beweisen können – jede Therapie ist so gut wie ihr Erfolg. Die Kunst ist eine Differentialindikation für die Behandlung der Wahl.

Hippotherapie

Wie spiegelt die Hippotherapie diesen Entwicklungsprozeß zur heutigen Physiotherapie? Leben ist Bewegung – dies einzigartige Erleben des Menschen über seine Kommunikation mit der Bewegung des Pferdes kennt jeder Reiter – es kann als gemeinsames Schlüsselerlebnis für den Einsatz des Pferdes zur Therapie gelten. Das Herauskristallisieren seiner Fähigkeiten zur Behandlung neurologischer Bewegungsstörungen erfolgt seit rund 30 Jahren zunächst schwerpunktmäßig über den neuromotorischen Ansatz, das Pferd wurde vom Übungsgerät zum Behandlungspartner, schließlich zum Bewegungs-Simulator.

Differenziertes Herüberbringen krankengymnastischer Behandlungsmethoden entwickelte die Hippotherapie zur qualifizierten neurophysiologischen Behandlung **auf** dem Pferd.

Die Erstphase des **Bobath-Konzeptes** – über Normalisierung des Haltungstonus und des Bewegungsmusters durch Inhibition und Fazilitation von bestimmten Schlüsselpunkten aus, verbesserte neuromuskuläre Reaktionen, Bewegungsabläufe zu stimulieren – läßt sich mit Hippotherapie ideal verwirklichen und wurde richtungweisend in die Arbeit übernommen.

Das Prinzip der propriozeptiven neuromuskulären Fazilitation (PNF) wie **Kabat** es erarbeitet hat, ist immer auch im Wirkungsspektrum der Hippotherapie: Über Einwirkungen von Druck und Gegendruck an den Kontaktpunkten von Gesäß, Oberschenkelinnenseite, Knie, Wade mit dem Pferd sowie durch Tonusregulierung mit Dehnungseffekten im Muskel-, Sehnen-, Band- und Kapselanteil des Bewegungsapparates, stimulieren die Schwingungsimpulse auch diagonal-spiralförmige Bewegungen.

In gleicher Weise sind die nach der Behandlungsmethode von **Vojta** isoliert stimulierten

Muskelaktivitäten und Bewegungsbahnungen Inhalt der komplexen Bewegungsstimulation mit dem Pferd.

Das Behandlungsprinzip nach **Brunkow**, alle an der Aufrichtung des Körpers beteiligten Muskeln über Stemmführungen von Händen und Füßen zu fazilitieren, läßt sich mit Hippotherapie optimieren: Die antagonistische Muskelfunktion ventraler und dorsaler Muskelketten unter Ausbalancierung der Wirbelsäule und des Rumpfes wird mit jeder Schrittimpulsgebung stimuliert. Die Feinkoordination der Wirbelfunktion auf unterschiedlichem Höhenniveau erzielt die Rumpfaufrichtung mit geringster Belastung der Wirbelsäule gegen die Schwerkraft. Die Bewegungskorrektur geschieht zentral über den Rumpf und kann noch intensiviert werden mittels distaler Propriozeption, z.B. durch Druckübertragung der auf den Oberschenkeln liegenden Hände und manuelle Druckausübung auf die Füße. Die Hippotherapie erreicht das Behandlungsziel mit noch größerem Funktionsgewinn durch ihre gleichlaufenden Einwirkungen in der Vorwärtsbewegung.

Die funktionelle Bewegungslehre von **Klein-Vogelbach** hat vor allem über die Analysierung in »Therapeutische Übungen« und der »Ballgymnastik« in beispielhafter Weise für das Erarbeiten entsprechender Analysen hippotherapeutischer Einwirkung und ihre Therapieansätze Impulse gegeben. Die FBL ist heute unverzichtbarer Teil der Hippotherapie und ihrer Qualifizierung.

Einbinden von Erkenntnissen der **Feldenkrais**-Methode in die Hippotherapie bedeutet weitere Intensivierung der Behandlungserfolge: Bewußtes Einbeziehen des Patienten in das Bewegungsgeschehen durch die Entwicklung von Körpergefühl und Körperbewußtheit beteiligt den Patienten aktiv an seiner Behandlung und deren Erfolg, er ist nicht nur Konsument von Übungen, sondern kreativ an ihrem Gelingen beteiligt. Hätte Feldenkrais die Hippotherapie gekannt, er hätte ein ganzes Buch für sie geschrieben!

Alle Behandlungsberichte über große Erfolge durch Einbeziehung sensorischer, psychologischer, pädagogischer, mentaler und sozialer Aspekte in die Therapie, finden in der Hippotherapie eine geradezu geniale Behandlungsmöglichkeit zur Verwirklichung der komplexen Therapieansätze. Die krankengymnastische Behandlung **auf** dem Pferd entwickelte sich gleichlaufend zu Physiotherapie auch **mit** dem Pferd. Eine tragende Säule dieser **Hippo-Physiotherapie** ist das Bobath-Konzept als Stimmstock für therapeutisches Tun und Lassen.

> Hippotherapie bedeutet: Physiotherapeutische Behandlungsziele auf und mit dem Pferd erarbeiten - das ganze Pferd für den ganzen Menschen: *Alles* wird bewegt auf dem Pferd - *Nichts* bleibt unbewegt mit dem Pferd.

Zum **Forschungsstand** läßt sich sagen, daß keine physiotherapeutische Methode so eingehend untersucht und erforscht ist wie die Hippotherapie: Hunderte von Arbeiten international befassen sich mit Wirkungsmechanismen, Verlaufsbeobachtungen und Durchführungskriterien; vielfache experimentelle Untersuchungen über Muskelstrommessungen belegen ihre Effektivität. Ihr unbeirrbarer Einsatz läßt sich aber nur erklären über ihre Behandlungserfolge – ihre komplexen, eigenständigen Wirkungen.

➜ Weiterführende Literatur: 10, 11, 12, 15, 17, 20, 39, 44, 45, 64, 65, 66, 67, 73, 90, 100, 101, 103, 104, 114, 121, 124, 130, 165)

Eigenständige Wirkprinzipien der Hippotherapie

In den Abschnitten »Definition und Wirkung der Hippotherapie« (Seite 23) sowie »Therapeutischer Bewegungsdialog Mensch/Pferd« (Seite 32), sind sie bereits angesprochen. Wesentliches soll – mit Ergänzungen – noch einmal zusammengefaßt werden.

1. Rumpfbalance und Sitzpositur

Die Rumpfbalance ist für Wirbelsäule, Beckenring und Beine, Schultergürtel und Arme sowie für den Kopf von entscheidender Bedeutung. Ihre Einübung aus der Sitzpositur erzielt ein unvergleichliches Rumpftraining. Die zentrale Stellung dieser Bewegungsbehandlung wird verständlich, wenn man sich Stationen der Entwicklung vom hilflosen Säugling bis zum bewegungsgesunden Erwachsenen klarmacht. Aufrichtung gegen die Schwerkraft und Vorwärtsbewegung in dieser Haltung sind ureigenes Signum des Menschen. Sie sind Ergebnis höchst differenzierter, anatomisch funktioneller, neuromotorischer, psychomotorischer und soziomotorischer Entwicklung. Störungen in diesem komplexen Geschehen haben gravierende Folgen.

Voraussetzung für die Aufrichtung gegen die Schwerkraft ist die Balance der Wirbelsäule. Ihre Funktion wird aus dem Liegen entwickelt – aus der Horizontalen – zunächst über Kriechen und Krabbeln: Das bedeutet Balancieren des Rumpfes über vier Unterstützungsflächen. Die nächste Phase, die Aufrichtung zum Sitzen, bedeutet Entwicklung der Haltefähigkeit der Wirbelsäule in der Vertikalen. Erst wenn das Kind gelernt hat zu sitzen, kann es auch laufen lernen: die ausbalancierte Rumpfhaltung ist Voraussetzung für physiologisches Annehmen, Verarbeiten und Weiterleiten von Bewegungsimpulsen, die über Becken, Hüftgelenke und Beine bei der Entwicklung des Laufens entstehen. Bewegung lernen ist permanente Abstimmung von Actio und Reactio.

Der Balanceakt des Rumpfes in Aufrichtung über den kleinen Unterstützungsflächen der Fuß-Bodenkontakte gelingt zunächst nur in Bewegung, im Vorwärts, im Laufen. Erst in der letzten Entwicklungsphase ist die Feinkoordination erreicht, die den Balanceakt des Stehens in physiologischer Aufrichtung ermöglicht. Es besteht also folgender Circulus vitiosus: Laufenlernen setzt Rumpfbalance voraus;

die Feinstkoordination des Rumpfes kann sich aber nur über das Laufen, das physiologische Bewegungsmuster des Ganges, entwickeln. Analog löst die beinbetonte neurologische Bewegungsstörung einen Cirulus vitiosus aus: Gehbehinderung schädigt sekundär das Bewegungsmuster des Rumpfes bis zur Fehlhaltung der Wirbelsäule, schließlich orthopädischer Schädigung und Thoraxdeformation. Diese Krankheitsfolgen wieder verschlechtern das Gehvermögen.

Diese Circuli vitiosi lassen sich mit der Hippotherapie in einzigartiger Weise durchbrechen: Vorwärtsbewegung in Sitzbalance unter Ausschaltung der Beine bewirkt ein optimales Rumpftraining, da die Bewegungsstimulation über das Pferd in menschengangtypischem Bewegungsmuster erfolgt – Aufrichten und Balancieren der Wirbelsäule werden über Einschwingen von Becken und Hüftgelenken in gangphysiologischer Bewegung entwickelt. Auch verbesserte Kopfhaltung, Schultergürtel- und Armbewegungen lassen sich über die erzielte Rumpfkoordination aufbauen. Alle Bewegungskorrekturen erfolgen mit der Hippotherapie also über den entwicklungsphysiologischen Weg.

2. Gangschulung

Die gangtypische Rumpfbewegung, stimuliert über Becken/Hüftgelenke und Hängeaktivität der Beine, bewirkt Verbesserung der Gehfähigkeit. Dieser Behandlungserfolg läßt sich noch steigern durch die Möglichkeit von Tempoveränderungen der Schrittbewegung des Pferdes, mit Beschleunigung des (Rumpf-)Gangrhythmus des Menschen.

3. Tonusregulierung

Tonusregulierung ist Voraussetzung jeglicher Korrektur von Muskelaktivität und Auswirkung neuronaler Funktion. Sie läßt sich über die Ganzkörper-Bewegungsstimulation mit dem Pferd intensiver erzielen als mit physiotherapeutischer Einwirkung ohne Pferd: Weder ein Kind, geschweige denn einen Erwachsenen, kann der Physiotherapeut – auch mit Hilfsmitteln – in gleicher Weise durchbewegen. Im besonderen gelingt Verbesserung spastischer Symptomatik mit Hippotherapie in hervorragender Weise. Patientenberichte und Meßergebnisse wissenschaftlicher Untersuchungen bestätigen zusätzlich, daß diese Tonusregulierung länger anhält als nach anderen physiotherapeutischen Methoden.

4. Rhythmus

Das rhythmische Vorwärtsbewegen des Patienten in verwandten Bewegungsmustern über beliebige Zeit läßt sich mit keiner anderen physiotherapeutischen Methode in gleicher Weise durchführen (▷ Seite 34). Ebensowenig kann man den lebendigen Bewegungsdialog Pferd/Reiter mit mechanisch im Takt übertragenen Bewegungen ersetzen. Der Unterschied läßt sich veranschaulichen über den Vergleich des Bewegtwerdens eines Kindes im Mutterleib mit seinem Bewegtwerden in einer Holzwiege. Leben ist geordnete Bewegung: Die Bedeutung dieser Bewegung, der physiologischen Motorik, für die körperliche, geistige und seelische Entwicklung des Menschen, wird zunehmend erkannt.

So kann mangelhaftes oder falsches Bewegtwerden des Kindes zu gravierenden Störungen führen. Die Fähigkeit der Mutter, sich in die Bedürfnisse der Körperlichkeit des Säuglings einzufühlen und ihn dementsprechend zu bewegen, ist damit entscheidend für die harmonische Entwicklung des Kindes. Die Möglichkeit, ein bewegungsgestörtes Kleinkind durch möglichst frühzeitige Bewegungsbehandlung nicht nur körperlich zu korrigieren, sondern in seiner mentalen Entwicklung wesentlich zu beeinflussen, bestätigt ebenfalls die Bedeutung der Bewegung. Das Neugeborene erleidet mit seiner Geburt einen ganz empfindlichen Verlust des Bewegtwerdens, das es im Mutterleib unentwegt erfahren hat. Mit diesem Ereignis beginnt der Entwicklungsprozeß seiner eigenen zielgerichteten Bewegung mit Aufrichtung gegen die Schwerkraft. Störungen dieser Entwicklung lassen sich am erfolgreichsten mit Bewegung behandeln; dabei spielen kind-körpergerechte Bewegungsangebote eine überragende Rolle.

5. Einübung von Symmetrie

Eine unnachahmliche Wirkung des Bewegtwerdens mit und auf dem Pferd ist die Einübung von Symmetrie. Die kontinuierliche wechselseitige Schwingungsübertragung des Pferdes über diagonale und gegensinnig-feinrotatorische Bewegungsstimuli (▷ Seite 31) bewegt abwechselnd gleichermaßen die rechte und linke Körperhälfte des Patienten in rhythmischer Folge aufrecht, vorwärts und dies über beliebige Zeit. Das bedeutet nicht nur Üben neuromotorischer symmetrischer Rechts/Linksfunktion; über die kontinuierliche Stimulation des Gleichgewichtsorganes kommt es zur Koordination der beiden Körperseiten, zu einer sensomotorischen Leistung, die wiederum eine wesentliche Voraussetzung für Sensorische Integration ist.

6. Wirbelsäulenhaltung

Die Einwirkung der Hippotherapie auf Wirbelsäule und Rumpfbalance über Tonusregulierung, Rhythmus und Symmetrie erreicht die kleinen intervertebralen Gelenkverbindungen über Tonisierung der verbindenden Muskeln und Bänder. Dies bewirkt über zentriertes Bewegen dieser Gelenke den Aufbau physiologischer Haltung und Beweglichkeit der Wirbelsäule.

7. Einwirkung auf Sensomotorik und Psychomotorik

Über die Ganzkörperbewegung des Patienten erfolgt eine permanente Stimulation des Gleichgewichtsorganes; sensomotorisches Lernen wird angebahnt (▷ Seite 38).

Die Einbindung aller Sinne in das Therapiegeschehen erschließt das weite Gebiet sensorischer Integration mit gleichlaufender Entwicklung mentaler Fähigkeiten. Unschätzbar ist schließlich die Auswirkung der Kommunikationsfähigkeit des Menschen mit dem Wesen des Pferdes. Ganz abgesehen von den vielfachen positiven Auswirkungen dieser Beziehungsebene auf den individuellen und sozialen Bereich des Menschen bewirkt sie beim Patienten ein Höchstmaß an freudiger Motivation für die Hippotherapie und damit ihren Erfolg.

Atmung bei der Hippotherapie

Es gibt viele Darstellungen der Atmungsorgane bezüglich Anatomie und Funktion sowie über Physiologie und Pathologie des Atemvorgangs. Auch spezielle Möglichkeiten einer Atemtherapie werden häufig vorgestellt. So unterschiedlich die Ansatzpunkte der Darstellungen sind, so unterschiedlich ist auch ihre Gewichtung. Eine wesentliche Stellung nimmt der Atem natürlich bei Erkrankungen der Atmungsorgane und ihrer Behandlung ein; es gibt folglich auch vielfache physiotherapeutische Methoden für die Verbesserung, Normalisierung und Ökonomisierung der Atemtätigkeit. Eine zentrale Rolle spielt der Atem in allen Kulturen im Zusammenhang mit der Harmonie von Körper-Geist-Seele. Immer besteht für den Menschen die Gefährdung seiner ungestörten unbewußten Atmung; schon beim Kind kann sie z.B. durch Leistungsanforderungen gestört werden. Unbezweifelbare Besserungen für die Gesamtbefindlichkeit des Menschen lassen sich über den Atem erzielen oder doch günstig beeinflussen.

Unter Verzicht auf jegliche Atemphilosophie soll hier auf die Atmung eingegangen werden, soweit sie das Ergebnis der Hippotherapie beeinflußt und im Bewegungsdialog Pferd-Mensch eine ausschlaggebende Rolle spielt:

▶ Spannungsfreies Fließen des Atems verbessert den losgelassenen Sitz, d.h. die Ausgangsposition unserer Patienten.
▶ Durch Krankheitsfolgen gestörte Atemfunktion wird günstig beeinflußt.
▶ Stimmbildung und Logopädie werden unterstützt.

Für die Aufnahme von Luft muß die Lunge ihren verfügbaren Atemraum vergrößern, für die Abgabe muß sie ihn verkleinern. Dies ist möglich durch die Elastizität des Lungengewebes, Vergrößerung und Verkleinerung des Brustraumes. Die Lunge ist diesem Brustraum durch Adhäsionskraft fest verbunden und folgt somit seiner Vergrößerung durch Ausdehnung und seiner Verkleinerung durch Zusammenziehen. Ziel jeder Atemtherapie ist es, den Vorgang der Brustraumvergrößerung und -verkleinerung optimal zu schulen, einerseits bis zum Maximum seiner Funktionsreserve, andererseits bis zum Minimum von Muskelkrafteinsatz für ein ökonomisches Fließen der Atemluft.

Der Brustraum wird gebildet durch die knöcherne Begrenzung – Wirbelsäule, Rippen, Brustbein, also den Brustkorb – sowie durch das Zwerchfell, welches sich als flache, kuppelförmige Muskelsehnenplatte zwischen Brustraum und Bauchraum ausdehnt. Die Vergrößerung des Brustraumes kann durch Anheben der Rippen und Kontraktion des Zerchfells erfolgen; letztere führt zur Abflachung seiner Kuppelform. Die Vergrößerung des Brustraumes durch Anhebung der Rippen bringt viel geringeren Raumgewinn als seine Ausdehnung zum Bauchraum hin durch Abflachung des Zwerchfelles. Ausschließliche oder überwiegende Brustatmung ist von der Effektivität her folglich geringer als die Zwerchfell-Bauch-Atmung. Die Zwerchfelltätigkeit kann bei der Brustatmung relativ gering bleiben: Dies führt zu dem häufigen Befund der funktionellen Trennung von Brustraum und Bauchraum durch das Zwerchfell mit relativ geringer Atemkapazität. Zur Verbesserung der Funktion der Lunge ist folglich die Zwerchfell-Bauchatmung wünschenswert. Dies bedeutet eine größtmögliche Zwerchfellbeweglichkeit zu aktivieren. Da die Zwerchfellmuskelplatte nicht willkürlich gespannt oder entspannt werden kann wie beispielsweise die Rippenhebermuskeln, erfordert die Erzielung der Zwerchfelltätigkeit eine andere Technik. Um dem Zwerchfell die möglichst weite Ausdehnung in den Bauchraum zu ermöglichen, muß dieser erweitert werden: Dies geschieht einerseits durch Entspannen der Bauchwandmuskulatur, andererseits durch Lösen von Spannung der Muskelbegrenzung des »knöchernen Anteiles« des Bauchraumes Wirbelsäule und Becken. Diese Vergrößerung des Bauchraumes mit gleichlaufender Druckänderung in der Einatemphase ermöglicht dem Zwerchfell Abflachung und weiteres Tiefertreten; die elastische Lunge macht diese Bewegung mit, und es entsteht eine größere Ausdehnung ihrer Atemfläche in den Bauchraum als in den Brustraum. Jede Atemtherapie hat das Ziel, in der Einatemphase den Brust-Bauchraum möglichst zu vergrößern und in der Ausatemphase zu verkleinern. Die Kunst ist, die Feinkoordination von Spannen und Lösen der beteiligten Muskeln zu schulen, beginnend mit der Entwicklung des Gefühles für die Atemräume: Das Heben und Senken des Brustkorbs ist leicht zu beobachten, das Erspüren des Atemraumes Bauch bis zur Tonusänderung des Beckenbodens muß dagegen in langsamen Schritten erfühlt und bewußt gemacht werden, gleichlaufend mit dem Erlernen des Muskelspieles. Die bekannten Übungen des Brustkorbdehnens in der Einatmung und Zusammensinkens in der Ausatmung stimmen für die **Brustkorbatmung:** Das Zwerchfell ist bei dieser Technik wenig beteiligt, die Ausdehnung der Lunge geschieht mantelförmig, peripher. Bei der **Bauchatmung** stellt das Zwerchfell dagegen die schwingende Verbindung zwischen Brustraum und Bauchraum her, erweitert den Atemraum zur Körpermitte, zum Zentrum, zum Schwerpunkt des Menschen hin. Bei dieser Technik ist der Zuwachs an Lungenkapazität größer als bei der Brustatmung. In der Ausatemphase kann das Zwerchfell die reziproke Verkleinerung des Brustraumes durch Entspannung seiner Muskeln, damit Höhertreten der Muskelsehnenplatte und Aufwölbung nach oben, nur erzielen, wenn der Brustraum nicht durch Zusammensinken mit Engstellung der Rippen, Einziehen des Brustbeines und Rundung der Brustwirbelsäule eingeengt fixiert wird. Das würde dem Entspannen des Zwerchfelles entgegenwirken, die Ausatmung behindern. Am einfachsten läßt sich dies über die Atemführung beim Singen beobachten: Die Stimmbildung erfolgt über das Schwingen, Anblasen der Stimmbänder durch den Ausatem; immer geschieht dies im Weitwerden – Öffnen des Brustraumes, niemals in seinem Zusammensinken. Weitwerden des ganzen Brustraumes, nicht nur seine seitliche Ausdehnung zum Flankenbereich hin, und Halten dieses Volumens für das höhertretende Zwerchfell, werden erreicht über Aufrichtung der Wirbelsäule und nach Vornehmen des Brustbeines; dieser Vorgang läßt sich noch steigern über die hängende Armhaltung in Suppinati-

onsstellung mit Öffnen der Handflächen und betontem Rückwärtszeigen der Daumen – eine typische Sängerhaltung in dynamischer Stabilisation des Rumpfes – eine Parallele zur Haltung des Reiters zu Pferde!

Für den Bewegungsdialog Reiter – Pferd, also auch für die Hippotherapie, spielt die Atmung eine zentrale Rolle. Die Bauchatmung mit Loslassen und Spannen der Bauchmuskulatur und, ganz wesentlich, der Beckenbodenmuskulatur, ist Voraussetzung für optimales, gelöstes Sitzen »im« Pferd – im Gegensatz zum Sitzen »auf« dem Pferd bei festgehaltener Bauch- und Beckenbodenmuskulatur. Bei dieser Möglichkeit des losgelassenen Sitzes verlagert sich der Schwerpunkt des Körpers nach kaudal, erdwärts, und bildet damit die beste Basis für den Balanceakt des Rumpfes.

Am deutlichsten läßt sich der Vorgang dieser zentralen Bauchatmung erspüren über die Beobachtung beim tiefen Gähnen: der reflektorische Einatemmechanismus bewegt – vergrößert – spürbar den Atemraum bis zum Beckenboden; die Ausatmung geschieht bei Offenhalten des Brustkorbes unter optimaler Zwerchfellbeweglichkeit als verbindender Funktion von Brust- und Bauchraum. Das Bewegen des Atems kann der Mensch von seinem ersten bis zum letzten Atemzug. Bewegen und Bewegtwerden durch den Atem ist gleichbedeutend mit Leben; Bewegungs- und Atemtherapie spielen folglich eine zentrale Rolle in vielfachen Dimensionen.

Für die Integration der Atemtätigkeit bei der Hippotherapie (▷ S. 79) finden sich gute Anregungen und praktische Anweisungen in folgenden Büchern:

Marianne Fuchs: »Funktionelle Entspannung – Theorie und Praxis einer organismischen Entspannung über den rhythmisierten Atem« (46);
Sally Swift: »Reiten aus der Körpermitte. Pferd und Reiter im Gleichgewicht« (162).

Indikation und Gegenindikation

Indikationen

Neurologische Bewegungsstörungen

Sie sind Indikationen für neurophysiologische Hippotherapie. Die Symptome von Krankheitsbildern unterschiedlicher Ätiologie werden verursacht durch neurologische Fehlsteuerungen, ihre Erscheinungsformen sind:

1. Spastik
Es besteht eine spastische Tonuserhöhung der Muskulatur. Unterschieden werden leichte, mittelschwere und schwere Spastik. Die einzelnen Erscheinungsformen sind:
Hemiparese: Eine Körperseite ist betroffen, der Arm mehr als ein Bein.
Diparese: Die Beine sind betroffen, mehr als die Arme.
Tetraparese: Arme und Beine sind entweder gleich stark betroffen, oder die Arme stärker als die Beine. Die Bewegungsstörung betrifft den Rumpf, Schultergürtel und Nacken sowie Mundmotorik und Sprechen (▷ Seite 109).

2. Ataxie
Es bestehen niederer Haltungstonus, Störungen der Koordination und des Gleichgewichts (▷ Seite 110).

3. Dyskinesien
Es besteht wechselnder Haltungstonus von hypo- bis hyperton.
Erscheinungsformen sind Athetose, Tremor, Rigidität, Dystonie. Bei Athetose sind Nacken und Arme stärker betroffen als die Beine, die distalen Körperteile zeigen langsame, bizarre, nicht nachahmbare Bewegungen. Dystone Athetose ist gekennzeichnet durch starke Asymmetrie, die zu Verformung im Knochen-Gelenkbereich führen kann (z.B. zu Skoliose).
Häufig kommt es zu Mischformen der Symptomatik. Für den neurophysiologischen Ansatz der Hippotherapie auf Fehlfunktionen der Bewegung ist ausschlaggebend die Tonusregulierung (▷ Seiten 23, 110).

4. Assoziierte Reaktionen
Es kommt zu rascher, reflektorischer Verschlechterung betroffener Bewegungsmuster durch Reizeinwirkungen, die Anstrengung fordern im motorischen, sensomotorischen oder emotionalen Bereich; auch plötzliche akustische oder optische Reize können assoziierte Reaktionen auslösen (▷ Seite 111).

Mit Verminderung oder Auflösung der Spastik lassen sich verbesserte Bewegungsmuster bahnen, Schmerzsymptomatik lindern, Gelenke durchbewegen und zentrieren, verkürzte Weichteile dehnen und Entstehung von Kontrakturen vorbeugen.
Bei herabgesetztem Muskeltonus können kompensierende Muskelfunktionen aufgebaut und trainiert werden.
Bei Ataxie lassen sich unkoordinierte Bewegungsabläufe durch Tonusregulierung und Widerlagerung über entwickelte Rumpfstabilität verbessern.
Dyskinesien wechselnder Tonuslage mit motorischen Reizerscheinungen oder Bewegungsarmut – Athetose, Tremor, Rigor – werden ebenfalls günstig beeinflußt.
Aus der Besserungsfähigkeit neurologischer Symptomatik ergeben sich die Indikationen, es sind neurologische Bewegungsstörungen als Folgen nachstehender Krankheiten:
– Frühkindliche Hirnschädigungen (ICP Infantile Cerebralparese)
– Multiple Sklerose (MS)
– Schädel-Hirn-Traumen
– Apoplexie
– Torticollis spasmodicus
– Querschnittlähmung
– Entwicklungsbedingte Nervenerkrankungen
– Posttraumatische Nervenerkrankungen
– Postentzündliche Nervenerkrankungen
– Degenerative Nervenerkrankungen

Orthopädische Krankheitsbefunde

Erkrankungen mit neurologischen Bewegungsstörungen sind häufig kombiniert mit funktionellen oder organischen Veränderungen des Bewegungsapparates. Fehlhaltungen der Wirbelsäule lassen sich mit Hippotherapie bessern über die Entwicklung von Aufrichtung, zentrierende Einwirkung auf die kleinen intervertebralen Gelenke durch Tonusregulierung der autochthonen Rückenmuskulatur und Rumpfbalance. Beckenmobilität, physiologische Hüftbewegungen und Gangschulung werden induziert. Hüftgelenkdysplasien mit ungenügender

Überdachung bzw. Zentrierung des Hüftkopfes können bei Kindern in der Wachstumsphase günstig beeinflußt werden, vorausgesetzt, es besteht keine Luxationsgefahr; drohenden Operationen kann damit vorgebeugt werden. Das rhythmische Durchbewegen der Gelenke wirkt Versteifungen und Verformungen entgegen. Lernen koordinativer Fähigkeiten und Training physiologischer Bewegung bewirken die optimale Steuerbarkeit des Bewegungsapparates – ein Ziel orthopädischer Indikation der Hippotherapie, insbesondere der Neuro-Orthopädie (▷ Seite 111).

Mehrfachstörungen bei neurologischen Erkrankungen

Vielfache sensomotorische Ausfälle im Wahrnehmungsbereich, neuropsychologische Problematik und mentale Beeinträchtigung begleiten häufig oder sogar überwiegend neurologische Erkrankungen. Dies begründet die zunehmende Forderung nach der Ganzbehandlung des Menschen – es begründet gleichlaufend im hohen Maß die Indikation zur Hippotherapie, welche einem ganzheitlichen Behandlungsanspruch einzigartig gerecht wird (▷ Seiten 23, 52).

Voraussetzungen für die Indikation Hippotherapie

1. Bei den genannten Krankheitsbildern hängt die Indikation zur Hippotherapie vom Schweregrad ihrer Symptomatik und ihrer Besserungsfähigkeit ab.
2. Entwicklungsfähige Haltungs- und Gleichgewichtsreaktionen müssen sorgfältig befundet werden.
3. Die motorischen Fähigkeiten des Patienten müssen seine Aufrichtung im Spreizsitz und Halten der Rumpfbalance in der Gangart Schritt des Pferdes erlauben.
4. Der orthopädische Befund entscheidet, ob seitens der Knochen-Gelenkfunktion die notwendige Bewegungstoleranz gegeben ist.
5. Die psychisch-mentalen Fähigkeiten des Patienten müssen erkennen lassen, daß die Therapie von ihm angenommen werden kann.
6. Hippotherapie ist dann angezeigt, wenn der gleiche Behandlungserfolg mit konventioneller Physiotherapie nicht zu erzielen ist.

Gegenindikationen
Allgemein

Wenn keine Befundbesserungen oder kein Vermeiden von Verschlechterungen zu erzielen sind, ist von Hippotherapie abzuraten; weiterhin, wenn der Patient altersbedingt die erforderliche Bewegungsfähigkeit nicht mehr hat, oder wenn zu hohes Körpergewicht Gefährdung der Behandlungssicherheit bedeutet und kein »Gewichtsträger = Pferd« vorhanden ist.

Neuromotorischer Befund

Unauflösbare Spastik, die den Spreizsitz verhindert, ist eine Gegenindikation. Überforderung der Bewegungstoleranz mit Verstärkung der neurologischen Symptomatik durch die Bewegungsstimulierung vom Pferd verbietet Hippotherapie. Das Unvermögen, die Rumpfbalance im freien Sitz zu entwickeln und ungenügende Kopfhaltekontrolle lassen beim Erwachsenen Hippotherapie nicht fachgerecht durchführen, beim Kind kann sie dagegen möglich werden, wenn die Therapeutin hinter dem Kind auf dem Pferd sitzt (▷ Seite 127).

Orthopädischer Befund

Alle Knochengelenkerkrankungen entzündlicher Genese sind im Akutstadium Gegenindikationen für Hippotherapie, ebenso Osteoporose.
Wirbelsäulenveränderungen durch Gefügestörungen (entwicklungsbedingt, posttraumatisch oder postoperativ), durch knöchern fixierte Abweichungen der physiologischen Verlaufsrichtung und nach langstreckigen Stabilisierungsoperationen bedingen Gegenindikationen, weiterhin folgende Diagnosen: Florider Morbus Scheuermann, Morbus Bechterew, Spondylolisthesis, Zustand nach Bandscheibenoperation mit fehlendem Bogenschluß, schwere Gibbus- oder Rundrückenbildung, fixierte Skoliosen mit Skoliosewinkel nach Cobb über 25 Grad.
Die beschriebenen Formveränderungen der Wirbelsäule können zu einer Gefährdung des Rückenmarks führen durch Beeinträchtigung des Wirbelkanals und lassen das neurophysiologische Behandlungsziel der Hippotherapie nicht erzielen: Aufrichtung der Wirbelsäule und Entwicklung von Rumpfbalance. Voraussetzungen dafür sind: Vorhandensein oder Ent-

wicklungsfähigkeit der physiologischen Krümmungen und ausreichende Bewegung der Wirbelkörper mit Abfederung durch die Bandscheiben.

Besondere Beachtung fordert der Wirbelsäulenbefund bei mongoloiden Patienten: Bei ihnen kann eine **atlantoaxiale Instabilität** bestehen, die **strenge Gegenindikation** ist.

Hüftveränderungen, die den spannungsfreien Sitz auf dem Pferd verhindern, sind Gegenindikationen, ob sie entzündlicher, traumatischer, degenerativer oder entwicklungsbedingter Ätiologie sind. Luxationsgrade des Hüftgelenkes müssen sorgfältig abgeklärt werden, bei Gefahr der Luxation durch den Spreizsitz und die Bewegungsstimulation ist Hippotherapie kontraindiziert. Es muß daran gedacht werden, daß mit dem Lösen der Spastik der Hüftmuskulatur vermehrt die Gefahr einer Luxation entstehen kann. Ausreichende Umschließung des Hüftkopfes durch die Hüftpfanne muß folglich gegeben sein bzw. darf ihre Entwicklung nicht gefährdet werden.

Generell führt ein pathologisch-anatomischer Schaden am Knochen-Gelenksystem dann zur Gegenindikation, wenn sein Ausmaß eine funktionsgerechte Kompensation verhindert oder das Risiko von Verschlechterungen besteht.

Mentaler Befund

Absolut unkontrollierbare Reaktionen und fehlende Beziehungsfähigkeit zum Therapieteam, auch unüberwindliche Angst lassen keine Hippotherapie durchführen.

Zweitkrankheiten

Hier gelten die gleichen Gegenindikationen wie für konventionelle Physiotherapie – ganz allgemein ist Verschlechterung von Zweitkrankheiten zu vermeiden. Besonders hingewiesen sei auf Herz- Kreislaufinsuffizienz, schwere Hypertonie mit Neigung zu Blutdruckkrisen, Emboliegefahr bei Thrombophlebitis und Thrombose, Blutverflüssigungstherapie, vom Pferd und seinem Umfeld ausgelöste Allergien. Besondere Hinweise für Hippotherapie geben wir bei den einzelnen Krankheitsbildern (▷ Seiten 84, 107).

Anfallsleiden

Unzureichend eingestellte Anfallsleiden und anfallsfreies Zeitintervall noch unter einem halben Jahr sind Gegenindikationen vor allem beim Erwachsenen mit großer Anfallssymptomatik (Grand mal) und ohne Vorboten (Aura).

Immer bleibt – auch beim medikamentös besteingestellten Patienten – ein Restrisiko, es ist beim Erwachsenen naturgemäß größer als beim Kind. Indikation und Gegenindikation müssen folglich mit aller Sorgfalt abgewogen werden. Voraussetzung für die Durchführung von Hippotherapie sind aufklärende Absprachen mit dem Patienten bzw. den Erziehungsberechtigten sowie eingehende Information des Behandlungsteams mit Hinweisen auf Reaktionsbereitschaft.

Im Zweifelsfall ist es nicht Aufgabe des Arztes, zum Risiko zu raten, es kann aber sein Recht sein, es im Einvernehmen mit dem Patienten zu übernehmen.

→ Weiterführende Literatur: 121, 127, 128, 130.

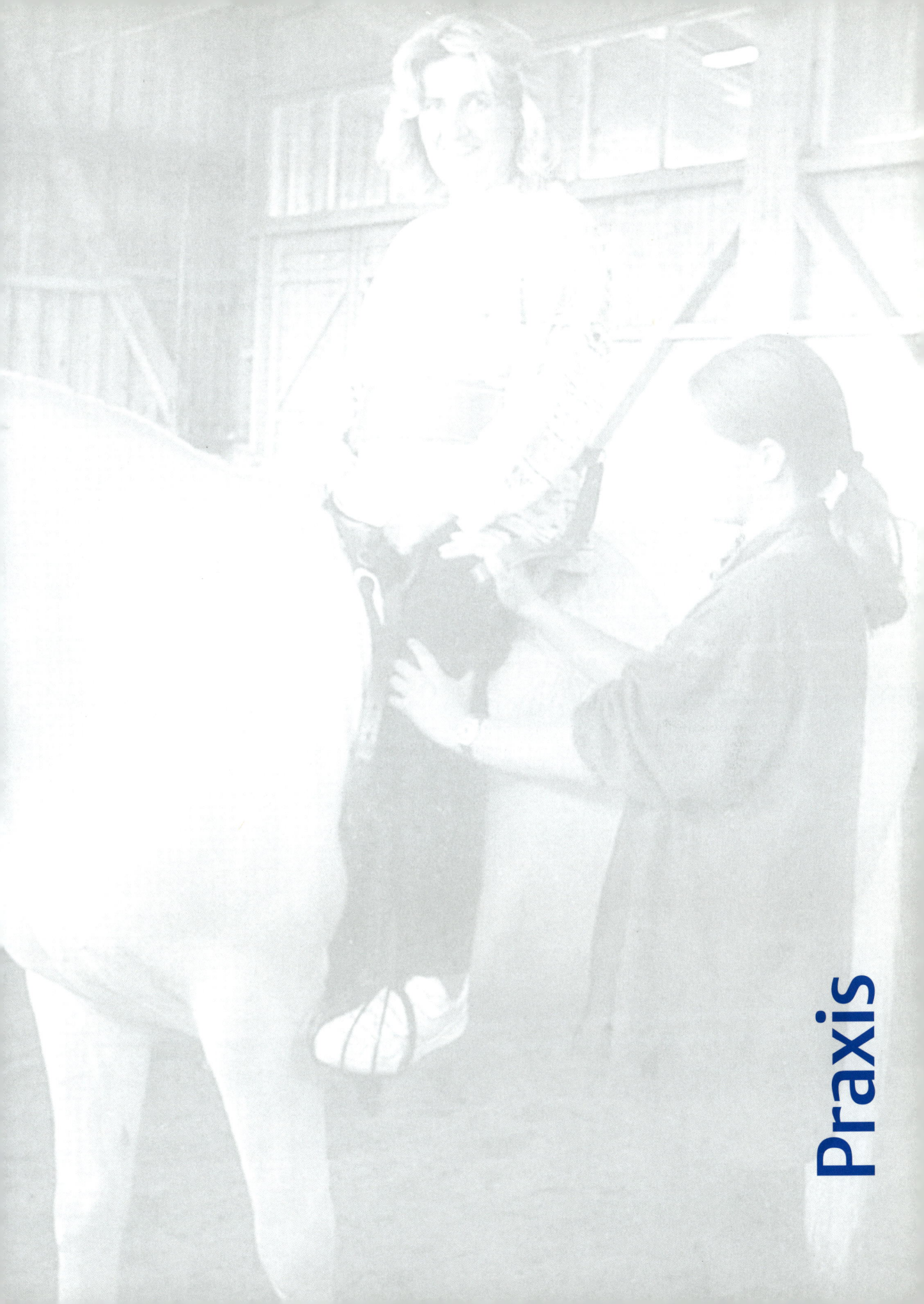

Praxis

Voraussetzungen zur Durchführung der Hippotherapie

Arzt

Die Verordnung durch den Arzt ist Bedingung für die Durchführung von Hippotherapie – analog jeder anderen Physiotherapie. Je besser der Arzt mit der Wirkungsweise vertraut ist, um so gezielter und überzeugter wird er Hippotherapie verordnen. Wenn er keine Eigenerfahrung mit dem Pferd hat, so lassen sich Informationen rasch über Literatur, Lehrfilme und Videoaufzeichnungen einholen.

Enge Zusammenarbeit mit den Physiotherapeuten und Erfahrungsaustausch sind beste Voraussetzungen für eine optimale Therapie. Verlauf und Erfolg bestimmen die Dauer der Verordnung. Der Arzt muß bei der Durchführung der Hippotherapie nicht anwesend sein, er sollte aber erreichbar sein und sich über den Behandlungsverlauf seines Patienten möglichst persönlich informieren.

Behandlungsteam

Physiotherapeut

Er muß für die Durchführung der Hippotherapie den Befähigungsnachweis durch eine Zusatzausbildung besitzen (▷ Seiten 118, 169). Das bedeutet, daß er im Umgang mit dem Pferd vertraut ist und reiten gelernt hat, über die Sicherheitsvoraussetzungen Bescheid weiß und praktische Erfahrung in der Behandlungsmethode hat. Je besser Grundwissen, Ausbildung, Fähigkeiten in Befunderhebung und Bewegungsanalysen sowie die Möglichkeiten der perzeptiven, manipulativen und verbalen Einwirkungsmöglichkeiten sind, um so qualifizierter ist die Hippotherapie. Zusatzausbildungen nach *Bobath* und in funktioneller Bewegungslehre, beispielsweise nach *Klein-Vogelbach* sind dafür besonders günstige Voraussetzungen.

Für den Einsatz der Hippotherapie ist die Verordnung vom Arzt Voraussetzung, die letzte Entscheidung über ihre Durchführbarkeit und damit Verantwortung muß aber der Physiotherapeut übernehmen. Diese Entscheidung hängt nicht nur vom Befund des Patienten ab, sondern auch vom verfügbaren Pferd, seinem Führer und dem Behandlungsraum (Halle oder im Freien). Weiterhin muß der Physiotherapeut unbedingt den notwendigen Versicherungsschutz für sich, den Patienten, den Helfer und das Pferd haben. Eine Mitversicherung seiner hippotherapeutischen Tätigkeit im Rahmen seiner gesamt-physiotherapeutischen Tätigkeit ist nur gegeben, wenn dies ausdrücklich formuliert und in den Versicherungsschutz übernommen ist. Das gleiche gilt für die Haftpflicht-Unfallversicherung der Patienten, des Reitbetriebes und der Helfer.

Helfer

Es kann eine große Hilfe sein, wenn dem Physiotherapeuten ein **»Kotherapeut«** zur Verfügung steht, vor allem bei der Behandlung schwerstbehinderter Patienten. Dieser Kotherapeut kann beispielsweise ein(e) praktizierende(r) Physiotherapeut(in) oder ein(e) Reitpädagoge(in) sein. Voraussetzung ist, daß der Kotherapeut im Umgang mit dem Pferd erfahren ist und die begleitenden Hilfestellungen für den Patienten nach Anweisung des Physiotherapeuten durchführen kann (▷ Seite 119).

Pferdeführer

Seine Tätigkeit ermöglicht die Voraussetzungen für den Einsatz des Pferdes. Er muß im Umgang mit dem Pferd erfahren und sicher sein. Da er das Bewegen des Pferdes an der Hand übernimmt, muß ihm das Pferd gehorchen beim Auf- und Absitzen des Patienten, beim Anreiten – Anhalten, bei der Wahl der Gangart, beim Bestimmen des Tempos, beim Richtungswechsel und während der krankengymnastischen Übungsbehandlung. Des weiteren muß er in der Lage sein, kritische Situationen möglichst vorher wahrzunehmen und abzuwenden, d.h. geistesgegenwärtig rasch in richtiger Weise zu handeln.

Je größer die Erfahrung des Pferdeführers mit Pferden, Reiten oder Fahren ist und speziell mit dem von ihm betreuten Therapiepferd, um so besser und sicherer gelingt die Zusammenarbeit mit Physiotherapeut und Patient.

Während der ganzen Behandlung müssen konzentriert Erfühlen und Abstimmen zwischen

Pferdeführer, Pferd, Patient und Krankengymnast erfolgen. Je intensiver diese Kommunikation, um so besser die Hippotherapie (▷ Seite 120).

Pferd

Vorbereitung

Dieser Begriff umfaßt das wichtige Bereiten des Pferdes in Form seiner laufenden Gymnastizierung allgemein, im besonderen die Vorbereitung für die Hippotherapie. Sie bewirkt, daß das Pferd nicht nur körperlich gymnastisch bewegt, entspannt und gelöst wurde, sondern auch sein Gehorsam gefestigt und sein Verhalten ausgeglichen ist. Diese Vorbereitung kann auch durch Arbeit an der Longe erfolgen. Vorteilhaft ist es, wenn das Pferd sich am Therapietag auf der Koppel durchbewegen konnte; kurz vor seinem Einsatz zur Hippotherapie sollte es aber noch mit der Longe oder der geforderten Führweise an die Hilfen gestellt werden. Dabei muß nochmals beobachtet werden, ob das Pferd bewegungsmäßig und von seinem Verhalten her in Ordnung ist (▷ Seite 115).

Ausrüstung

Zaumzeug und Trense müssen regelmäßig auf ihre Qualität kontrolliert weren. Lederriemen und Verschnallungen müssen intakt, das Gebiß ohne Rauhigkeiten sein. Von Vorteil ist die genaue Kennzeichnung des Zaumzeugs, um Verwechslungen zu vermeiden. Hilfszügel müssen mit Therapiegurt oder Sattel ordnungsgemäß verschnallt werden; auch hier empfiehlt es sich, die erprobte optimale Länge zu kennzeichnen, beispielsweise durch Einknüpfung einer feinen Schnur. Dies erleichtert nicht nur die Vorbereitungen für den Helfer, sondern gewährleistet die größtmögliche Sicherheit, indem die gewohnte Ordnung des Pferdes nicht gestört wird.

Steigbügel müssen Sicherheitsvorrichtungen haben, um das Durchrutschen der Füße zu verhindern; sollten sie am Sattel angebracht sein, so muß das Bügelriemenschloß offen sein, damit notfalls Steigbügel mit Riemen sich vom Pferd lösen können. Therapiegurte ▷ ◗ **18** wie Fell-, Leder- oder modifizierte Voltigiergurte müssen dem Pferd sorgfältig angepaßt sein, um ordnungsgemäßes Festziehen und damit Rutschsicherheit zu gewährleisten und das Pferd vor Druckstellen zu schützen. Störendes Herunterhängen von Riemenenden ist zu vermeiden. Therapiegurte dienen dem Patienten teils zum Einhalten bei Unsicherheit, teils zur Entwicklung therapeutischer Armhaltungen. Hierfür sind bewegliche Griffe besonders gut geeignet. Wesentlich ist, daß der Therapiegurt dem Pferd genauestens paßt und so schmal gearbeitet ist, daß der Patient im tiefsten Punkt des Pferdes sitzen kann, also nicht hinter die

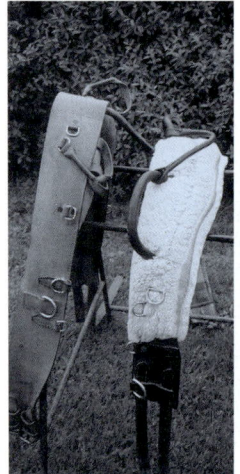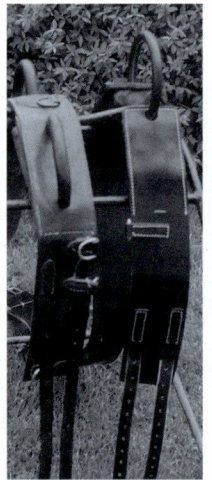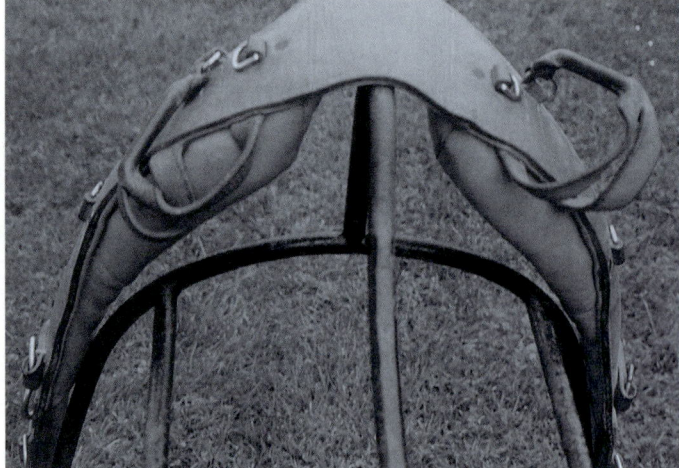

◗ **18** Therapiegurte: Verschiedene Ausführungen mit teils beweglichen Griffen sowie festgestellten Haltebügeln zentral oder seitlich.

Schwerpunktlinie rückt. Sitzauflagen bei Therapie ohne Sattel aus Molton, gestepptem Material oder Fell sollten weit genug unter den Therapiegurt reichen, um Verrutschen zu vermeiden. Wichtig ist die glatte Auflage auf dem Rücken, um Druck für Pferd und Patienten zu verhindern.

Bei Verwendung eines Haltegurtes für den Patienten darf dieser niemals am Therapiegurt oder Sattel verschnallt werden; **jegliche Fixierung des Patienten am Pferd ist zu unterlassen.** Beim Führen des Pferdes am Langzügel ist darauf zu achten, daß Ringe oder Schlaufen ein ungestörtes Führen der Leinen ermöglichen, ohne Störung durch die Beine des Patienten.

Alles Lederzeug muß regelmäßig geprüft werden auf seine funktionsgerechte Anbringung und auf Intaktheit des Materials.

Ausbinder. Sie werden benutzt, um die bestmögliche Haltung des Pferdes über diesen »Zügelersatz« zu erzielen. Richtig angepaßt, erfüllen sie unterschiedliche Aufgaben. Das Pferd benutzt zunächst Hals und Kopf nicht mehr als freie Balancierstange für die vom Rumpf kommenden weiterlaufenden Bewegungen, sondern widerlagert diese Bewegungsimpulse im Pferdemaul, am Trensengebiß. Die resultierende Haltung von Hals und Kopf ist Voraussetzung für das Pferd, um das Gewicht des Patienten auf seinem Rücken im Balanceakt ökonomisch zu bewältigen. Die Gewichtslast für die Vorderbeine ist vermehrt, wenn das Pferd mit Kopf und Hals als freie Balancierstange seinen Körper bewegt; die Last verlagert sich vemehrt auf die Hinterhand durch Herun-

ternehmen von Kopf und Hals mit Widerlagern der Bewegungsimpulse im Pferdemaul und Aufwölben des Rückens. Der Schritt ist die Gangart mit der größten Belastung der Vorderbeine; im Trab und noch mehr im Galopp, den schwungvollen Gangarten, übernimmt die Hinterhand mehr Gewicht. Diese Gewichtsverlagerungen resultieren aus dem Bestreben des Pferdes, mit seiner Kraft und Schub übermittelnden Hinterhand möglichst unter den Schwerpunkt seines Körpers zu treten. Wird das Pferd zusätzlich vom Reitergewicht belastet, so gymnastiziert der Reiter das Pferd, um es zum ökonomischen, körpergerechten Umgehen mit diesen Lasten auszubilden.

Die Anwendung von Ausbindern kann naturgemäß nur ein Teilersatz für die Zügelführung durch die Reiterhand sein; ihre korrekte, funktionsgemäße Einstellung ist von entscheidender Bedeutung.

Für die Hippotherapie bevorzugen wir den **Aufsatzzügel: (☑ 19)** er verläuft von den Trensenringen zu den Ohren, wird hier durch einen Ring geführt und schräg abwärts laufend am Therapiegurt (oder Sattel) beidseits vom Widerrist eingeschnallt. Er verhindert das Zu-Tief-Nehmen des Kopfes, womit sich das Pferd durch Überrollen der Zügelführung entzieht. Für den Reiter ist dieses »Wegtauchen« des Halses bodenwärts unangenehm, bringt Unsicherheit für seinen Sitz und kann Angst auslösen. Für das Pferd ermöglicht dieser Aufsatzzügel genügend Genick-, Kopf- und Halsfreiheit, um immer wieder Spannungen lösen zu können.

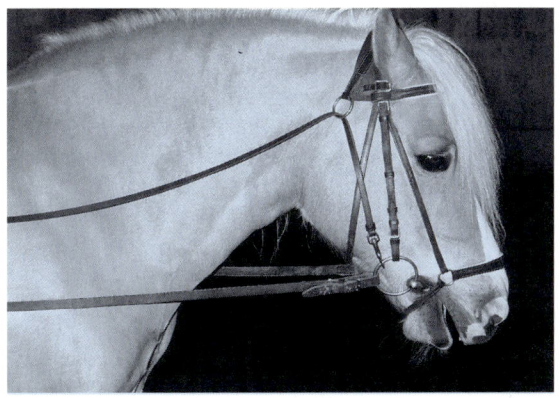 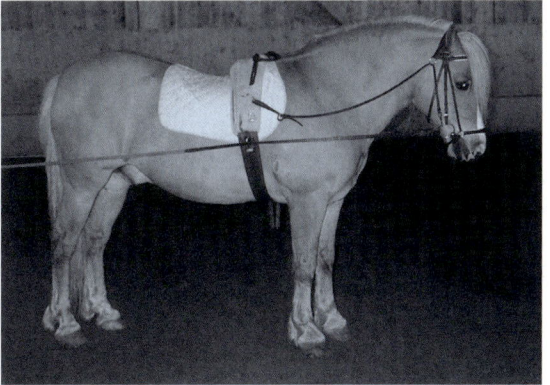

☑ 19 Aufsatzzügel: Er läßt gute Freiheit für das Muskelspiel des Halses und Ausbalancieren des Kopfes und wirkt einem Zutiefgehen entgegen.

Führweisen

Die Führweise muß Abrufbarkeit der erforderlichen Bewegungsvarianten für die Bewegungskorrektur des Patienten gewährleisten.

Das Bewegen des Pferdes an der Hand ist dann korrekt, wenn das Pferd sich im Schritt sicher in guter Haltung und Balance und im gewünschten Rhythmus bewegt und in seinem Bewegungsfluß nicht gestört wird.

Die **Langzügelführung** ist die optimale Führweise. Der Pferdeführer geht dabei ca. einen Meter hinter dem Pferd und betätigt die Langzügel, die wie Leinen beim Fahren wirken; die Gertenhilfe wird entsprechend eingesetzt. Er kann auch neben der Hinterhand des Pferdes gehen wie etwa bei der Bodenarbeit der spanischen Reitschule. Diese Führweise ermöglicht einen hohen Grad an Einwirkung in pferdegerechter Weise und erzielt freie Bewegung des Pferdes im Schritt in seinem bestmöglichen Gleichgewicht. Richtungswechsel und Tempoveränderungen lassen sich optimal durchführen, der Pferdeführer kann den Patienten von hinten beobachten. Sowohl vom Pferd als auch vom Pferdeführer verlangt dies gute Ausbildung und Können.

Therapeutisches Longieren erfolgt, indem bei gleichlangen Ausbindern die Longe vom äußeren Trensenring über das Genick zum inneren Trensenring geführt wird. Der Führer geht parallel zum Pferd auf Höhe des Hüftgelenkes, benützt die Dressurgerte zur Hilfengebung an der Hinterhand mit zusätzlicher Stimmhilfe. Die Führrichtung ist gerade, ohne Bogenarbeit und ohne Behinderung der Vorhand des Pferdes. Wichtig ist, daß die Therapeutin nicht behindert wird.

Diese Art der Longenverschnallung wirkt auf beide Gebißhälften scharf und muß somit besonders sorgfältig und sachgerecht erfolgen, sie bietet ein hohes Maß an Sicherheit. Die Kunst ist, das Pferd am gewohnten im Kreis-Laufen an der Longe zu hindern und zum Geradeaus zu bewegen.

Die **Führweise am Zügel,** neben dem Kopf des Pferdes, ist nur dann gut, wenn die führende Hand nicht hart wird, weder nach unten noch nach vorn zieht und die Trense nicht nach unten zusammengepreßt wird. Die weiche, nicht störende und doch impulsgebende und sichere Führung mit der Hand setzt großes Geschick voraus. Der Gangrhythmus von Pferd und Führer soll übereinstimmen; auf keinen Fall darf das Pferd in seinem Bewegungsfluß gestört werden. Grundvoraussetzung für harmonisches Bewegen des Pferdes an der Hand ist der intensive Kontakt des Pferdeführers zum Pferd. Er konzentriert das Pferd, auch mit Hilfe seiner Stimme, spürt seine Reaktionen und das Pferd vertraut ihm. Dem Erfahrenen, der mit seinem Pferd eine körpergerechte Schulung durchlaufen hat, beispielswesie nach Methoden von *Tellington-Jones* oder *Feldenkrais,* ist es auch möglich, das Pferd in diesen freien Führweisen zur Verfügung zu stellen. Entscheidend sind der Gehorsam des Pferdes und seine bestmögliche Bewegung im Schritt unter dem Patienten (▷ Seite 116).

Aufgaben

Zusätzlich zur Arbeit an der Hand muß das Pferd gelernt haben, die ungwöhlichen Belastungen durch den Patienten zu dulden. Zu nennen sind hier Einwirkungen durch Spastik, asymmetrischen Sitz bei seitenbetonten Bewegungsbehinderungen und Störungen des Gleichgewichts bei unvollständiger Rumpfbalance, weiterhin mentale Einwirkungen über Angst, Aggression oder unkontrollierte Lautgebung des Patienten, letzteres vor allem bei verhaltensgestörten Kindern. Ungewohnte Beeinträchtigungen, die beim Pferd Angst auslösen können, z.B. Sturm, Gewitter, Hagelschlag, sollten aus Sicherheitsgründern zur Unterbrechung der Therapie führen.

Die Anforderungen an das Pferd sind bei diesem Einsatz hoch. In der Regel sollten ihm ohne Unterbrechung maximal zwei Stunden Hippotherapie im Schritt zugemutet werden, will man Schaden vermeiden. Dabei ist insbesondere an die Belastung der Vorhand des Pferdes zu denken. Nach starker Beanspruchung seines Körpers und seines Gehorsams, durch belastende Behandlungen, z.B. schwergewichtige Rollstuhlpatienten, sollte man dem Pferd nach der Hippotherapie Entspannung, Belohnung und Bewegungsfreiheit ermöglichen (▷ Seiten 46, 118).

Patient

Information

Die Einwilligung zur Behandlung muß in erster Linie vom Patienten selbst oder bei Kindern von beiden Eltern bzw. den Erziehungsberechtigten, am sichersten schriftlich, gegeben werden. Zu klären ist der Krankenkassen- und Versicherungsschutz. Dabei ist zu bedenken, daß für den Schwer- und Schwerstbehinderten nur eine bedingte Unfallversicherung möglich ist; dies müssen die Beteiligten unbedingt mit den jeweiligen Versicherungsträgern abklären.

Zweckgerechte Kleidung des Patienten ist wichtig. Hosen dürfen keine Beengung der Beweglichkeit bewirken, wie dies bei Jeans oft der Fall ist. Auch müssen harte Nähte und Faltenbildung der Unterwäsche vermieden werden, um das Entstehen von Druckstellen zu verhindern. Als Oberteil sind Hemden oder Pullover zu bevorzugen, die möglichst eng anliegen und somit eine gute Bewegungskontrolle erlauben; großflächig unsymmetrische Modemuster sind aus dem gleichen Grund unerwünscht. Der Nacken sollte möglichst frei sein, auch ohne störende Frisur, um die Aufrichtung und ihre Symmetrie kontrollieren zu können. Als Schuhe eignen sich Turnschuhe oder Sportschuhe. Orthopädisch verordnete Schuhe mit Korrektur der Zehenstellung in Extension sind für die Behandlung gut; dagegen lassen wir Schienenversorgung – beispielsweise Peronäusschienen – abnehmen. Wenn möglich verzichten wir auch auf Brillen. Immer lassen wir bei Kindern die Zahnkorrekturhilfen abnehmen, die mit Drahtbügeln rund um den Kopf laufen. Feste Gegenstände, vor allem Schlüsselbunde, sollen nicht in den Taschen bleiben. Wenn Windelversorgung notwendig ist, müssen diese unmittelbar vor Beginn der Therapie gewechselt werden bzw. trocken sein.

Vorbereitung. Beim Erwachsenen besteht sie in möglichst eingehender Information über Durchführung und Wirkungsweise der Hippotherapie. Sehr hilfreich ist dabei das Zuschauen bei Behandlungen nach Zustimmung der Patienten oder ihrer Eltern. Dem Kind muß die Kontaktaufnahme mit dem Pferd geduldig und in Ruhe ermöglicht werden, um ihm die Angst zu nehmen, Vertrauen entstehen zu lassen und schließlich den Wunsch und die Lust zu wecken, auf dem Pferd sitzen zu dürfen.

Physiotherapeutischer Befund

Behandlungskonzept und anzustrebendes Behandlungsziel sind das Ergebnis eingehender physiotherapeutischer Befunderhebung (▷ Seite 123).

Der Übungsplan ist vor allem im Hinblick auf die Einwirkungsmöglichkeiten der Hippotherapie zu erstellen. Sie betreffen beispielsweise Rumpfaufrichtungen, Kopfhaltekontrolle, Symmetrie der Bewegung, Gewichtübernahme mit der schlechteren Seite, Beckenmobilität, Hüftgelenkbeweglichkeit. Zu erzielen sind weiterhin Ausgleich von Fehlhaltungen der Wirbelsäule, Funktionsverbesserung des Schultergürtels, Aufbau reaktiver Mitbewegungen des Armpendels oder der Beine, Koordinationsverbesserungen, Trainieren von Geschicklichkeit und Tempo gewünschter Bewegungen.

Abstimmung mit Parallel-Physiotherapie

Wichtig ist die Integration der Hippotherapie in den gesamten Behandlungsplan, d.h. in Ziele und Ergebnisse der begleitenden Physiotherapie, der Vorbehandlung, der Nachbehandlung und des Heimtrainings. Parallel durchgeführte Physiotherapie und Hippotherapie sollen sich ergänzen und fördern. Sie sollen in zeitlich gut abgestimmten Intervallen stattfinden und nicht am gleichen Tag, um den Patienten nicht zu überfordern und bestmögliche Kontinuität der Behandlungserfolge zu erzielen. Ausgenommen sind natürlich gezielte Vorbehandlungen für die Hippotherapie. Für den Gesamtbehandlungserfolg ist es gut, wenn Behandlungen auf neurophysiologischer Grundlage z.B. nach Bobath alternierend mit Hippotherapie durchgeführt werden. Falls möglich, sollten dem Patienten Übungen für zuhause gezeigt werden zur Intensivierung seiner Hippotherapie (▷ Seite 107, 120).

Vorbehandlung zur Durchführung von Hippotherapie

kann notwendig sein, um bei starker Beinspastik die Spreizfähigkeit der Beine für den Reitsitz zu entwickeln, um die Becken-Hüftgelenkbeweglichkeit zu steigern (Behandlungen im Damensitz, d.h. ohne Abspreizung der Beine, kommen bei Erwachsenen nur in Ausnahmefällen in Frage), um die Aufrichtung des Rumpfes für das Balancieren in der Fortbewegung des Pferdes vorzubereiten und um die erforderliche Kopfhaltekontrolle zu stabilisieren.

Behandlungsprotokoll

Die Dokumentation des Behandlungsverlaufes ist notwendig:

1. Zur Eigenkontrolle der durchgeführten Therapie und ihres Erfolges
2. Für die geforderten Berichte von Kostenträgern oder Ärzten
3. Für die Beurteilung der notwendigen Behandlungsdauer
4. Für die Absicherung in rechtlicher Hinsicht.

Es gibt viele Hinweise und Vorschläge für Dokumentationen. Ein computergerechtes Schema läßt sich nur mit Verzicht auf das Eigenständige jeder individuellen Therapie durchführen. Die Dokumentation sollte Aufschluß geben über Befund, Behandlungsplan und Behandlungsziel sowie über Durchführung der Hippotherapie und ihren Erfolg. Erfahrungsgemäß hat nur eine knappe, gut übersichtliche und relativ einfache Dokumentation Aussicht auf regelmäßige Durchführung. Ausführliche Vorschläge für Patientenprotokoll, physiotherapeutischen Befund und Verlaufsdokumentation ▷ Kinder-Hippotherapie, Seiten 122, 123.

Der nachstehende Entwurf eines Dokumentationsbogens ist für die Durchführung der Hippotherapie lediglich als richtungweisende Anregung zu werten. Naturgemäß sind immer individuelle Anpassungen vor allem durch die unterschiedlichen Erkrankungen notwendig.

Hippotherapie-Protokoll

Name   Alter

Diagnose

Behandlungsbeginn: _____,   _____ mal pro Woche

Gleichlaufende Therapien:

Behandlungsziel

Behandlungsplan

>   Patient
>   Aufsitzen
>   Hilfsmittel
>   Pferd
>   Führweise
>   Therapieteam

Durchführung

Behandlungserfolg

>   direkt:
>   Langzeit:

Besondere Hinweise

Verlaufsbeurteilung

>   Patient
>   Eltern/Angehörige
>   Physiotherapeut

Verlaufskontrollen

Sicherheitsmaßnahmen

Versicherungsschutz

Für Patient und Mitarbeiter ist er unumgänglich. In der Berufshaftpflicht des Physiotherapeuten muß die Behandlung mit dem Pferd (Hippotherapie) ausdrücklich übernommen sein. Dies gilt auch für die Unfallversicherung der Mitarbeiter und die Versicherung der Pferde. Der Patient muß über seine Versicherungsmöglichkeit aufgeklärt werden; bei Schwer- und Schwerstbehinderten bestehen diesbezüglich seitens der Unfallversicherung empfindliche Einschränkungen. Die Einwilligung des Patienten, beider Eltern oder des Erziehungsberechtigten eines Kindes muß gegeben sein, am sichersten schriftlich. Patient und Erziehungsberechtigte sind über die Durchführung der Hippotherapie und das Tierrisiko zu unterrichten.

Tetanusprophylaxe

Impfschutz gegen Tetanus sollte eigentlich vorausgesetzt werden können. Erfahrungsgemäß trifft dies aber häufig nicht zu, folglich sollte besonders im Hinblick auf das Pferd und sein Umfeld die Schutzimpfung empfohlen werden.

Kopfschutz

Das Tragen eines Kopfschutzes (Reitkappe) ist bei der Durchführung der Hippotherapie in der Halle in der Gangart Schritt nicht Pflicht. Vor allem bei kleinen Kindern behindert die Reitkappe erheblich die freie Haltung des Kopfes und die feinen physiotherapeutischen Korrekturen vorwiegend im Kopf-, Hals- und Schulterbereich (▷ Seite 131).
Kinder mit unkontrollierter Unruhe und unvorhersehbaren Bewegungsausbrüchen sowie anfallsgefährdete Kinder sollten einen Kopfschutz tragen.

Kontrolle des Pferdes und seiner Ausrüstung

Das Pferd soll genau beobachtet werden, ob es sein normales Verhalten zeigt, wie üblich gefressen, gemistet und gestrahlt hat; ob es sich klar bewegt und die Hufe mit Beschlag in Ordnung sind. Auch seine Ausrüstung muß sorgfältig überprüft werden, ob sie ordnungsgemäß paßt, ob das Lederzeug intakt ist und richtig verschnallt, ob die Steigbügel einen Schutz gegen das Durchrutschen des Fußes haben, ob das Bügelriemenschloß offen ist, damit Riemen und Steigbügel sich notfalls vom Sattel lösen können.

Sorgfaltspflicht

Sie obliegt dem Therapeuten und bezieht sich auf alle genannten Sicherheitsmaßnahmen. Im besonderen muß er den Patienten während der Therapie beobachten, seine Reaktionen wahrnehmen und Schwäche, ungewöhnliche Unsicherheit oder Abwehr gegen Behandlungsmaßnahmen erkennen. Die Fortsetzung einer Behandlung gegen den Willen des Patienten wäre ein grober Verstoß gegen die Sorgfaltspflicht. Therapeut oder Helfer müssen immer sichernd neben dem Patienten bleiben, es darf beispielsweise ein heruntergefallener Ball nicht vom Boden aufgehoben werden, ohne Absicherung des Kindes auf dem Pferd.

Ort der Durchführung

Durchführung der Hippotherapie in der Halle ist zu empfehlen, nicht nur wegen der größeren Sicherheit im Vergleich zum freien Gelände, sondern auch wegen der besseren Konzentrationsmöglichkeit des gesamten Teams und subtileren Therapieangeboten. Es ist dafür Sorge zu tragen, daß Ruhe herrscht, daß die Halle nicht unkontrolliert betreten werden kann, daß Hunde oder Katzen nicht hereinspringen können. Gleichzeitiger Reitbetrieb kann nicht erlaubt werden. Hippotherapie ist ärztlich verordnete Patientenbehandlung, sie darf folglich für Außenstehende nicht einsehbar sein. Bei Durchführung im Freien müssen der Außenplatz oder das Gelände gesichert sein durch angemessene Umfriedung.

Praktische Durchführung der Hippotherapie

Transfer

Transfer auf das Pferd und zurück erfolgt unterschiedlich je nach Schwere der Betroffenheit des Patienten. Immer gilt: Der Transfer soll so durchgeführt werden, daß er Therapie ist, daß er in allen Phasen als Bewegungsübung auch für den Alltag genutzt wird; alles was der Patient kann, soll er dabei einsetzen; es soll der Transfer gewählt werden, der für Patient und Pferd am schonendsten ist und er soll nicht unnötig lange dauern, um Patient und Pferd nicht zu überfordern.

Aufsitzen

Anheben vom Boden ist bei Kindern häufiger möglich als bei Erwachsenen; es hat den Vorteil, daß die Kontaktaufnahme mit dem Pferd intensiver erfolgt als beim Einsitzen von oben, von der Rampe. Dabei ist wichtig, daß die Hilfestellung des Helfers und das Mittun des Patienten sozusagen synchronisiert werden: Anheben durch den Helfer und abspringen, Abstoßen, Hochziehen oder Leichtmachen des Patienten, je nach seinen Fähigkeiten, müssen im gleichen Augenblick erfolgen »1–2–3-hooch« - damit werden die erforderlichen Kräfte am ökonomischsten eingesetzt und wesentlich unterstützt vom mentalen Mitvollzug des Geschehens.

Das Aufsitzen über ein etwa dreistufiges **Treppchen** mit Geländer und bequemer Standfläche (▷ ◙ 20) setzt voraus, daß der Patient die Stufen gehen kann, mit Anhalten am Geländer auf einem Bein freistehen und das andere über den Pferderücken abspreizen kann zum Einsitzen. Der Therapeut gibt Hilfen, wenn es nötig ist – wenn möglich, sollte der Patient das Aufsitzen alleine können. Ob vom Boden oder vom Treppchen aufgesessen wird – der Pferdeführer vor Kopf des Pferdes und ein Helfer rechts vom Pferd (wenn links vom Pferd aufgesessen wird) bieten größtmögliche Sicherheit.

Überwiegend geschieht heute der Transfer auf das Pferd von einer **Rampe** aus, beim schwerbehinderten Erwachsenen und Rollstuhlfahrer ausschließlich. Diese Art des Aufsitzens ist nicht nur für den Patienten am leichtesten, sie ist für den Helfer weniger belastend und schonend für das Pferd.

Verfügt der Patient noch über ausreichende Beweglichkeit, so kann er aus dem Stehen, wenn möglich mit abgestützten Händen auf dem Sattel oder Therapiegurt, das rechte Bein über den Pferderücken nehmen und weich einsitzen. Der Rollstuhlpatient wird quer über das Pferd gesetzt; seine Gesäßknochen müssen **hinter** der Wirbelsäule des Pferdes aufkommen, wenn er **vor** seiner Wirbelsäule einsitzt, drückt er das Pferd weg (▷ ◙ 21). Um dies durchführen zu können, muß ein geschickter Helfer den Patienten spürbar sichernd führen, nur mit vollem Vertrauen wird der Patient diese Phase ohne Angst mitmachen können. Aus dieser Stellung wird der Patient zum Reitsitz gedreht mit Herübernehmen seines rechten Beines über Hals und Kopf des Pferdes. Durch die Anspannung körperlich und emotional, kann es zu vermehrter, einschießender Beinspastik kommen. Diese versucht der Therapeut durch tonusmindernde Manipulationen

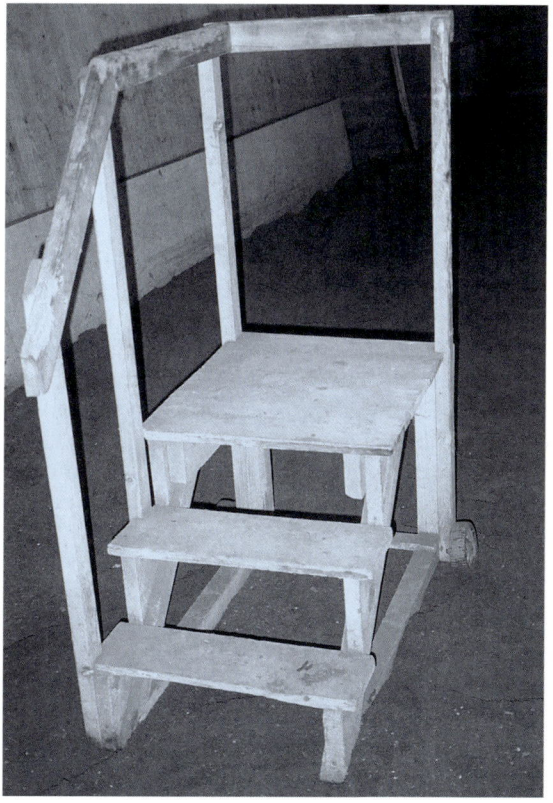

◙ 20   Aufsitztreppchen, leicht beweglich.

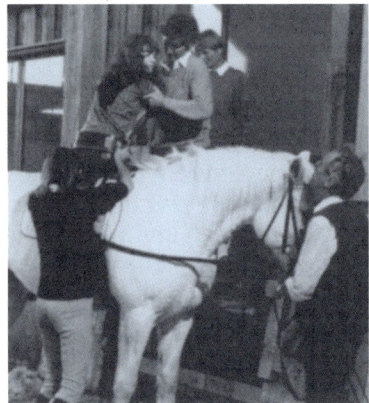
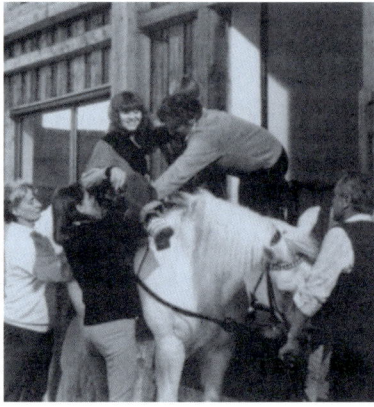
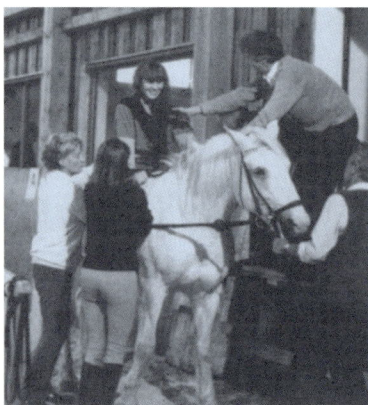

a   b   c

⊙ 21   Transfer auf das Pferd bei schwerer Behinderung.
a Der Patient wird quer auf das Pferd gesetzt, weiches Einsitzen ist Voraussetzung. Die Sitzhöcker dürfen im Quersitz nicht vor und nicht auf der Wirbelsäule des Pferdes ankommen, sondern hinter ihr, d.h. der Patient muß über die Wirbelsäule des Pferdes geschoben werden. Hierbei sichert ihn der am Pferd stehende Helfer. (Sitzt der Patient vor der WS des Pferdes, so besteht die Gefahr, daß er abrutscht und das Pferd ausweicht.)
b Das rechte Bein wird sorgfältig über den Pferdehals gehoben, dabei wird das Gesäß des Patienten in Mittelstellung geschoben; das erfahrene Therapiepferd nimmt in dieser Phase den Kopf nach unten.
c Sorgfältige Kontrolle der Sitzpositur des Patienten vor Antreten des Pferdes.

zu lösen, besser zu vermeiden. Aus der Haltung: Kinn auf die Brust, Rücken rund machen und Hüften beugen, lassen sich vorsichtig die notwendige Abduktion für den Spreizsitz und nachfolgende Aufrichtung entwickeln. Eine gute Aufsitzhilfe bei schwerer Beinspastik mit Neigung zum Überkreuzen der Unterschenkel und Füße beim Stehversuch, ist eine **Drehscheibe:** Sie liegt flach auf dem Boden und dem Patienten werden beim Herausheben aus dem Rollstuhl die Füße auf die Drehscheibe gestellt; dann wird er aufgerichtet unter entsprechender Hilfengebung für die Beine (Knie durchdrücken, stabilisieren). Wenn er »sicher« steht, wird er um 180 Grad gedreht, um in »Rücken-zu-Pferd-Stellung« zu kommen für das Aufsitzen über den Quersitz.

Das Aufsitzen über einen **Lifter** ist dann zu empfehlen, wenn die Behinderung des erwachsenen Patienten so groß ist, daß er selbst fast nicht mithelfen kann und das Helferteam überfordert wird, Risikosituationen drohen und große Belastungen für das Pferd. Zu fordern ist das Aufsitzen mit Lifter beim Hoch-Querschnittgelähmten. Der Vorteil des Lifters besteht in mehr Sicherheit für den Patienten, Kraftersparnis für den Helfer und Rückenschonung für das Pferd (▷ ⊙ 22).

Das Pferd muß während des Aufsitzens zuverlässig ruhig stehen, der Pferdeführer steht zur

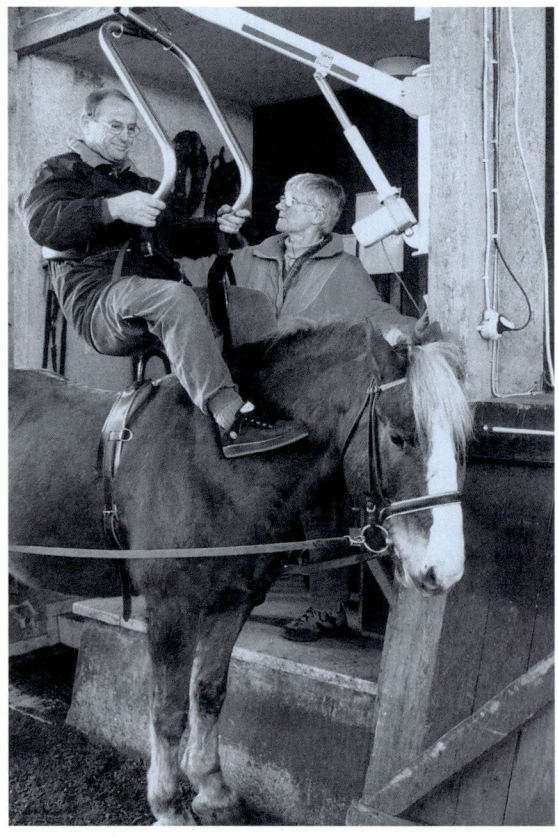

⊙ 22   Aufsitzen mit dem Lifter, schonend für Patient, Physiotherapeut und Pferd. (Bild: Conze)

Sicherheit vor seinem Kopf und beruhigt es, wenn nötig mit Stimme und Klopfen. Unbedingt muß vermieden werden, daß der Patient dem Pferd in den Rücken fällt. Nach jeder Form des Aufsitzens wird die Sitzpositur des Patienten vor Antreten des Pferdes sorgfältig kontrolliert; die ersten Schritte sind die schwierigsten, da Reiter und Pferd erst ihre Balance finden müssen und der Vorwärtsschub beim Anreiten für den Patienten besonders schwer auszubalancieren ist.

Therapeut und Helfer müssen beim Aufsitzen nicht nur patientengerechte Hilfen geben – dies ist oft Schwerstarbeit; sie müssen auch gelernt haben, ihren eigenen Rücken zu schonen, richtig zu heben und sich nicht zu schaden.

Absitzen

Absitzen zum Boden geht entweder wie üblich mit Vorlegen, Herübernehmen des rechten Beines über die Pferdekruppe und Heruntergleiten. Wenn das einseitig starke Abspreizen, Rotieren und Strecken im rechten Hüftgelenk problematisch sind, sollen in Vorwärtslage des Patienten **beide** Beine symmetrisch auf Pferderückenhöhe gehoben werden und dann mit Drehung des Patienten heruntergelassen werden. Das vorgenommene linke Bein des Helfers verhindert, daß die Patientenbeine unter dem Pferdebauch auf den Boden kommen, dies kann durch Steifhaltung und Verspannung des Patienten in dieser Absitzphase leicht passieren. Zum Absitzen von der **Rampe** muß das Pferd ruhig stehen.

Jede Art des Absitzens soll therapeutisch geschehen, d.h. die erarbeiteten Bewegungs- und Haltungsverbesserungen des Patienten sollen beibehalten werden. Zur Stabilisierung des Behandlungserfolges empfiehlt sich eine anschließende Ruhepause – im Idealfall ist dies eine Entspannungsphase in liegender Stellung mit Anleitung beispielsweise zur Atemkontrolle und Wahrnehmung der Entspannung. Zumindest ist zu vermeiden, daß der Patient unmittelbar nach dem Absitzen wieder in seine gestörten Bewegungsmuster zurückfällt. Der schwer Gehbehinderte sollte dazu motiviert werden, sich für den ersten Transfer vom Pferd zum Stuhl oder Liegestuhl mit dem Rollstuhl fahren zu lassen. Um ihm die panische Hemmschwelle »Rollstuhlpatient« zu nehmen, muß der Therapeut ihm verständlich erklären, daß mit der vorübergehenden Annahme dieses Hilfsmittels seine Gehfähigkeit gebessert und weiter erhalten werden kann.

Haltegurt

Jede Fixierung des Patienten am Pferd ist verboten. Eine Haltemöglichkeit für den Therapeuten mittels eines Hüftgurtes kann aber hilfreich sein, z.B. wenn beim schwerbetroffenen Erwachsenen starke Balanceunsicherheit besteht. Ein gepolsterter Ledergürtel über der Hüfte verschnallt erfüllt diesen Zweck – er darf die Hüftbeweglichkeit nicht behindern, aber auch nicht in die Taille rutschen; in dieser Weise korrekt angebracht, kann er Hilfe zur Sitzkorrektur sein. Weiche Polsterung erlaubt zwar Handkontakt und Einwirkung auf Becken und Kreuzbein durch den Therapeuten; zweifellos behindert ein Haltegurt aber die sehr wichtige Beobachtung der Beckenbewegung und manuelle Hilfen des Physiotherapeuten; vor allem bei Kindern bedeutet dies Verlust feinkoordinierter therapeutischer Einwirkung.

Sitz ohne Sattel

Die Behandlung ohne Sattel hat den Vorteil, daß zusätzlich zum unmittelbaren Kontakt von Gesäß, Innenseite der Oberschenkel und Pferd eine Wärmeübertragung erfolgt, da die Temperatur des Pferdes ein Grad höher liegt als die des Menschen, bessere tonusregulierende Einwirkung auf den Beckenboden wird erreicht. Die Übernahme der Bewegungen ist direkter spürbar, das Muskelspiel des Pferderückens wird fühlbar, das tiefere Sitzen im Schwerpunkt des Pferdes verbessert das Ausbalancieren des Patienten und das gegenseitige Einschwingen der Schwerelote Mensch – Pferd. Insgesamt werden die vieldimensionalen Schwingungsimpulse vom Pferd intensiver übertragen. Wenn seitens des Patienten und des Pferdes möglich, sollte die Hippotherapie ohne Sattel durchgeführt werden, lediglich auf einer weichen dünnen Decke.

Sitz mit Sattel

Der Sattel vergrößert durch seine Höhe den Abstand zum Schwerpunkt des Pferdes. Dieser verlängerte Hebelarm überträgt somit die Bewegungen des Pferderückens mit größerer Amplitude auf den Patienten. Eine derartige

Vergrößerung der Schwingungsimpulse kann erwünscht sein, wenn die Bewegungstoleranz des Patienten gezielt gesteigert werden soll.

Der Sattel ist auch hilfreich, wenn der Rücken des Pferdes für den Patienten zum Sitz ohne Sattel zu breit ist, d.h. wenn seine Spreizfähigkeit überfordert ist. Auch der ataktische Patient kann evtl. besser korrigiert werden: Hohe Sattelkammer und erhöhter Sattelkranz stellen eine Führungshilfe für Gesäß und Mittelpositur dar. Dagegen kann der harte Sattel auch unerwünschte Gegenreaktionen der Tonuslage hervorrufen, die durch die größeren Bewegungsausschläge noch verstärkt werden. Durch Erhöhung der hinteren Sitzfläche des Sattels wird die Rumpfaufrichtung gefördert.

Sitz mit Steigbügel

Eine Ruhigstellung der Beine im Steigbügel empfiehlt sich beim Erwachsenen dann, wenn die vom Becken weitergeleiteten Impulse unkontrollierte Bewegungsausschläge der Beine stimulieren im Sinne von weiterlaufenden Bewegungen und Ausweichmechanismen; dies ist vor allem bei Ataxie möglich. Unkontrollierbare Pendelbewegungen der Beine durch Lähmung, z.B. Querschnittssymptomatik, mit zusätzlich unerwünschtem Zug auf die Hüftgelenke sind ebenfalls mit Steigbügeln zu behandeln. Diese entlasten die Mittelpositur und Hüftgelenke durch Aufhebung des Beingewichtes. Bei starker Asymmetrie der Beine, beispielsweise durch spastische Hemiparese, empfiehlt sich ebenfalls eine Korrektur mit den Steigbügeln, um über Symmetrie die bestmögliche Ausgangsstellung zu erzielen.

Die Höheneinstellung der Steigbügel wird durch die Ausprägung der Spastik bestimmt. Sie sind so zu verschnallen, daß die Hüftgelenke in Mittelstellung entlastet und schmerzfrei sind, aber die Umrahmung des Pferdes mit den Oberschenkeln so weit wie möglich beibehalten bleibt, um mit der Unterstützungsfläche des Pferderückens eine optimale Sitzposition zu erreichen. Es ist darauf zu achten, daß im Steigbügel kein Gegendruck entsteht (durch höheren Druck als dem Gewicht des Beines entspricht) und damit Fehlbewegungen beispielsweise in Form von Kloni ausgelöst werden. Bei Spitzfußstellung entfällt aus diesem Grund der Einsatz von Steigbügeln. Bei schlaffer Lähmung der Beine sind die Steigbügel so tief zu verschnallen wie bei der Beinstellung im Dressur-

sitz: Das Gewicht der Beine soll entlastet, der Zug auf die Hüftgelenke aufgehoben, die Sitzsicherheit durch Nutzung der Beine zur Umrahmung des Pferdeleibes erhöht werden. In jedem Fall ist die Verwendung von Sicherheitssteigbügeln notwendig, die das Durchrutschen des Fußes verhindern (z.B. mit Körbchen).

Sitz ohne Steigbügel

Wenn die Beine des Patienten in Mittelstellung ohne unkontrollierte Eigenbewegungen am Pferd liegen bleiben, halten wir Unterstützungsflächen durch Steigbügel nicht für notwendig; das stimulierte leichte Mitbewegen der Beine im Gangrhythmus des Pferdes ist als therapeutische Komponente zu nutzen.

Zusammenfassend sind Ruhigstellung und Entlastung der Beine im Steigbügel zu empfehlen, wenn sich damit die Rumpfbehandlung verbessern läßt: Die Aktivitäten der Beine übertragen sich auf das Becken und werden von hier auf die Wirbelsäule weitergeleitet mit Auswirkung auf den Rumpf.

Ausgangsstellung

Die bestmögliche Ausgangsstellung ist Voraussetzung für den optimalen Bewegungsaufbau im Schritt. Die **Tonusregulierung** wird eingeleitet durch den Spreizsitz. Auf-den-Bauch-Legen mit Gewichtentlastung der Wirbelsäule, Beugung in den Hüftgelenken, Hängenlassen der Arme und Entspannung des Schultergürtels sowie seitliches Auflegen des Kopfes wirken ebenfalls entspannend. Ein weiterer Ansatz zur Entspannung läßt sich durch Rückenlage erzielen (bei Hyperlordose der LWS und fixierter Hüftflexion bzw. verminderter Extension kontraindiziert). Entlastung der Wirbelsäule, Streckung der Hüftgelenke, Loslassen des Schultergürtels und der Arme sowie Ablegen des Kopfgewichtes bewirken die Tonusregulierung. In dieser Stellung sind bei vorsichtiger Schrittbewegung des Pferdes Wirbelsäulenkorrekturen möglich durch zunehmende Anpassung der Wirbelsäule an den Pferderücken oder zumindest Kontaktsuche mit dem Pferderücken. Dies leitet die gewünschte Geradhaltung der Wirbelsäule ein. Mit diesen Therapiehilfen läßt sich der bestmögliche Sitz vorbereiten.

Die **Beine** können frei hängen, wenn weder Traktion bzw. Schmerzen in den Hüftgelenken entstehen noch starke Asymmetrie durch Halbseitensymptomatik besteht. Weiterhin dürfen keine reaktiven Bewegungsausschläge als Ausweichmechanismen durch die rhythmische Beckenbewegung stimuliert werden, wie dies fast regelmäßig bei Ataxie geschieht, auch keine unkontrolliert zunehmenden pendelnden Beinbewegungen, wie häufig bei schlaffer Lähmung. Diese Eigenaktivitäten der Beine stören Sitzbalance, Beckenbewegung, Wirbelsäulenhaltung, Kopf- und Armkoordination. Sie lassen sich vermeiden, wenn durch Steigbügel das Beingewicht genommen wird (▷ Seite 90).

Schultergürtel und Arme lassen sich bei spastischer Fehlhaltung mit Bewegungen gegensinniger Rotationen günstig beeinflussen. Bei Innenrotation der Arme und Protraktion des Schultergürtels kann die Korrektur über die Außenrotation der Arme, Supination der Hände und Retraktion des Schultergürtels eingeleitet werden.

Die **Kopfhaltung** läßt sich bei ungenügender oder fast fehlender Kopfhaltekontrolle beim Kind durch die hinter dem Kind auf dem Pferd sitzende Physiotherapeutin verbessern (▷ Seiten 108, 127).

Beim Erwachsenen ist ungenügende Kopfhaltekontrolle eine Gegenindikation für Hippotherapie. Fehlhaltungen durch Dyskinesien sollen primär zur Symmetrie gebracht werden, im weiteren können sie durch vorsichtige Bewegungen des Kopfes mit Dehnungsversuchen der betroffenen Muskulatur günstig beeinflußt werden. Hilfreich ist oft die Aufforderung, nach rechts oder links zu schauen ohne die Augen zu bewegen, also die Blickführung durch Drehen des Kopfes zu erreichen.

Alle Korrekturhaltungen lassen sich durch gezieltes, vorsichtiges »Tapping« unterstützen. Diese manipulative Hilfe ist von erstaunlicher Wirkung: Das Gefühl des Patienten konzentriert sich auf die berührte Stelle im Sinn der Wahrnehmung und der Reaktion; feinste Berührungen des Körpers, wie man sie beispielsweise zum Aufheben oder Herunterziehen eines Augenlides benützt, können bereits effektiv sein, leichtes Klopfen oder geringer Druck intensivieren die Einwirkung.

Das Erarbeiten der optimalen Ausgangsstellung für den Patienten, wie sie seiner hypothetischen Norm entspricht, erfordert primär die Möglichkeit der Tonusregulierung. Weiterhin muß die Knochengelenkfunktion die Voraussetzung zum Einnehmen der gewünschten Stellungen erfüllen. Von der Einbeziehung orthopädischer Hilfsmittel (Peronäusschienen u.a.) raten wir ab, da ihre mechanische Funktion die dynamische Bewegungsstimulation hindert. Eine Beinschiene kann zusätzlich durch ungewohnten Druck auf den Pferdeleib unerwünschte Reaktionen des Pferdes auslösen, beispielsweise bei einschießender Spastik oder klonischem Krampf des geschienten Beines. Korrigierende Schuhe sind dagegen hilfreich. Naturgemäß entspricht die bestmögliche Ausgangsstellung für den Patienten dem korrekten Sitze des Reiters mit Übereinstimmung der Schwerelote von Pferd und Reiter.

Rumpfkoordination

Die Beantwortung der Schwingungsimpulse des Pferdes in der Vorwärtsbewegung ist eine Koordinationsleistung. Eine Steigerung der Bewegungsstimuli läßt sich durch Verstärkung der Fliehkraftwirkung erzielen, d.h. durch Temposteigerung sowie durch Schritt-Halt-Schritt-Übungen, weiterhin durch Einbeziehung der Zentrifugal- und Zentripetalkraft durch Richtungswechsel.

Die Rumpfkoordination in der Geradeausbewegung des Pferdes ist leichter als beim Richtungswechsel, dem Reiten durch die Ecke, auf einem Bogen, auf dem Zirkel oder in der Schlangenlinie. Die Zentrifugalkraft in der Biegung bewirkt ein Abweichen des Rumpfes, d.h. des Schwerelotes, nach außen mit vermehrter Belastung des äußeren Sitzknochens. Die Bewegungskorrektur hin zum Schwerpunkt, d.h. zur Übereinstimmung der Schwerelote Pferd-Reiter, fordert ein Ausbalancieren des Rumpfes zur Mitte hin, unter Vermeidung der Gegenreaktion durch Schwerpunktverlagerung nach innen, die dem »In-die-Kurve-Legen« entspräche. Ebenso fehlerhaft wäre ein Hineinbeugen in die »Kurve« durch Einknicken der Hüfte. Dieser Koordinationsvorgang erfordert primär eine differenziertere Funktionsleistung der – in bezug auf den gedachten Mittelpunkt des vom Pferd gelaufenen Bogens – **äußeren** Körperseite. Dies ist ein Grund dafür, daß dem Patienten mit Halbseitensymptomatik die Biegung schwerer fällt bzw. sie bei ihm mehr Fehlreaktionen hervorruft, wenn seine »schlechtere« Seite außen ist, vor allem bei Tonusminderung dieser Seite. Ein therapeutischer Effekt ist erzielt, wenn es dem Patienten aktiv gelingt, das Nach-außen-Hängen selbst zu korrigieren.

Dies ist erst möglich, wenn eine annähernd symmetrische Haltung aufgebaut werden kann. Für den jeweiligen Übungsablauf empfiehlt sich, mit der »besseren« Seite des Patienten zu beginnen, d.h. seine weniger betroffene Seite nach außen zu nehmen, um den symmetrischen Aufbau der Rumpfkoordination besser vorbereiten zu können. Ein gewünschter Dehnungseffekt der spastischen Seite des Patienten durch Einbeziehung von Zentrifugalkraft und Nach-außen-Nehmen dieser Seite kann ebenfalls erst erfolgen, wenn eine symmetrische Haltungskorrektur eingeleitet ist. Auch dies läßt sich erfahrungsgemäß leichter erzielen, wenn zu Beginn die funktionell bessere Seite des Patienten nach außen genommen wird.

Der immer wieder beobachtete Widerspruch unterschiedlicher therapeutischer Auswirkungen des Bogenlaufens auf die Halbseitensymptomatik des Patienten läßt sich meist mit den beschriebenen Beobachtungen erklären. Zu erwähnen ist jedoch, daß auch jedes Pferd eine »bessere« und eine »schlechtere« Seite hat, d.h. sich harmonischer nach links oder rechts biegen läßt als Folge seiner Rechts- oder Linksfüßigkeit – entsprechend der Rechts- oder Linkshändigkeit des Menschen. Auch dies kann sich im Bewegungsdialog, gerade bei Halbseitensymptomatik auf die Rumpfkoordination des Patienten auswirken. Neben der Beachtung funktionsanalytischer Richtlinien für die Seitenwahl bei der Behandlung muß letztlich immer wieder individuell der bestmögliche Behandlungsweg gefunden und geprüft werden. Wesentlich ist, daß der Physiotherapeut weiß, welche Mehrbelastung für den Patienten jeglicher Richtungswechsel bedeutet, und er jedes unkontrollierte Abbiegen möglichst vermeidet. Er muß somit auf eine Führordnung achten, die gegenseitige Behinderung vermeidet, wie sie bei mehr als zwei Pferden in der Bahn leicht zustandekommen kann.

Wichtig ist permanentes Beobachten, ob die Bewegungsangebote des Pferdes die Bewegungstoleranz des Patienten gefährden oder überfordern, da in solchen Fällen zwischenzeitliche Entspannungsstellungen notwendig werden können.

Initiale **Dehnübungen** können hilfreich sein für den Aufbau der Rumpfkoordination:

1. Rundmachen des Rückens: Becken nach vorwärts kippen, Hüftstreckung, Katzenbuckel, Kinn zur Brust, Arme vor der Brust verschränken und langsames Wiederaufrollen dieser Haltung, beginnend von Becken-LWS über BWS, HWS zum Kopf.
2. Rückwärtsbeugen: Becken nach rückwärts kippen, Hüftbeugung, Lendenlordose verstärken, Brustkorb vorwölben, Arme leicht vom Körper abheben in lockerer Streckung und Supination, Kopf zum Nacken neigen – und zurück in Ausgangsstellung.
3. Diagonal – Dehnen: Wechselseitig senkrechtes Hochstrecken eines Armes, ohne dabei den symmetrischen Sitz zu lockern, den Arm fallenlassen und im Rhythmus auspendeln.

Die Übungen sollen immer nur kurz durchgeführt werden, zu Beginn im Stehen, danach, wenn möglich, im Schritt.

Hinsichtlich der Atemführung soll beim Rundmachen – Lösen – Fallenlassen die Einatmungsphase, beim Aufrichten – Rückwärtsbeugen – Hochstrecken die Ausatmungsphase erfolgen.

Eine Steigerung der Rumpfkoordination läßt sich durch Sitzvarianten wie Rückwärts- und Seitsitz üben. Sinnvoll sind auch Armhalteübungen, symmetrisch nach ventral mit abgewinkelten Ellenbogen oder nach der Seite durch symmetrisches oder asymmetrisches Stützen der Arme auf Hüfte, Oberschenkel, Pferdekruppe. Auch der Kopf kann einbezogen werden und als Auflagepunkt für die Hände dienen, die beispielsweise spitzdachförmig über den Scheitel, verschränkt über dem Hinterkopf, in Pronation über der Stirn oder in Kontakt zu den Ohren gehalten werden können. Zu diesen Haltevarianten der Arme können noch Bewegungsvarianten kommen durch Einbeziehung des reaktiven Armpendels in die Rumpfkoordination (▷ Seite 78).

Die gewünschte Feinkoordination der Wirbelsäule kann am besten geübt werden, wenn die Arme möglichst nahe dem Schwerelot gehalten werden, die zu verarbeitenden Bewegungsimpulse widerlagern und nicht durch Schwingungsbewegungen auspendeln. Ziel der Rumpfkoordination ist das Aufrichten der Wirbelsäule gegen die Schwerkraft mit dem Kopf, d.h. dem Scheitel, als höchstem Punkt. In dieser die Gelenke bestmöglich entlastenden Position sind die Voraussetzungen für das Feinkoordinationstraining am günstigsten.

Kopfhaltung

Zur ungenügenden Kopfkontrolle des Kindes ▷ Seite 127.

Haltungsprobleme des Kopfes beim Erwachsenen mit Verspannungssymptomatik lassen sich durch regulierende Bewegungen des Schultergürtels sowie der Halswirbelsäule beeinflussen. Wesentlich ist, daß alle Bewegungen, die auf die Entspannung von Schulter-Nacken-Kopf-Haltung einwirken sollen, möglichst fein dosiert werden, also nicht den Charakter gymnastischer Übungen mit großem Bewegungsausschlag haben, sondern auf feinstes Muskelspiel konzentriert werden. Der Patient sollte versuchen, die Schultern fallen und den Hals länger werden zu lassen, den Abstand zwischen Ohrläppchen und Schultern zu vergrößern und den Kopf in die Blickrichtung der Augen mitzunehmen. Erstaunliche Wirkung und Entspannung kann auch durch Ablenkung zum Sprechen oder Singen erzielt werden. Die beste Korrektur wird erreicht, wenn die Aufrichtung der Halswirbelsäule mit der Geradrichtung der Gesamtwirbelsäule erfolgt und der Kopf-Scheitelpunkt als oberste Begrenzung dieser Balancierstange getragen wird.

Eine besondere Fehlhaltung des Kopfes, wie sie beim Krankheitsbild des Torticollis spasmodicus besteht, läßt sich gezielt angehen durch Einbeziehung von Richtungswechsel, Seitengang und eventuell kurzen Trabreprisen des Pferdes *(vgl. Seite 98).*

Extremitätenhaltung

Der Aufbau von Bewegungsverbesserung der Extremitäten erfolgt über die Ausgangsstellung des Rumpfes, die Beweglichkeit von Becken und Hüftgelenken sowie den Schultergürtel. Eigenbewegungen der Extremitäten lassen sich folglich auch für das Behandlungsziel der Rumpfaufrichtung und Koordination einsetzen. Die vom schwingenden Becken über die Hüftgelenke auf die Beine übertragenen Schwingungsimpulse sollen in optimaler Stellung widerlagert werden, um die Rumpfbalance zu intensivieren. Dieser differenzierte Vorgang des Widerlagerns ankommender Bewegungen übt gleichzeitig die Feinabstimmung des Muskelspiels in den Extremitäten. Für den Schultergürtel gilt, daß mit Aufrichtung der Brustwirbelsäule durch Anhebung des Brustbeins, Vergrößerung des Brustraums und gleichlaufendes Zurücknehmen der Schultern mit Zusammenbringen der Schulterblätter, Voraussetzungen geschaffen werden für die Entwicklung der freien Schultergelenkbeweglichkeit. Die Ge-

lenkmobilisation ist ablesbar am sich einstellenden freien Armpendel, reaktiv in die Gegenbewegung des Vorwärtsimpulses der jeweiligen Pferdeseite. Diese reaktive Armpendelbewegung ist einerseits erwünschtes und angestrebtes Behandlungsziel, andererseits Voraussetzung für den Aufbau widerlagernder Bewegungen der Arme. Diese können durch einfache Halteübungen erfolgen: Geringe Änderungen der Armhaltungen haben gezielte und effektive Auswirkungen auf den Balanceakt des Rumpfes. Beim Einsatz von Armhaltepositionen ist wesentlich, daß sie nicht durch Steifmachen erfolgen, sondern im Bewegungsablauf ohne Veränderung der Rumpfeinstellung gehalten werden können. »Zügelführung« mit feiner Verbindung zur Bewegung des Pferdemaules und -kopfes kann über das Greifen und Halten der Zügel eine hilfreiche Übung sein. Vor allem Kinder fühlen sich enorm motiviert durch die Vorstellung, das Pferd lenken zu können. Die angestrebte Richtung erfordert Raumorientierung und bedeutet wieder ein neues Übungsziel. Selbstverständlich muß man dafür sorgen, daß das Pferd nicht unsachgemäß im Maul gestört wird; wir verschnallen die Zügel für diese Übungen nicht im Trensenring, sondern oberhalb davon im Nasenriemen, ohne Einwirkung auf das Pferdemaul.

Grundlage für das Einbeziehen der Extremitäten in die koordinative Rumpfbehandlung ist zunächst die Tonusregulierung, um die Extremitäten für die Bewegung durchlässig zu machen. In der Folge sind widerlagernde Übungen zur Mitte – d.h. zur Körperlängsachse, der Vertikalachse Wirbelsäule – zu entwickeln, um eine möglichst gute Entlastung der Wirbelsäule zu erreichen. Diese Bewegungsmuster erscheinen nach außen ruhig; als Ausdruck konzentrativer Kraft, durch kunstvolle Widerlagerungen gehalten, stellen sie keine weiterlaufenden Balancierbewegungen dar, die ins Auge fallen und die Balance der Wirbelsäule eher gefährden bzw. belasten. Der Unterschied dieser Bewegungsmöglichkeiten wird an den in ☙ 23 dargestellten Schlittschuhläufern deutlich: Die Bewegungswiderlagerung »in Ruhe« für den gewünschten Bewegungsfluß ist eine schonende und ökonomische Lösung; die weiterlaufenden Bewegungen enthalten mehr Spielraum für Ausdruck. Beide Bewegungsmöglichkeiten sind schön, wenn sie harmonisch sind.

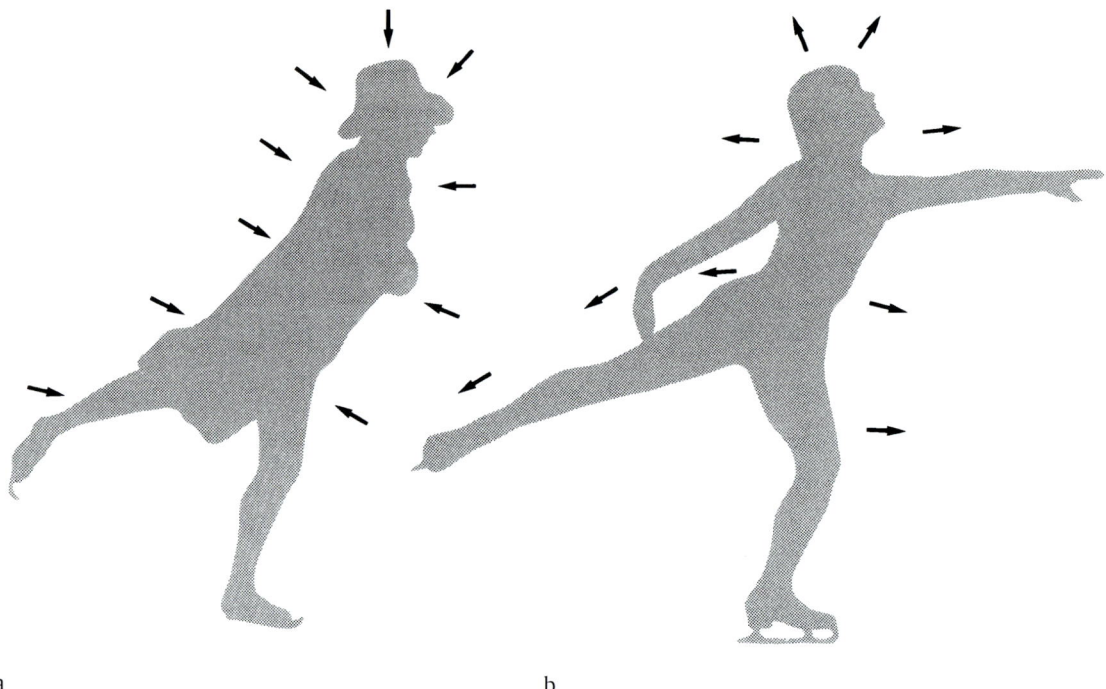

a   b

⚙ 23 Widerlagernde und weiterlaufende Bewegungen.
a Konzentrierend zur Mitte widerlagernde Bewegungen unter möglichst geringer Belastung der Wirbelsäule.
b Weiterlaufende Bewegungen mit Spielraum für den Ausdruck von Körpersprache unter Mehrbelastung der Wirbelsäule.

Korrekturhaltungen

Korrekturhaltungen sind widerlagernde Übungen in verschiedenen Körperpositionen. Schon geringe Haltungsänderungen bewirken ein deutliches Umfunktionieren neuromuskulärer Koordination. So ist die Wechselbeziehung zwischen den Körperteilen eine andere, wenn ich beispielsweise die rechte flache Hand auf den Scheitel des Kopfes lege, auf die Stirn oder auf den Hinterkopf, auf die linke Schulter oder das Brustbein, auf den rechten oder linken Oberschenkel oder den rechten Beckenkamm. Jeder kleine Körperteil beeinflußt den ganzen Körper – ob dies die Haltung der Zehen betrifft oder die des Kiefers.
Gezielte Anwendung von Korrekturhaltungen je nach dem Körperproblem des Patienten ist Kunst des Physiotherapeuten. Er wird mit diesen Hilfen um so besser arbeiten können, je intensiver er sie in eigener Erfahrung auf dem Pferd durchgespürt und funktionell analysiert hat. Voraussetzung für den physiotherapeutischen Erfolg dieser Haltungen ist, daß sie die Durchlässigkeit des Patienten für die Pferdebewegung nicht stören, sondern nutzen. In der Aufrecht-Vorwärts-Balance sind Bewegungskorrekturen möglich, die aus der Ruhehaltung nicht zu erzielen sind. Ihre rhythmische Wiederholung läßt das Körpergefühl so schulen, daß die Bewegungen schließlich automatisiert werden. Der Transfer des Erreichten in den Alltag bedeutet eine wesentliche Intensivierung und Stabilisierung des Behandlungserfolges.
Abgesehen von der Rumpfkoordinationsschulung in der Aufrecht-Vorwärts-Balance läßt sich vor allem mit unsymmetrischen Korrekturhaltungen Symmetrie der Bewegungen aufbauen. Durch kleinste Haltungsänderungen entstehen ungezählte Variationen. Voraussetzungen für den Einsatz von »Übungen« sind ihre Funktionsanalyse und ein klares Therapieziel. Die schematische Darstellung von wenigen Haltungen soll lediglich als Anregung verstanden werden (**⚙ 24 a–h**). Nicht zu verwechseln sind diese Bewegungsaufgaben mit »gymnastischen Übungen als Selbstzweck«: Sie können den Behandlungserfolg kaum steigern,

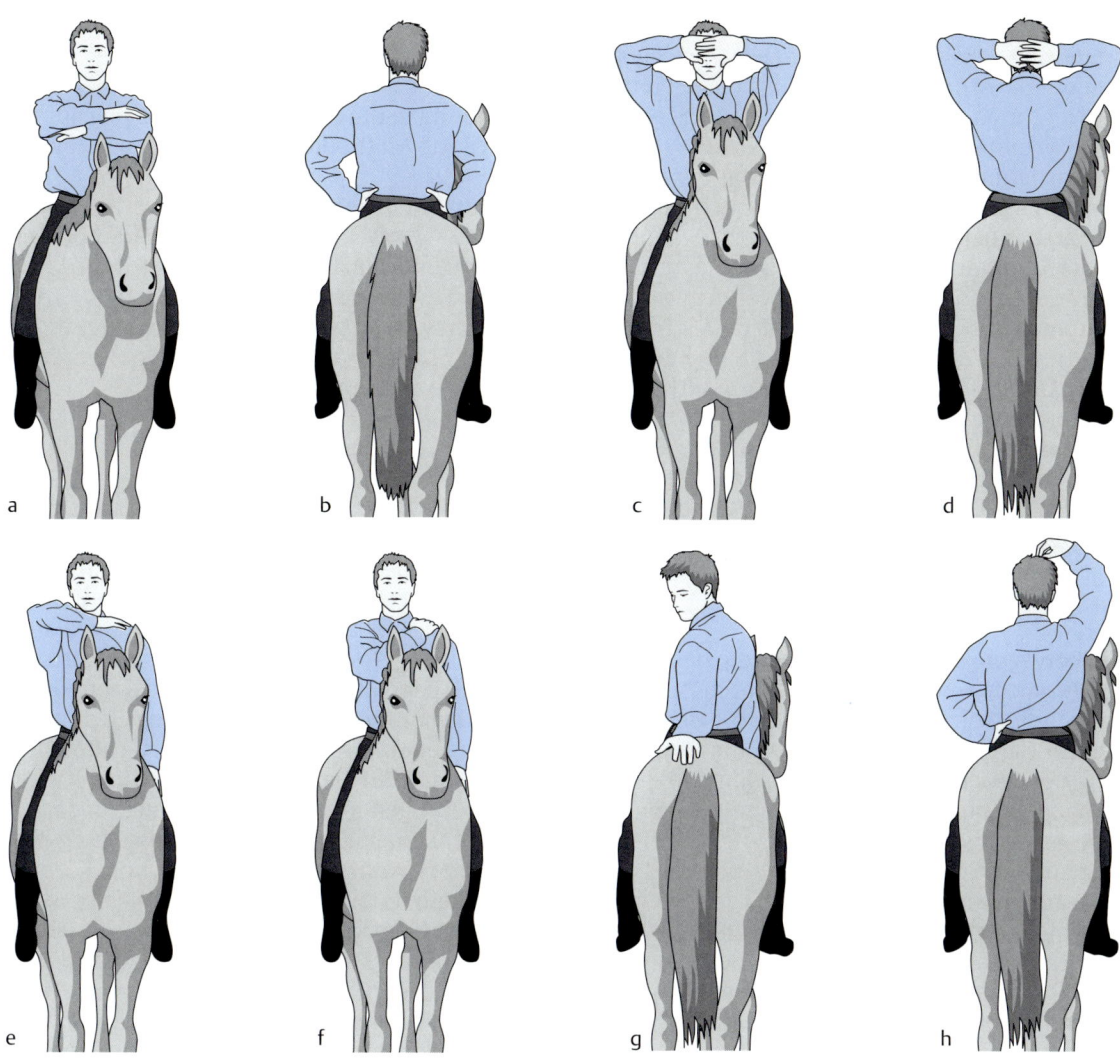

⊙ 24 Korrekturhaltungen

a–d Beispiele für Symmetrie; **e–h** Beispiele für Asymmetrie.

dagegen sehr leicht gefährden. Bei der Hippotherapie sollen nur Bewegungsaktivitäten angestrebt werden, mit deren Hilfe sich die Bewegungsimpulse des Pferdes besser übernehmen und beantworten lassen. Die Hippotherapie ist umso besser, je weniger Mühe dem Patienten anzusehen ist.

Atemführung

Das freie Fließen des Atems, möglichst rhythmisch mit der Pferdebewegung einschwingend, läßt sich beispielsweise über lösende Übungen für die Gesichtsmuskulatur stimulieren, am besten mit Lächeln oder Lachen oder auch mit Sprechen, bei Kindern mit Singen; weiter über bewußtes Weitmachen des hinteren Rachenraumes beim Nachahmen des Gähnvorganges, über Fallenlassen der Schultern. Auch Aufrichtung des Rumpfes und Brustkorberweiterung durch Anheben des Brustbeines sind wesentlich. Dies läßt sich unterstützen durch Vorwärts-Seitwärtsheben der locker mitschwingenden Arme mit Außenrotation der Handflächen, wobei der Daumen möglichst nach rückwärts zeigt, gestisch eine einladende Bewegung mit geöffneten Händen. Sinnvoll ist langsamer rhythmischer Wechsel zwischen dieser öffnenden Arm-Hand-Bewegung und einer zentrierenden Bewegung der Fingerspitzen zum Sternum hin.

Die Ausdehnung der Atemräume in der Einatmungsphase soll man immer nach kaudal, erdwärts anbahnen, das Weitwerden des hinteren Rachenraumes z.B. durch Fallenlassen des Unterkiefers, die Brustkorberweiterung zum Zwerchfell hin mit Fallenlassen des Schultergürtels, die Ausdehnung des Bauchraumes durch Öffnen, Entspannen der Kontaktflächen »Reithosenbezirk« mit dem Pferdeleib. Dabei sind das Abgeben von Gewicht und das Tiefertreten der eigenen Körpermitte zu erspüren. Losgelassen »im Pferd« sitzend läßt sich seine Fußfolge wahrnehmen und ihr Bodenkontakt als eigene Erdung in der Sitzbalance empfinden.

Die Bewegungen der Bauchdecken beim Ein- und Ausatmen werden erspürt durch Auflegen der Hände, welche rhythmisch mitbewegt werden. Im Gähnvorgang sollte man die Einbeziehung des Bauchraumes bis zum kleinen Becken beobachten und dabei das geringe Kippen des Beckens nach ventral und die Gewichtsverlagerung auf den Sitzbeinen wahrnehmen.

Wenn über die rhythmische Pferdebewegung das Einschwingen des Beckens gelingt als Voraussetzung für die gewünschte Beübung des Rumpfes, so sollten damit möglichst gleichlaufend das freie Schwingen des Zwerchfells und Bauchatmung erzielt werden. Das Lösen und sich Öffnen des Dammbereiches, ein Entspannen der Gesäßmuskeln und Oberschenkeladduktoren ist gerade bei beinbetonter neurologischer spastischer Bewegungsstörung von überragender Bedeutung und bringt dem Patienten große Erleichterung. Vermittlung von Wahrnehmungshilfen mit dem Ziel der größtmöglichen Zwerchfellschwingung und Verbindung von Brust- und Bauchraumatmung ist Kunst des Therapeuten.

Alle Atemübungen sollen ohne Kraft erfolgen. Auf keinen Fall sind forcierte Ein- und Ausatmung oder Atemstütze zu trainieren. Durch Beobachten und Begleiten des Atemflusses während des rhythmischen Bewegtwerdens auf dem Pferd ist vielmehr das Bewußtsein für den Atemvorgang zu bahnen; hilfreich ist es, mit geschlossenen Augen zu spüren. Die Korrektur für das ökonomische Bewegen des Atems

kommt durch die Bewegung mit und auf dem Pferd, ohne Störung des autonomen Atemrhythmus. Es kann von Vorteil sein, wenn Atemübungen durch konventionelle physiotherapeutische Methoden begleitet oder vorbereitet werden.

Die Anbahnung dieser Funktionsverbesserungen setzt großes Geschick des Therapeuten sowie Eigenerfahrung mit und auf dem Pferd voraus. Stimmbildung und Sprechen werden gefördert, wirken günstig auf verschiedene Formen des Stotterns und können beste »Zuarbeit« für den Logopäden sein.

Perzeptionstraining

Es bewirkt kein aufmerksames Erfassen oder Analysieren einer Vorstellung, sondern ihr grundsätzliches Wahrnehmen im Bewußtsein. Die Einübung auf dem Pferd bringt den Vorteil, daß der Patient über diesen Bewegungsdialog gleichzeitig gefordert und entspannt ist, sich aktiv und passiv bewegt, gelöst und damit offen für Wahrnehmung. Voraussetzung für diese Schulung zum Körperbewußtsein ist Gelöstheit in der Phase der Bewegungsbehandlung. Viele Aufforderungen an den Patienten zielen darauf ab, daß er seinen Körper und die Bewegung dieses Körpers wahrnimmt, die Lage von Körperteilen zueinander erspürt und das Bewegtwerden im Raum erfährt. Ein diesbezüglich vielseitiges Schulungssystem stammt von *Feldenkrais*. Über die Körperwahrnehmung kann der Patient bewußt sein Bewegungsproblem erfahren und wird in das therapeutische Übungsgeschehen integriert. Diese Entwicklung von Körperbewußtsein bedeutet Kontrolle der Bewegung und damit Intensivierungsmöglichkeit der Therapie.

Das Wahrnehmen ist für den Erwachsenen auf dem Pferd beispielsweise durch folgende **Fragen** zu lenken, deren Antwort der Patient erspüren, aber nicht verbalisieren soll:

▶ Spüren Sie die Verbindung der Sitzknochen mit dem Pferderücken? Sind die beiden Sitzknochen in gleicher Weise belastet, schwer? Ist ihr Druck auf den Pferderücken beidseits gleich? Spüren Sie die Bewegung des Pferderückens unter Ihren Sitzknochen? Haben Ihre Sitzknochen immer die gleiche Stellung? Werden Ihre Sitzknochen bewegt oder bewegen Sie die Sitzknochen selbst?

▶ Steht Ihr Becken gerade? Steht eine Beckenhälfte höher oder tiefer als die andere?

▶ Spüren Sie den Übergang vom Kreuzbein zu Lendenwirbelsäule? Ist dieser Übergang beweglich oder fest? Spüren Sie Bewegungsrichtungen Ihrer Lendenwirbelsäule?

▶ Sind Ihre Beine gleich lang? Ist der Abstand von den Knien zum Hüftgelenk beidseits gleich lang? Sind Ihre Füße gleich weit vom Boden entfernt?

▶ Verläuft Ihre Brustwirbelsäule gerade oder gebogen? Ändert sich die Stellung des Brustbeins mit Ihrer Atmung? Hebt sich Ihr Brustbein an bei der Einatmung?

▶ Was machen Ihre Schulterblätter bei der Einatmung? Wohin verlagern sich Ihre Schulterblätter beim Vorbeugen Ihres Rückens? Stehen Ihre Schultern gleich hoch? Ist der Abstand zwischen Schulter und Ohrläppchen beidseits gleich weit? Können Sie beide Schultern gleich tief fallen lassen oder steht eine Schulter höher oder tiefer?

▶ Schwingen Ihre Arme bei der Bewegung mit? Ist der Schwingungsausschlag der Arme beidseits gleich weit? Schwingen Ihre Arme ohne jede willentliche Einwirkung von Ihnen?

▶ Ist der Scheitel der höchste Punkt Ihres Körpers? Liegt er senkrecht in Verlängerung Ihrer Wirbelsäule? Wohin bewegt er sich, wenn Sie den Kopf zur Seite drehen?

Einfühlungsvermögen, Fantasie und Erfahrung des Therapeuten sind ausschlaggebend für das Gelingen von Körperwahrnehmung – nur um diese geht es und nicht etwa um eine »richtige« Lösung der Aufgabe. Das Perzeptionstraining sollte die gewünschten Bewegungskorrekturen günstig beeinflussen, indem das Ganzheitsgefühl der Bewegung lokal gesteuert wird. Eine zusätzliche Lenkung der Wahrnehmungen läßt sich erzielen durch leichtes Berühren oder federndes punktförmiges Klopfen und Drücken der gesuchten Körperregion, auch durch vom Therapeuten geführte Bewegungen. Im Höchstmaß läßt sich ein Bewußtmachen der Bewegung stimulieren, wenn der Patient die Augen schließt und dabei seine Bewegung im Raum erspürt, so z.B. das Durchreiten der Ecke, das Bewegen auf einer Schlangenlinie, die Steigerung des Schrittempos oder das Verkürzen der Schrittfolge.

Die Anwendung dieses Perzeptionstrainings auf Kinder erfordert eine kindgerechte Lenkung der Aufmerksamkeit (▷ Seite 129).

Einüben von Basisfunktionen

Während der Bewegungsbehandlung auf dem Pferd erfolgt eine kontinuierliche Stimulierung der Gleichgewichtsorgane durch Tempo-, Richtungs- und Lagewechsel des rhythmisch bewegten Körpers. Tast- und Tiefensensibilität sowie Propriozeption werden durch Druck, Gegendruck und Wärme angesprochen.

Neben der auf die Motorik zielenden Behandlung sollte diese sensorische Integrationsmöglichkeit nach Bedarf genutzt werden, ▷ Seiten 15, 38. Bewegungsplanung und Ausmaß gezielter Bewegung können durch Geschicklichkeitsübungen auf dem Pferd geschult werden. Die Rechts-Links-Erfahrung, ein häufiges Problem bei motorisch gestörten Kindern, läßt sich z.B. über Greifen nach dem rechten Ohr des Pferdes, seiner linken Halsseite, der rechten Pferdekruppe üben; auch der Richtungswechsel, die Reithalle selbst, ihre Ecken, Spiegel, Türen etc. sind hier therapeutisch einzusetzen. Das große Erfahrungsgut heilpädagogischer und psychomotorischer Behandlung, das über den begrenzten Ausschnitt der Motorik hinaus vielfache Übungsangebote enthält, bietet reichhaltige Anregungen für die Hippotherapie.

Übungs- und Spielhilfen

Sie sind von Vorteil, wenn sie gezielt eingesetzt werden, da sie sehr motivierend wirken, die Konzentrationsfähigkeit steigern und die physiotherapeutische Einwirkung über die Freude am Gelingen intensivieren. Wir arbeiten mit ihnen bei kleineren Kindern und mental kindlich gebliebenen Erwachsenen.

Es braucht Konzentration, Geschicklichkeit und Motivation, bis es dem Kind z.B. gelingt, einen weichen Schaumgummiball um seine Körpermitte zu rollen, links herum und dann wieder rechts herum zurück. Die Freude über das Gelingen bereitet den Weg zur Übungssteigerung, beispielsweise durch schnellere Schrittfolge des Pferdes oder raschere Handhabung des Balles. Diese Übung kann physiotherapeutisch zielen auf Symmetrie der Armbewegung bei Halbseitensymptomatik, Übernahme des behinderten Armes in die Bewegung, Entwicklung von Rotationsbewegungen des Rumpfes, kontrollierte Kopfbewegung, Stabilisation des Sitzes.

Ausschlaggebend für jede Übungs- und Spielhilfe ist das angestrebte Behandlungsziel, das der Physiotherapeut durch die entsprechende Übung erreichen oder sogar fördern will. Auf keinen Fall dürfen der Bewegungsdialog mit dem Pferd und die erzielte Losgelassenheit des Sitzes gestört werden. Selbstverständlich wird jegliche Übungs- und Spielhilfe von den mentalen Gegebenheiten des Patienten bestimmt.

Kind- bzw. erwachsenengerechte Behandlung

Die Behandlung des Kindes muß seinen Entwicklungsstand einbeziehen, d.h. daß Stimulationen neuromotorischer, sensomotorischer und psychomotorischer Komponenten die gegebenen Entwicklungsmöglichkeiten nicht über-, aber auch nicht unterfordern dürfen. Voraussetzung hierfür ist das Umgehen-Können mit Bewegungseinladung, Bewegungsaufforderung, Bewegungsanforderung und Bewegungstraining.

Für die Behandlung des Erwachsenen muß bedacht werden, daß beim Gesunden, sportlich aber Untrainierten, schon zwischen 30 und 45 Jahren eine deutliche Abnahme der Kraft, Ausdauer und motorischer Lernfähigkeit manifest wird. Die Alltagsmotorik bleibt zwischen 45 und 60 Jahren normalerweise erhalten. Eine Zunahme der Wirbelsäulenbeweglichkeit ist beim aktiven Sportler noch bis zu 70 Jahren zu erzielen; mit zunehmendem Alter tritt jedoch üblicherweise eine Verzögerung des Bewegungsbeginnes durch Rückgang der Nervenleitgeschwindigkeit und der Reaktionsfähigkeit auf. Den älteren Patienten darf man nicht überfordern. Er benötigt mehr Zeit für den Aufbau der Behandlung, darf aber auch nicht unterfordert werden, da sonst die Bewegungskontrolle nachlassen kann. Das Nichtabrufen ihrer Funktion beschleunigt Inaktivierungserscheinungen. Ganz allgemein ist zu empfehlen, bei über 60jährigen die Indikation zur Hippotherapie besonders sorgfältig abzuwägen.

Auge und Sehen

Sehen ist ein ganz zentrales Geschehen. Die Art dieser Sinneswahrnehmung kann den Körper synchron lösen oder in Spannung einbeziehen. Für die Hippotherapie hilfreich kann der zur Entspannung führende Sehvorgang sein.

Das Punktsehen verlangt die Scharfeinstellung des optischen Systems Auge auf diesen Punkt; dies geschieht durch Verformung der Linse zu mehr Konvexität und wird erzielt durch Anspannung des Muskelringes, der rund um die Linse verläuft. Gleichzeitig muß die Wahrnehmung des Punktes durch die lichtbrechenden Medien im Augapfel so gelenkt werden, daß sie auf die Stelle der Netzhaut (Fovea) trifft, an der diese am schärfsten sieht. Erst mit der Aneinanderreihung von Punkten können scharfe Konturen erkannt werden, zum Beispiel Schriftzeichen gelesen werden. Scharfsehen bedeutet also Einstellen des Linsensystems durch Muskeltonusänderungen (Akkommodation) auf einen Punkt, bedeutet gleichzeitig über die Fovea zentralisierte Gehirnleistung in Form von Erkennen des Gesehenen: Ich sehe nicht einen Vogel fliegen, sondern ich erkenne, welcher Vogel fliegt; ich sehe nicht den Sternenhimmel, sondern ich erkenne den Jupiter; ich sehe nicht die Blumenwiese, sondern ich erkenne ein Vergißmeinnicht. Dieses Erkennen entsteht über Anspannung, Zentrierung, Konzentration und erhöht den Tonus auch im Körper. Schalte ich dagegen das Punktsehen aus, so kann die ganze Netzhaut den Vogelflug, den Sternenhimmel, die Blumenwiese wahrnehmen. Dieser Sehvorgang, das Lösen der Scharfeinstellung, ergibt eine andere Wachheit für meine Umgebung, eine andere Reaktionsbereitschaft, einen anderen Tonus in meinem Körper, eine andere Bewußtheit: Loslassen und Wahrnehmen meines Körpers mit der Pferdebewegung sind leichter, der Weitblick läßt mehr Raum für Innenschau.

Wir sollten also versuchen, den Patienten zu lehren, den Vogelflug, den Sternenhimmel, die Blumenwiese zu sehen. Hilfreich für das Verstehen und bewußte Einsetzen dieses »peripheren Sehens« ist beispielsweise das Beobachten beider Hände, die mit gestreckten Armen von vorne langsam zur Seite und dann nach hinten bewegt werden, aber nur, soweit sie noch zu sehen sind; dieser Winkel kann vergrößert werden, wenn der Patient gelernt hat, »sein Auge loszulassen«. Dies ist ein anderer Vorgang als das Schließen der Augen bzw. Wegblenden des Außen, um innen sehen, wahrnehmen und fühlen zu können.

Das Bewußtmachen dieser verschiedenen Arten zu sehen in der Bewegung auf dem Pferd sensibilisiert die Körperwahrnehmung, bedeutet Feinstimmung der Reaktionsfähigkeit und kann Entspannungshilfe für angestrengte Augen sein, auch Kopfschmerzen »auflösen«. Im gelassenen Rundblick kann die Reaktionsge-schwindigkeit schneller funktionieren als beim angestrengt fixierenden Sehen; das kennt jeder aus Erfahrung beim Autofahren.

Konzentrieren – anspannen – entspannen – aufhören

Jede effektive Behandlung versucht, den Patienten zu konzentrieren und an dem Geschehen zu beteiligen. Wenn dies gelingt, so bedeutet es für den Patienten immer in irgend-einer Weise Anspannung; ob diese sich auch körperlich durch Verspannung manifestiert, muß deutlich beobachtet werden. Günstig wir-ken sich Entspannungsphasen aus, z.B. das Lie-gen auf dem Pferdehals mit hängenden Armen und aufgelegtem Kopf. Die Entlastung der Wir-belsäule durch das Abgeben des Gewichtes von Rumpf und Kopf kann in der Bauchlage wie auch in der Rückenlage erzielt werden; dabei stellt die Bauchlage hohe Anforderungen an die Beugung im Hüftgelenk, die Rückenlage an ihre Streckung. Die Bewegungsmöglichkeit in den Hüftgelenken kann daher den Ausschlag geben für die Wahl bzw. den Entspannungseffekt der Übung.

Wichtig ist genaues Beobachten des Patienten bezüglich Ermüdungserscheinungen; lassen sich diese durch Entspannungsstellungen nicht mehr beheben, sollte die Behandlung abgebro-chen werden. Am Ende einer Behandlung sollte nie das Gefühl von Unvermögen, sondern immer das Erfolgserlebnis einer guten Bewe-gung stehen.

> Die angeführten praktischen Hinweise erhe-ben keinerlei Anspruch auf Vollständigkeit; sie sollen vielmehr Anregung zu Beobach-tung und gezieltem Handeln sein. Das situa-tiv kreative Element bestimmt die Behand-lung. Immer soll die Steigerung der Erfah-rung angestrebt werden, da Routine das Ende einer Entwicklungsfähigkeit bedeuten kann. Voraussetzung für einen optimalen Behandlungserfolg ist eine jeweils korrekte physiotherapeutische Lösung.

Hippotherapie bei Erkrankungen häufiger Indikation

Frühkindliche Hirnschädigungen

Infantile Cerebralparese (ICP)

Minimale cerebrale Dysfunktion (MCD)

▷ Kinder-Hippotherapie, *E. Tauffkirchen, Seiten 108, 112.*

Multiple Sklerose – MS

Multiple Sklerose ist eine der häufigsten neurologischen Krankheiten, sie betrifft Erwachsene überwiegend zwischen 20. und 40. Lebensjahr. Die Erkrankung führt zu vielfacher (multipler) Zerstörung der Markscheiden, welche die Nervenfortsätze schützend umgeben, nachfolgend kommt es zur Gewebsverhärtung (Skerose-Gliose) der zerfallenen (demyelinisierten) Markscheiden. Die Erkrankungsherde können über Gehirn und Rückenmark verstreut sein – das drückt die gebräuchliche Bezeichnung Encephalomyelitis disseminata (ED) aus. Je nach Lokalisation, Ausdehnung und Kombination der Herde kommt es zu einer Vielzahl neurologischer Symptome – die ED kann jedes klassische Syndrom des Zentralnervensystems hervorrufen und zu allen neurologischen Bewegungsstörungen führen. Sie kann folglich als **Modellkrankheit** gelten **für Physiotherapie auf neurophysiologischer Grundlage** und damit Hippotherapie. Berichte über Erfolge und ihre Durchführung liegen seit über 30 Jahren vor, die neurologische Bewegungsstörung bei MS ist die häufigste Indikation für Hippotherapie bei Erwachsenen.

Die **Ursache** der Erkrankung ist nicht bewiesen – virale Genese, Stoffwechseldefekt und Erbfaktoren werden u.a. diskutiert, heute geht man davon aus, daß es sich um eine T-Zell-vermittelte Autoimmunerkrankung handelt – es gibt folglich noch keine kausale Therapie, um die Demyelinisierung zu beeinflussen. Entscheidende Fortschritte wurden erzielt durch die medikamentöse Behandlungsmöglichkeit von Komplikationen und vor allem durch den Einsatz intensiver Physiotherapie.

Krankheitsverlauf: Die Erkrankung verläuft in Schüben von Verschlechterung mit nachfolgend teilweiser Rückbildung (Remission) der Symptomatik. Die Schwere der Erkrankungsschübe und ihre neurologischen Ausfallserscheinungen sind ganz unterschiedlich je nach Lokalisation und Ausdehnung der Entmarkungsherde. Am häufigsten ist die **schubförmig** remittierende Verlaufsform, später mit Übergang zum **chronisch**-progredienten (fortschreitenden) Verlauf, seltener ist die primär chronisch progrediente MS mit Erkrankungsalter um 40 Jahre. Im günstigsten Fall kann es zu fast völliger Remission und zum Stillstand der Erkrankung kommen; prognostisch muß man aber mit einem kontinuierlichen Krankheitsprozeß rechnen, da immer wieder Verschlechterungsschübe auftreten können.

Häufige **Lokalisationen** der Entmarkungsherde und ihre neurologische Symptomatik sind:
– Hirnnerven: Sehschwäche, Doppelbilder, Nystagmus, bulbäre (verwaschene) Sprache
– Kleinhirn: Ataxie, Intentionstremor, skandierende Sprache
– Rückenmark-Pyramidenbahn: spastische Parese und Koordinationsstörung
– zentrales Neuron: Hypotonie
– Hinterstrang: Parästhesien und Störung der Tiefensensibilität
– Vegetative Symptomatik: funktionelle Blasenstörungen, seltener Mastdarmstörungen
– Psychische Symptomatik: häufig optimistische Lebenseinstellung trotz des Wissens über die Schwere der Erkrankung
– Symptome von Entmyelinisierungsprozessen unterschiedlicher Lokalisation können gleichzeitig auftreten und bestimmen das Krankheitsbild.

Neurologische Bewegungsstörung und Hippotherapie
Spastik: Vordergründig ist die spastische Parese, beinbetont und seitenbetont bis zu Hemi-Symptomatik mit entsprechender Gangstörung. Tonusregulierung mit Minderung der Spastik bewirkt Verbesserung des koordinativen Bewegungsablaufes und des Gangbildes; dabei kann Rückgang der Spastik durch Ausfall ihres stützenden Effektes bei schlaffer Parese zu Steh- und Gehunfähigkeit, zum Versagen der Beine führen. Dieser Effekt muß vor allem unmittelbar nach dem Absitzen beobachtet

und ggf. durch angemessene Stützhilfen des Therapeuten abgefangen werden. Möglicherweise wird eine Änderung tonusregulierender Medikation erforderlich nach Rücksprache mit dem Arzt. Bei ausgeprägter, seitenbetonter Symptomatik kann eine symmetrische Ausgangsstellung durch Verwendung von Steigbügeln erzielt werden und von Vorteil für die Behandlung sein. Bei sehr starker Spastik kann auch der Sitz auf einem Sattel hilfreich sein. Erarbeitung symmetrischer Rumpffunktionen gelingt überwiegend besser, wenn in der Biegung beim Durchreiten der Ecken die schwerer betroffene Seite des Patienten innen ist (▷ Seite 75).

Ataxie: Bei ataktisch-hypotoner Verlaufsform mit Hyperreflexie, überschießenden ausfahrenden Extremitätenbewegungen, Rumpfschwanken und Koordinationsstörung bewirken Ruhigstellen der Beine mit Entlasten ihres Gewichtes in Steigbügeln Vorteile: Die verbesserte Sitzpositur bietet günstigere Voraussetzungen, um die bestehende Beckenblockade zu lösen und für den Rumpf wieder stabilisierende Funktionen aufzubauen; dabei sind hilfreich Ruhe-Haltungen der Arme, möglichst körpernah und »Festhalten« mit dem Blick, den Augen.

Mentale Führung: Der MS-Patient ist überwiegend über sein Krankheitsgeschehen eingehend informiert. Seine Persönlichkeitsbeurteilung kann erschwert werden durch typische Krankheitszeichen wie schwankender, torkelnder Gang, verwaschene, verlangsamte Sprache und gestörte Augenmotorik – darauf soll eindringlich hingewiesen werden. Die Möglichkeit seiner mentalen Einbeziehung in die Therapie sollte ausgeschöpft werden: Erfühlen des Bewegungsgeschehens über vielfache Körperwahrnehmung – auch des Pferdes - potenziert spürbar den Behandlungserfolg und motiviert Aktivität und Freude des »Reiters« bis schließlich zum gezielten Selbsttraining zuhause.

Behandlungsziele sind Bessern oder zumindest Erhalten von Bewegungsfunktionen durch Verbessern paretischer und Training noch funktionsfähiger Muskeln; Verhindern von Komplikationen vor allem im orthopädischen Bereich (beispielsweise bei drohenden Kontrakturen, Wirbelsäulenfehlhaltungen und Rumpfadynamie mit Rückwirkung auf Atmung und Kreislauf) und Vorbeugung von Immobilisierung.

Typische Begleitsymptomatik
Es besteht **rasche Ermüdbarkeit**, die Grenzen der Leistungsfähigkeit sind herabgesetzt und können schlagartig erreicht werden – On-Out-Effekt. Auch starke Tagesschwankungen beeinträchtigen das Befinden. Die Patienten neigen zu Selbstüberforderung und Überschreiten ihrer Belastbarkeit – dissimulieren: Die Therapie darf die Grenzen zur Überanstrengung nicht überschreiten, aber die Fähigkeiten des Patienten auch nicht unterfordern. Dies setzt besonders sorgfältige Beobachtung und kluge Therapieführung voraus.

Die häufige **neurogene Blasenstörung** mit dysurischer Symptomatik kann durch Hippotherapie gebessert werden, offenbar über die Stimulation des Beckenbodens. Blasen- und Nierenentzündungen als meist Spätkomplikation, gehören im floriden Stadium dagegen zu den Gegenindikationen der Hippotherapie.

Katheterversorgung kann je nach Position, Material und Verträglichkeit zur Gegenindikation führen.

Sensibilitätsstörungen der Haut können zu Dekubitus (Hautdruckgeschwüren) führen, diese Gefahr ist bei Hippotherapie besonders gegeben im Gesäß-Sitzkontaktbereich und sollte vermieden werden; meist wird der Patient die Komplikation verschweigen und muß einfühlsam befragt werden. Wichtige Vorbeugungen sind entsprechende Kleidung: Weich, glatt, ohne harte Nähte, eine immer glattgezogene Satteldecke und bei spürbaren Rückenwirbeln des Pferdes eine dickere Sitzauflage.

Schwere **Osteoporose** als Folge langwieriger Cortisonbehandlung ist wegen der Gefahr von Spontanfrakturen eine Gegenindikation.

Indikation: Sie reicht vom frühzeitigen Einsatz der Hippotherapie bei noch geringer Bewegungsstörung bis zum Rollstuhlpatienten. Voraussetzungen sind ausreichende Spreizfähigkeit der Beine und Hüftbeweglichkeit sowie Entwicklung von Rumpfbalance zu freiem Sitz in der Gangart Schritt.

Gegenindikation: Akuter Schub (ca. 6 Monate schubfreies Intervall!)
- Blasen-Nierenentzündungen
- Hautdruckgeschwüre
- Osteoporose
- Unzureichend eingestelltes Anfallsleiden.

Bei Zweitkrankheiten z.B. schon »banale Infekte«, da die Anfälligkeit des MS-Patienten generell groß ist und die Gefahr von Ver-

Name:	J.M. 57 Jahre
Diagnose:	Chronisch progrediente Encephalomyelitis disseminata (MS) Spastische Diparese rechtsbetont Rumpfhypotonie Überlastungssyndrom Schultergürtel-Armfunktion Gehen mit 2 Gehhilfen Längere Strecken Rollstuhl

Hippotherapie

Behandlungsziel:
– Tonusregulierung
– Aufbau von Symmetrie
– Dynamische Stabilisation der Wirbelsäule durch Kräftigung der Bauch- und Rückenmuskulatur
– Verbesserung des Gangbildes

Behandlungsplan

Aufsitzen
Rampe, Standbein- Spielbein über Pferdekruppe

Hilfsmittel
Kein Sattel, leichte Decke

Pferd
Großpferd, möglichst ausgeprägtes Rechts-Linksabsinken der Kruppe zur Übung von Lateralflexion der LWS, Beckenmobilisation und Dehnung der Hüftmuskulatur
Schritttempo anfangs zurücknehmen, langsam zulegen, Ecken-Biegungen flach nehmen
Keine Zirkel- oder Schlangenlinien
Keine Schritt-Halteübungen
Therapiedauer in Führen auf der rechten und linken Hand (Bahn-Seite) teilen

Therapeuten
Einer

Patient
Mentale Einbeziehung in das Bewegungsgeschehen
Körperwahrnehmung mit geschlossenen Augen
Bewußte Atemführung

Langzeit-Behandlungserfolg:
– Tonusregulierung, verbesserte Rumpfkoordination, Beckenmobilisation und Erleichterung beim Gehen
– Schmerzsymptomatik durch die Spastik gelindert

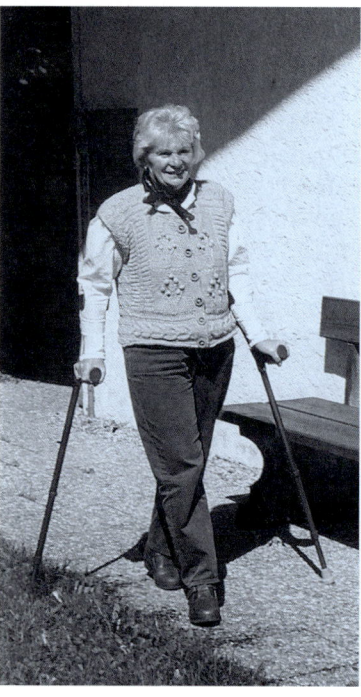
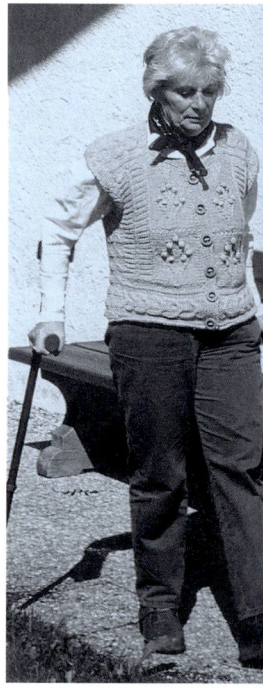

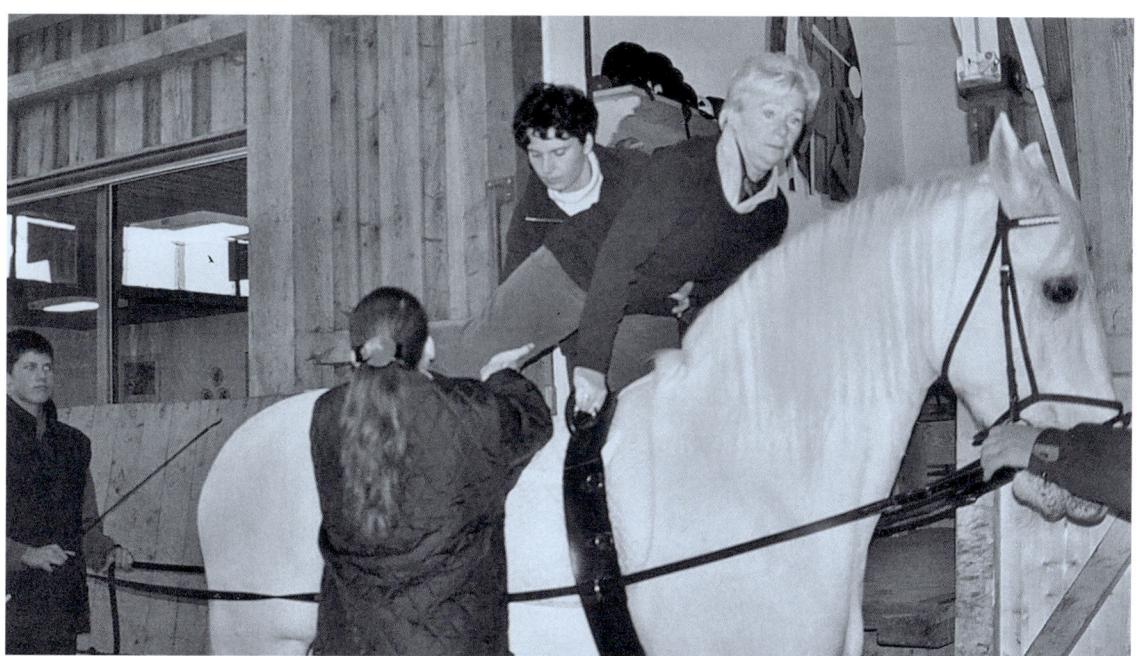

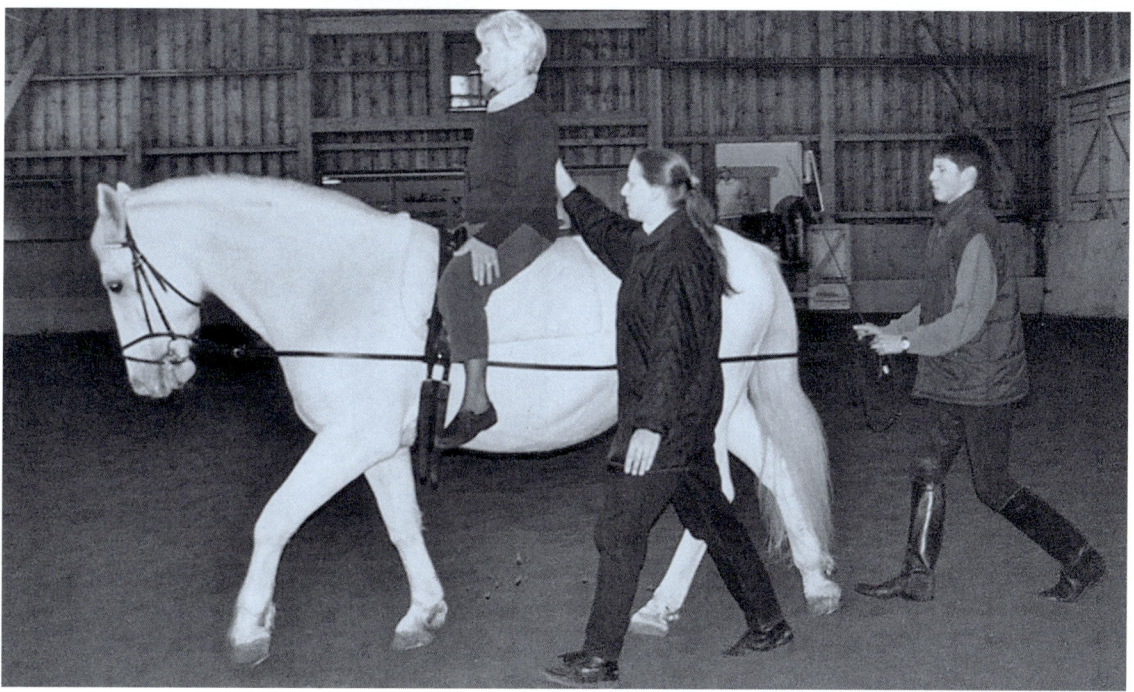

Name:	B.R. 34 Jahre
Diagnose:	Multiple Sklerose Schwere spastische Diparese mit Ataxie Vorherrschend Flexionstonus im Rumpf, Rollstuhl

Hippotherapie

Behandlungsziel:
- Tonusregulierung
- Verbesserung der Rumpf- und Nackenaufrichtung
- Aktivierung der Rückenstreckmuskulatur

Behandlungsplan

Aufsitzen
Von Rampe im Quersitz

Hilfsmittel
Drehscheibe
leichte Sitzunterlage

Pferd
Großpferd, möglichst flache Schwingungsimpulse, breite Aufsitzfläche, Ruhiger gleichmäßiger Schritt, geradeaus, Ecken großbogig abrunden.

Therapieteam
Therapeutin und Kotherapeutin notwendig

Patient
Voll mit Behandlungsdurchführung ausgelastet, keine Überforderung mit mentaler und sensorischer Integration.

Durchführung:
Aufsitzen durch Flexionstonus im Rumpf erschwert, starke Belastung für Therapeutin, Anfangs Anhalten am Gurt notwendig. Gutes Mitbewegen der Beine durch entsprechende Hilfe der Therapeutin am Becken möglich. Für die Aufrichtung des Rumpfes sind 2 Therapeutinnen notwendig, um das beidseitige Abstützen mit gestreckten Armen und offenen Händen auf den Oberschenkeln zu ermöglichen. Während der Behandlung wird immer weniger Hilfe notwendig.

Erfolg nach der Behandlung:
- Deutliche bessere Rumpfextension, freibalanciertes Sitzen mit Abstützung auf den Oberschenkeln möglich.
- Deutlich geringere Spastik.

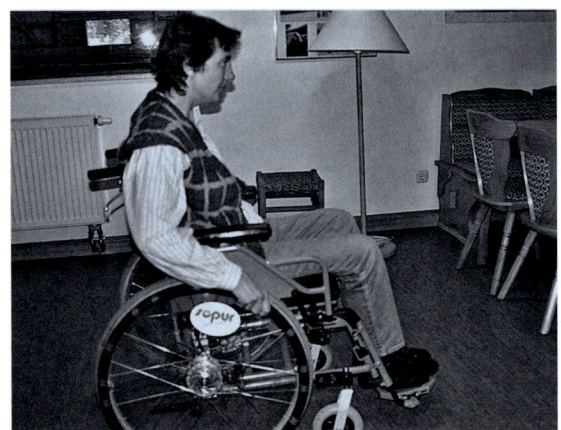

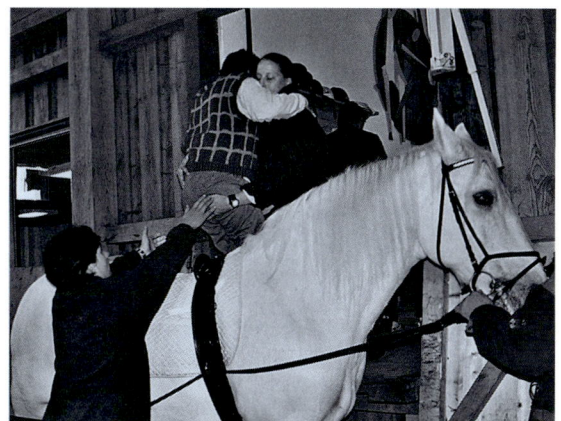
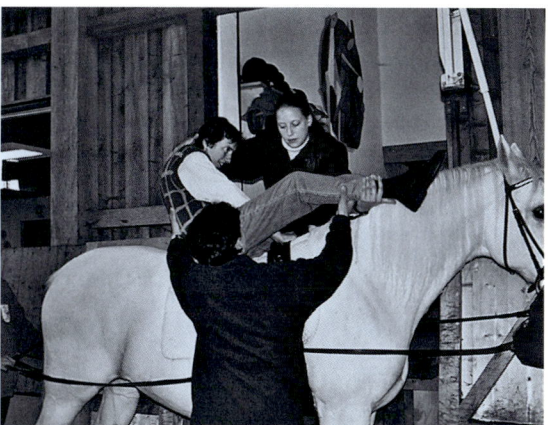
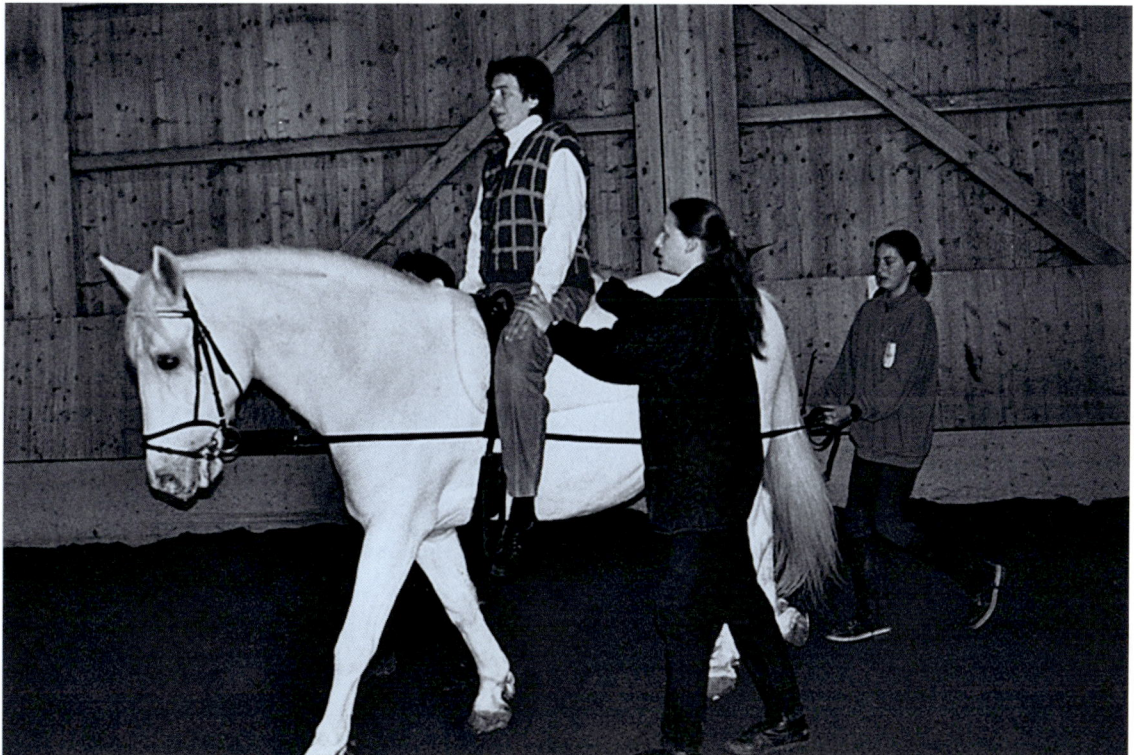

Name:	R.O. 45 Jahre
Diagnose:	Multiple Sklerose Spastische Diparese linksbetont mit ataktischer Komponente, Taillenbereich hypoton; Rollator und Rollstuhl

Hippotherapie

Behandlungsziel:
– Tonusregulierung
– Verbesserung der Rumpfaufrichtung
– Aufbau von Symmetrie
– Gangschulung

Behandlungsplan

Aufsitzen
Von Rampe im Quersitz

Hilfsmittel
Steigbügel wegen starker Asymmetrie der Beine, Höheneinstellung vorsichtig vornehmen um verstärkte spastische Reaktionen – Klonusauslösung – zu verhindern.
leichte Decke

Pferd
Großpferd, deutliche Horizontalbewegung mit Absinken des Beckens und folglich vermehrter Rotation und Dehnung der Hüftmuskulatur erwünscht. Geradeaus, Tempowechsel, Anreiten-Halt-Übungen.

Therapeuten
Eine Physiotherapeutin

Patient
Mentales und sensorisches Einbeziehen in Behandlungsgeschehen

Durchführung:
Nach sorgfältig kontrollierter Ausgangsstellung mit symmetrisch verschnallten Steigbügeln, Entwicklung des freien Sitzes in bestmöglicher Aufrichtung. Hilfe der Therapeutin am Becken zur Mobilisation und Beckenaufrichtung, Beeinflussung der Rumpfhypotonie durch Abstützen der Hände und Arme auf den Oberschenkeln, Therapeutin verstärkt Druck auf Handflächen.

Langzeit-Behandlungserfolg:
– Tonusregulierung
– Kräftigung der Rumpf- und Bauchmuskulatur
– Verbesserte Aufrichtung und Haltungssymmetrie
– Verbessertes Gleichgewicht
– Beckenmobilisierung
– Verbessertes Gangbild

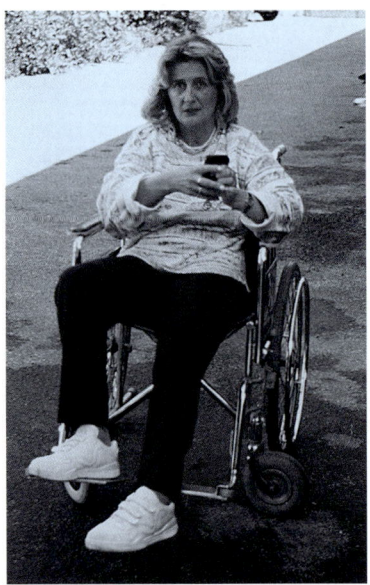

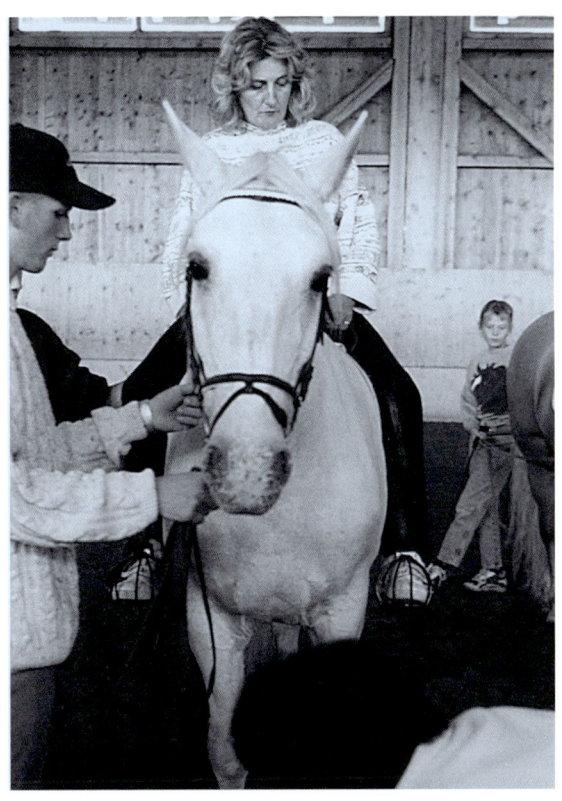

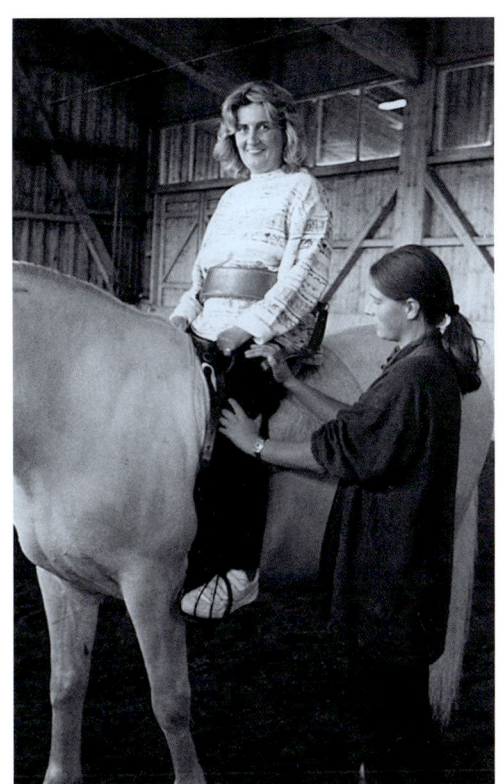

schlechterungen seiner Krankheit bis zu Schub-auslösung besteht. Auch bei extremer Sommer-hitze kann Hippotherapie zu anstrengend sein, da vermutlich die geschädigten Nervenanteile besonders anfällig auf Temperaturerhöhung reagieren, ebenso auf Elektrolytschwankungen z.B. durch vermehrtes Schwitzen. Allgemein zu Indikation und Gegenindikation ▷ Seite 24.

➔ Weiterführende Literatur: 54, 80, 89, 150, 181.

Behandlungsdokumentationen
1. J.M.
2. B.R.
3. R.O.

Folgen neurotraumatischer Erkrankungen

Unfälle oder operative Eingriffe können neu-rotraumatische Erkrankungen mit zerebraler oder spinaler Lokalisation verursachen. Die sich ergebenden vielfachen neurologischen Symptome bestimmen die Hippotherapie. Im besonderen ist darauf zu achten, ob durch das Trauma Veränderungen am Knochenge-lenksystem entstanden sind, die Hippotherapie verbieten. Gegenindikationen sind z.B. nicht knöchern gedeckter Schädeldefekt, in Fehl-stellung vernarbte Wirbelfrakturen und pla-stisch mit Platten, Schrauben, Drahtzügen usw. versorgte Trümmerfrakturen. Hüftgelenk-endoprothesen in guter Stellung können die Hippotherapie erlauben; sorgfältig zu prüfen ist die Abduktionsfähigkeit des Patienten im Hinblick auf die Breite des Pferderückens. Engmaschige orthopädische Kontrollen hin-sichtlich Endoprothesenlockerung oder Dislo-kationen sind unumgänglich. Ob die Notwen-digkeit einer Indikation zur Hippotherapie besteht, sollte besonders sorgfältig abgewogen werden.

Schädelhirntrauma

▷ Seite 113

Querschnittlähmung

Ausschlaggebend für die Durchführung und Wirkung von Hippotherapie bei Querschnittpa-tienten sind das Differenzieren der neurologi-schen Ausfallmuster der betroffenen Höhe sowie die Ätiologie der Lähmung. Bei **trauma-tisch** verursachter Querschnittslähmung hat das Nervensystem Kompensationsmöglichkei-ten zu funktioneller Besserung des Schadens, deren Biomechanik, Regenerationsfähigkeit und Plastizität keineswegs schlüssig erforscht sind, die aber empirisch über Hippotherapie belegt werden. Krankheitsbedingte Quer-schnitt-Symptomatik bedeutet dagegen durch die Unbekannte des Krankheitsverlaufs und seine Progredienz eine Problematik, die vom Einsatz der Hippotherapie abraten lassen – z.B. endomedulläre Tumorbildung und fortschrei-tende Systemkrankheiten des Rückenmarkes (Spina bifida ▷ Seiten 98, 113).

Indikation, Gegenindikation und Durchführung bei vor allem inkompletter Paraplegie entspre-chen den Gegebenheiten neurologischer Bewe-gungsstörungen beispielsweise als Folge von MS, ICP oder Schädel-Hirn-Traumen, sind also geläufig. Die **Behandlung des hochgelähmten Tetraplegikers** auf dem Pferd weicht dagegen ab: Er kann immer nur in mehr oder weniger ausgeprägter kyphotischer Haltung sitzen. die häufige Kombination von ausgeprägter spasti-scher oder schlaffer Parese oder Plegie der Hände und Arme mit weniger stark ausge-prägter spastischer Parese der Beine führt dazu, daß die fehlende Rumpfstabilität zu Be-ginn der Behandlung häufig nicht über Arm- und Schultergürtel gestützt werden kann. Mangels Rumpfbalance müssen 2 Therapeuten, rechts und links mitlaufend, den Patienten behandeln und sichern. Übereinstimmend wird von ver-schiedenen Querschnitt-Behandlungszentren aber bestätigt, daß Bewegen dieser Patienten in kyphotischer, unkoordinierter Rumpfhaltung auf dem Pferd im Schritt deutliche Besserungen bewirkt: Senkung der beim Halsmark besonders schwer ausgeprägten Spastik, über die Tonusre-gulierung Entwicklung von Gleichgewichts- und Koordinationsverbesserung, daran sind Einsatz funktionsverbesserter Kopfhalte- und Schulter-muskulatur beteiligt; begleitende Rücken- und Hüftschmerzen lassen sich lindern; die Ein-schränkung von Gelenkbeweglichkeit vor allem im Becken-Hüftbereich wird günstig beeinflußt. Minderung der Beckenbodenspastik wird beob-achtet. Verbesserte Sitzbalance im Rollstuhl und vermehrtes Körpergefühl wirken sich positiv auf die Transfers und auf die Durchführung des Rehabilitationsprogrammes aus.

Dekubitusentstehung wird nicht berichtet, ver-schiedene Katheterversorgung wird toleriert, stabilisierende Wirbeloperationen sind keine Gegenindikation, wenn der Befund belastungsstabil ist; Lockerungen des Spondylodesematerials oder Metallbrüche wurden nicht beobachtet. Ganz unübertrefflich ist die positive psychische Stimulation.

An Gegenindikationen werden genannt: Komplette Lähmung über C4, mangelnde Kopfhaltekontrolle, instabile Wirbelsäulen- und Extremitätenfrakturen, posttraumatisch operativ langstreckig aufgerichtete Wirbelsäule, Hüftgelenkveränderungen, die den Spreizsitz verhindern.

Voraussetzungen für die Durchführung der Hippotherapie bei Erwachsenen, hochgelähmten Tetraplegikern sind das Aufsitzen mittels Lifter und ein Therapiepferd, welches dieser großen Belastung im weitesten Sinne gewachsen ist. Die Behandlungsdauer muß überwiegend langsam und sehr sorgfältig gesteigert werden.

Für die berichteten Erfolge der Hippotherapie beim hochgelähmten Tetraplegiker (bis inkomplett C2 und komplett C5) kann es nicht über Einwirkung der Schwingungsimpulse vom Pferd über den aufgerichteten Rumpf, die vertikal balancierte Wirbelsäule kommen. Der Wirkungsmechanismus verläuft über den Gesäßkontakt, Becken und Wirbelsäule, in unterschiedlich ausgeprägter Kyphose. Eine Verbesserung der Rumpfkoordination – Stabilisierung und – Aufrichtung bei kompletter Querschnittlähmung kann eigentlich nur über Rückenmarkszentren, unterhalb der Läsion gelegen, erklärbar sein. Jedes Rückenmarksegment ist eingebunden in die efferenten und afferenten Nervenleitungsstrombahnen, um physiologisch funktionieren zu können; es bildet aber auch eine eigenständige, höchst differenzierte Nervenzentrale mit eigenem Funktionspotential, den sog. Eigenapparat des Rückenmarks. Aktivierung von Lokomotionszentren innerhalb dieses Eigenapparates ist bekannt, sie läßt sich offenbar über periphere Stimulation auslösen und zu Muskelaktivität bzw. sinnvollen Bewegungsmustern aufbauen. Dies bestätigen Berichte über ein Lokomotionstraining des Querschnittgelähmten mit dem Laufband: Bei Gewichtsentlastung des Patienten durch eine Hebevorrichtung werden über den Bodenkontakt und Gewichtsdruck der Füße auf einem Laufband Schreitbewegungen ausgelöst, die sich zu einem Fortbewegungsmuster aufbauen lassen. Zumindest als Arbeitshypothese für die

Beobachtungen positiver Wirkung der Hippotherapie auch beim komplett Hochgelähmten könnten sich damit Hinweise ergeben, z.B. auch für die induzierte Gangschulung mit dem Pferd.

→ Weiterführende Literatur: 25, 33, 34, 94, 160.

Behandlungsdokumentationen:
4. F.R.
5. B.H.

Apoplexie

Dem Schlaganfall liegt eine Hirnläsion zugrunde, deren Ursache überwiegend gefäßbedingt ist. Am häufigsten führen ischämische Vorgänge zum Apoplex durch Verschluß, Thrombosen, Embolien überwiegend kardialer Quellen oder Stenosen von hirnversorgenden Gefäßen. Etwa 25% entstehen durch spontane Blutungen unterschiedlicher Genese, selten durch Gefäßmißbildungen und Hirnarterienaneurysmen. Hirntumorerkrankungen und traumatische Ereignisse können ebenfalls zum Apoplex führen, selten läßt sich keine Ursache diagnostizieren.

Symptom der neurologischen Bewegungsstörung ist die spastische Halbseitenlähmung, ihre Behandlung mit Hippotherapie soll kurz erläutert werden. Voraussetzung zur **Indikation** ist, daß die Ursache der Apoplexie abgeklärt ist, die rehabilitative Phase erreicht ist und die Prognose deutliche Besserung erwarten läßt.

Die Therapie muß berücksichtigen, daß jeder Schlaganfall zu einem komplexen Krankheitsgeschehen führt, von welchem die Hemiparese ein Teil ist: Hirnorganische Wesensveränderungen, psychomotorische Funktionsausfälle, neuropsychologische Problematik und Aphasie können die Behandlung erschweren. Besonders sorgfältig müssen **Gegenindikationen** abgeklärt werden: Herz-Kreislauferkrankungen, Hypertonie und Blutverflüssigungsbehandlung (Marcumar) sind Gegenindikationen, ebenso zerebrale Übererregbarkeit, Anfallsleiden und Schmerzsymptomatik des Schultergelenkes. Zweiterkrankungen, starkes Übergewicht und das Lebensalter (Begrenzung um 65 Jahre) können eine Risikobehandlung bedeuten und damit Gegenindikationen darstellen. Immer wird beim Apoplexpatienten zumindest die Erstbehandlung mit dem Pferd eine Streßsituation auslösen, deren Auswirkung bewußt sein

Name:	F.R. 24 Jahre
Diagnose:	Querschnittslähmung Motorisch und sensibel komplette Tetraplegie ↓ C 6 nach Unfall vor 7 Monaten

Hippotherapie

Behandlungsziel:
- Spastiksenkung
- Gleichgewichtsverbesserung
- Gelenkmobilisation

Behandlungsplan

Aufsitzen
Mit Lifter
Hilfsmittel
Leibgurt als Halt für Patient und Physiotherapeut
Therapiegurt mit festen Griffen
Sitzen auf weicher, dicker Decke

Pferd
Relativ klein, Stockmaß 150 cm, nicht sehr raumgreifender Schritt, mit relativ rascher Schrittfrequenz. Schwingungsimpulse weich mit flacher Amplitude.
Geradeaus mit anfangs verhaltenem Schritttempo, Ecken weitbogig abrunden.

Therapeuten
Ein Physiotherapeut und 2 Co-Therapeuten

Patient
Ist hochmotiviert, mental in das Behandlungsgeschehen einbeziehen.

Durchführung
Freies Sitzen nicht möglich, eingeschränkt symmetrischer Sitz mit Abstützung auf den Griffen des Therapiegurtes in Außenrotation bei Ellenbogenblockade (ohne Triceps-Funktion).
Vorsichtig in Rückenlage auf den Pferderücken legen zur Dehnung und Entspannung der spastischen Muskulatur.

Behandlungserfolg:
- Besserung von Gleichgewicht und Rumpfkoordination
- Spastiksenkung, anhaltend über 24 Stunden
- Kräftigung der Haltemuskulatur von anfangs knapp 10 Minuten auf 20 Minuten Therapiedauer

Behandlungsdokumentation
Barbara Wenck
Leitung Physiotherapie
Berufsgenossenschaftl. Unfallkrankenhaus
Hamburg
Querschnittgelähmtenzentrum
21033 Hamburg

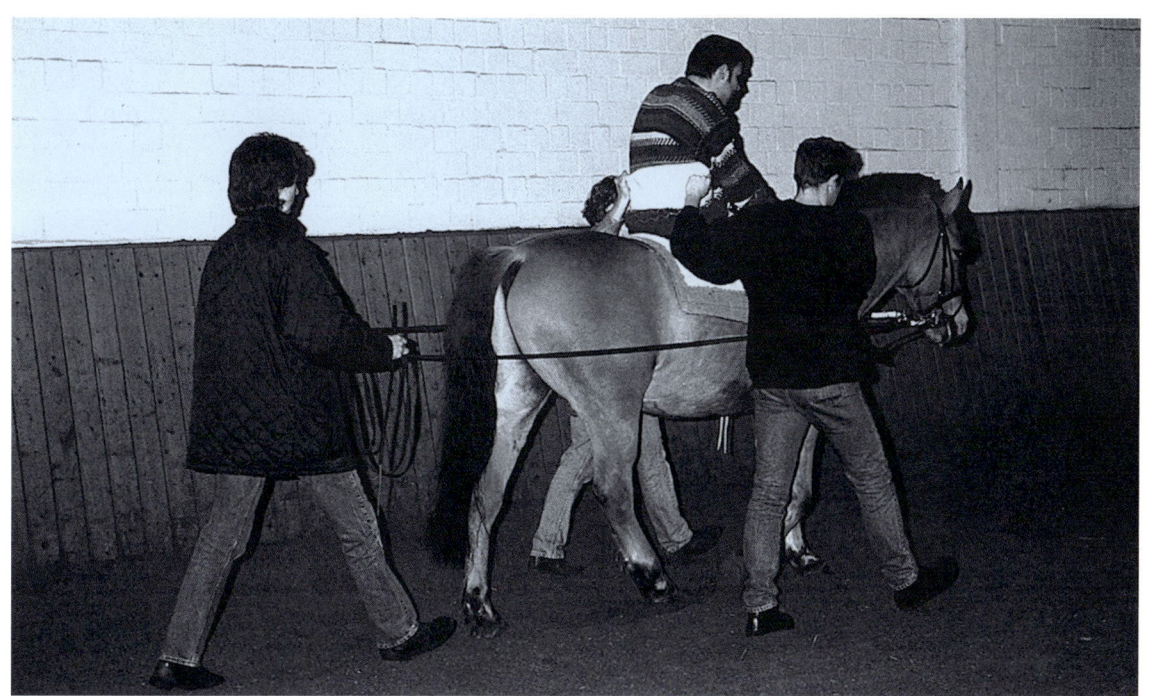

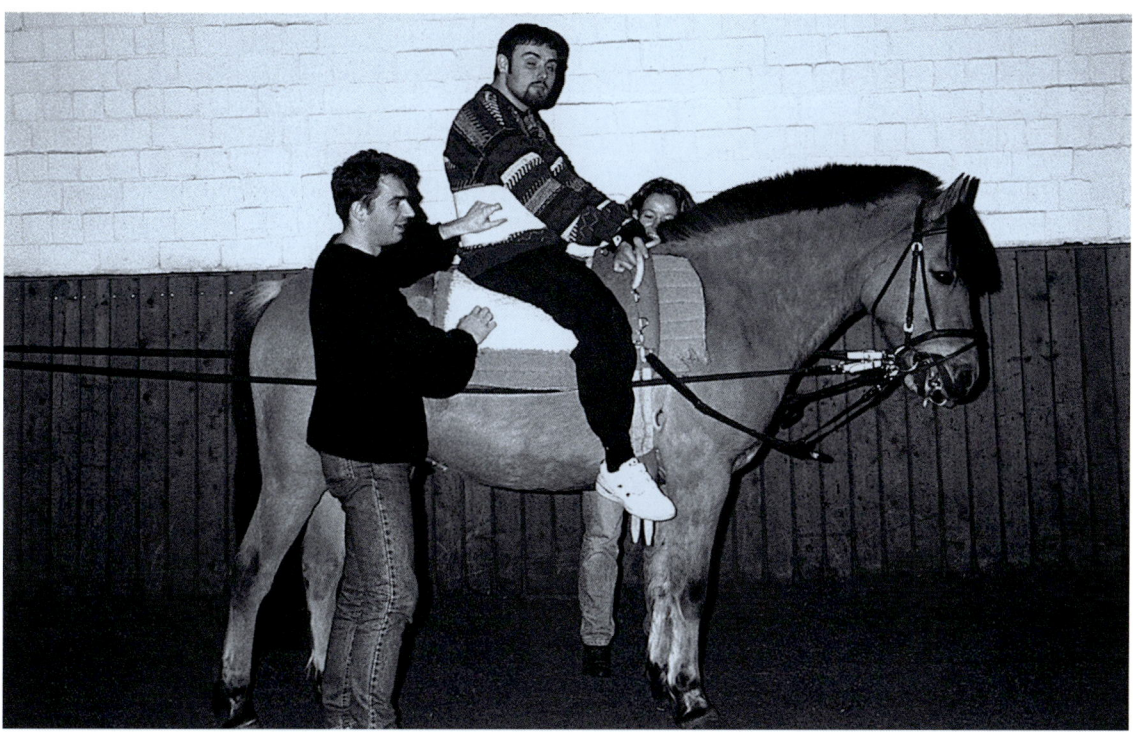

Name:	B. H. 36 Jahre
Diagnose:	Querschnittslähmung
	Komplette Querschnittlähmung ↓ Th 7 nach Unfall im Alter von 2 Jahren

Hippotherapie

Gegenindikationen:
- **Ausgeprägte Skoliose**
- Mangelhafter Sitzkontakt zum Pferderücken durch Beckenfehlstellung und geringe Hüftkontrakturen.
- **Behandlung auf eigenen Wunsch:** Patient ist Arzt, aktiver Turniertänzer/Rollstuhl

Behandlungsziel:
- Funktionsverbesserung der Nacken-Rumpfmuskulatur sowie der autochthonen Wirbelsäulenmuskulatur
- Verbesserung von Aufrichtung,
- Gleichgewicht,
- Atmung

Behandlungsplan

Aufsitzen
Von Rampe

Hilfsmittel
Dicke weiche Unterlage
Steigbügel müssen wegen der Beckenfehlstellung und Hüftkontrakturen kurz geschnallt werden.

Pferd
Großpferd, möglichst ausgeprägte Longitudinalimpulse vorwärts mit weniger Horizontalimpulsen und seitlichem Absinken.
Geradeaus, mittleres Tempo, wenig Rhythmusschwankungen, Ecken großbogig abrunden.

Therapeuten
Einer
Patient
Voll in das Behandlungsgeschehen integrieren.

Durchführung:
Patient trägt Mieder, kann sich geschickt mit guter Arm-Schultergürtelmuskulatur aus dem Rollstuhl auf das Pferd schwingen.

Anfangs noch Anhalten am Gurt notwendig, Gleichgewichtsreaktionen und Innervation der intakten Rumpfmuskulatur werden dadurch weitgehend verhindert.
Bei symmetrischer Stabilisation des Beckens durch die Hilfe der Therapeutin und mit Abstützen der Arme auf den Oberschenkeln wird ein Training der Rumpfmuskulatur möglich.
Bei Konzentration des Patienten auf seine Nackenstreckung und mit Hilfe des Mieders kann die weiterlaufende Bewegung besser verarbeitet werden. Besonders sorgfältig achtet die Therapeutin auf den symmetrischen Sitz, vor allem in Hinblick auf die ausgeprägte Skoliose.

Langzeit-Behandlungserfolg:
- Verbesserte Aufrichtung
- Verbessertes Gleichgewicht
- Mobilisation von Becken- und Hüftgelenken
- Deutliche Kräftigung der Rumpf-Bauchmuskulatur
- Erstmalig mentale Empfindung von Gehvermögen und beginnende Bewegungsversuche
- Verbesserte Atmung
- *Motivation*

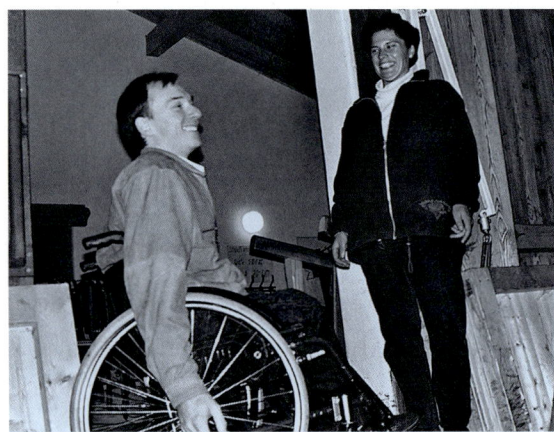

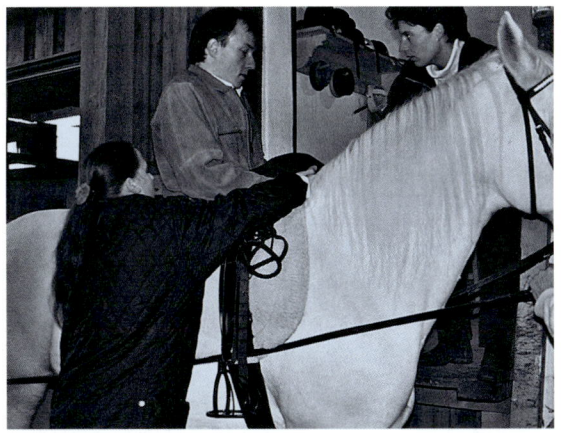
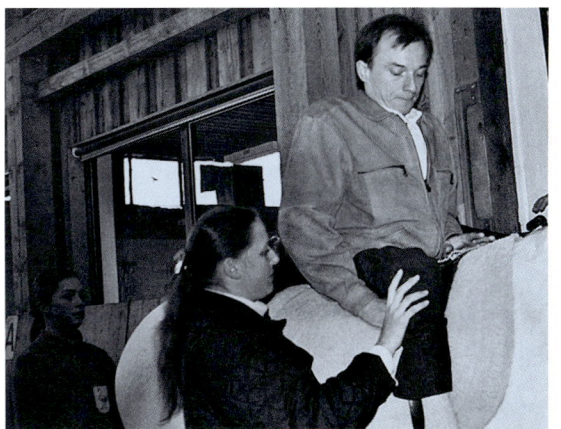

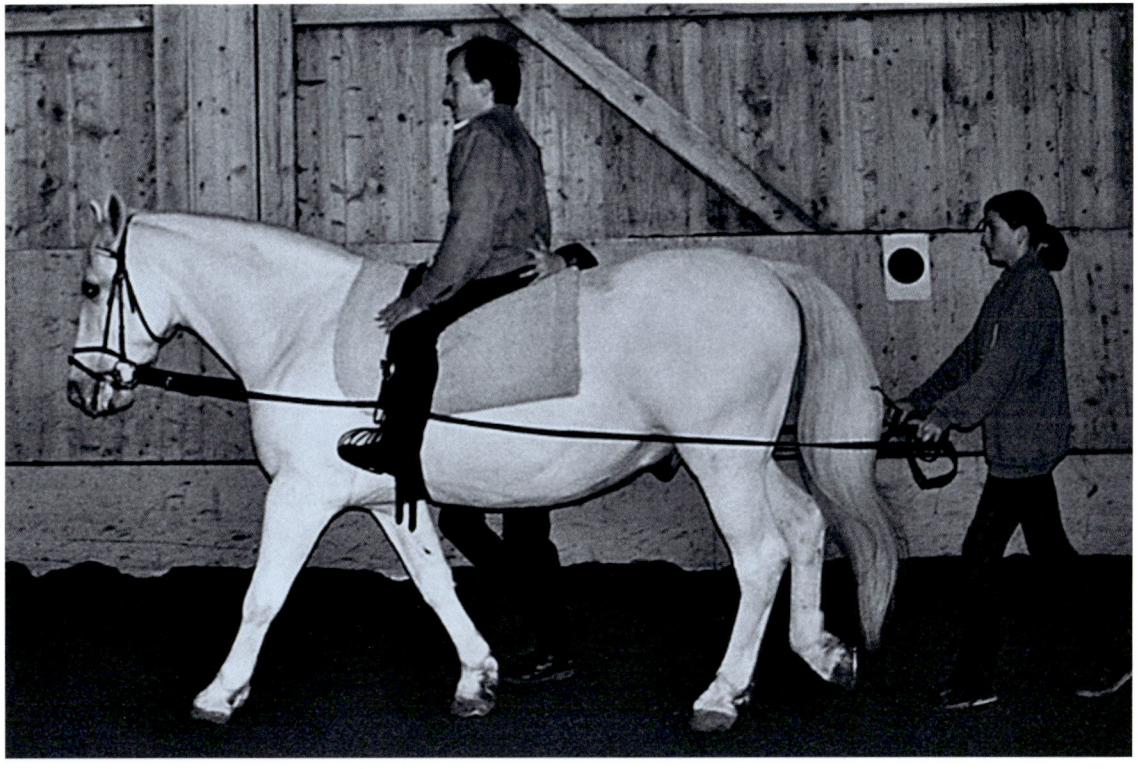

muß, vor allem auch im Hinblick auf Rezidivgefährdung der Grunderkrankung.

Für die **Durchführung** der Hippotherapie ist zu bedenken, daß der Therapeut immer auf der betroffenen Seite des Patienten mitgeht, daß er versucht, zunächst über symmetrische Gesäßbelastung und Dehnung der betroffenen Rumpfseite auch den Tonus des paretischen Armes zu beeinflussen, daß Durchreiten der Ecken besondere Anforderungen an die Rumpfbalance und das Erhalten symmetrischer Korrektur bedeutet, daß Versorgung mit Steigbügeln eine günstigere Ausgangsstellung bzw. Sitzpositur bewirken kann und daß mentales Einbeziehen des Patienten in das Behandlungsgeschehen zur Intensivierung der Therapie beiträgt.

➜ Weiterführende Literatur: 130

Behandlungsdokumentation:
6. E.F.

Entwicklungsbedingte, postentzündliche oder degenerative Nervenschädigungen

Spina bifida

Die Indikation zur Hippotherapie richtet sich nach der Ausdehnung und Lokalisation des Befundes. Der mangelhafte Schluß des Neuralrohres kann eine Spina bifida occulta, eine Meningozele, eine Myelomeningozele oder eine Meningomyelozystozele zur Folge haben. Die Spina bifida occulta ist in der Regel fast symptomfrei. Sollte durch Druck des 5. Lendenwirbeldornfortsatzes in einen offenen Wirbelbogen des Kreuzbeines (S1) Schmerzsymptomatik ausgelöst werden, so kann die Hippotherapie diese gut beeinflussen und problemlos durchgeführt werden. Hippotherapie ist jedoch vor allem bei Kindern mit neurologischen Bewegungsstörungen indiziert, ▷ Seite 113.

Angeborene Fehlbildungen an den Extremitäten (Dysmelie)

Die Schweregrade von Fehlbildungen an den Extremitäten sind unterschiedlich und gehen von einseitiger peripherer Mißbildung bis zum Fehlen beider Arme oder Beine.

Immer bedeuten Dysmelien Beeinträchtigungen der Rumpffunktion, der Wirbelsäulenhaltung mit all ihren Folgen. Je schwerer die Gliedmaßenschädigung ist, um so stärker wirkt sie sich aus. Das Behandlungsziel besteht vordergründig in der Entwicklung physiologischer Rumpffunktion. Bei Dysmelien der Beine ist die gangtypische Schulung des Beckens besonders sorgfältig aufzubauen als Voraussetzung für Aufrichtung und Rumpfkoordination. Gleichlaufend erfolgt Kompensationstraining verfügbarer Muskelfunktionen.

Hippotherapie kann dazu beitragen, den Betroffenen zu sportlichen Aktivitäten, z.B. Reiten mit speziell angefertigten Hilfsmitteln, zu befähigen, und ihm so die Möglichkeit verschaffen, seinen Schaden körperlich und seelisch optimal zu kompensieren. Die physiotherapeutische Behandlungsphase mit dem Pferd ist klar und streng abgegrenzt vom therapeutischen oder Sport-Reiten.

Schiefhals (Torticollis spasmodicus)

Ursache und Symptomatik des Schiefhalses sind unterschiedlich. Er gehört zu den fokalen Formen der Dystonie, nerval bestehen überwiegend hyperkinetische, seltener hypokinetische Symptome. Den Ausfall der Muskeln analysiert das Elektromyelogramm; der genaue neurologische Befund ist Voraussetzung zur Hippotherapie-Indikation. Der häufigste Typ des Torticollis verläuft mit Horizontalsymptomatik, Kopf nach rechts oder links gezogen, durch Spastik der Sternokleidomuskulatur. Der rotatorische Typ mit zusätzlicher Neigung ist seltener. Die dystone Fehlregulation des N. accessorius wirkt sich auf die Mm. sternocleidomastoideus und trapezius aus.

Für die Therapie ist entscheidend, ob die spastische Fixierung des Kopfes nach einer Seite auch aus dem Tonusverlust der Gegenseite resultiert; der therapeutische Ansatz besteht dann in dem Versuch einer Tonisierung dieser Muskulatur und Entspannung der verkrampften Halsseite. Auf dem Pferd läßt sich eine derartige Bewegungsstimulation häufig durch kurze Trabrepisen erzielen. Diese setzen den symmetrischen Sitz des Patienten voraus und den weichen Trab des Pferdes mit der notwendigen Sicherung des Patienten durch den Therapeuten. Mit dem Trab werden in rascher Folge Wechsel zwischen

Rechts-Links-Diagonalbewegungen des Rumpfes mit gegensinnigen Rotationsbewegungen des Halses stimuliert. Eine weitere Steigerung kann erzielt werden durch Reiten von Bogen und Seitengängen. Dies setzt den korrekten Sitz des Patienten voraus mit Aufrichtung der Wirbelsäule und der Möglichkeit feinrotatorischgegensinniger Bewegungen der Wirbelsäule auf verschieden hohem Niveau. Im Laufen von Bogen oder Schlangenlinien bei nach innen gerichteter verkrampfter Halsseite wird der verminderte Tonus der nach außen zeigenden Halsseite stimuliert durch der Fliehkraft entgegenwirkende Gleichgewichtsregulationen des Patienten. Anders wirkt sich die Bewegungsstimulation aus, wenn die verkrampfte Seite des Patienten nach außen genommen wird mit dem Ziel einer Dehnung der verkürzten Muskeln. Zu empfehlen sind also häufiges und relativ rasches Wechseln der Richtung, Einbeziehen von Seitengängen entgegengesetzt zur Drehrichtung des Schiefhalses und, wenn verträglich, Trabreprisen. Hilfreich können unsymmetrische Korrekturhaltungen sein.

Behandlungsdokumentation:
7. M.K.

→ Weiterführende Literatur: 129, 130.

Polyneuropathie

Hinsichtlich einer Indikation für Hippotherapie interessieren schlaffe Lähmungen als Folge spinaler meist infektiöser Polyradikulitis. Eine Beeinflussung des neurologischen Ausfalles läßt sich naturgemäß nicht erzielen. Der Behandlungsansatz ist Einüben und Trainieren kompensierender Muskelaktivitäten. Myopathologische Befunde zeigen, daß der Skelettmuskel neben irreversibel atrophiertem Gewebe auch nicht denerviertes Restmuskelgewebe enthalten kann im Rahmen eines sogenannten postentzündlichen Defektsyndroms. Diese Muskelanteile besitzen noch Kompensationsmöglichkeiten. Intensive physiotherapeutische Beübung und gegebenenfalls Hippotherapie sollen alle Kompensationsfähigkeiten von Muskelfunktionen ausnützen.

Morbus Parkinson

Die Ätiologie ist so vielschichtig wie die Symptomatik. Die ohne bekannte Ursache entstandene (idiopathische) Form ist am häufigsten. Degeneratives oder postentzündliches Herdgeschehen, arteriosklerotische, posttraumatische oder medikamentös bedingte Komponenten können Parkinson-Symptomatik bewirken. Für alle Patienten mit den sehr belastenden Krankheitszeichen zunehmender Versteifung, Verlangsamung, Tremor und Akinesie ist intensive Physiotherapie eine wesentliche Behandlung. Über Hippotherapie liegen erst wenig Erfahrungen vor. Nach eigener Beobachtung können Erfolge erzielt werden bei jüngeren Patienten, die noch nicht an schwerer Akinesie leiden oder bei guter Einstellung dieser Symptomatik. Die Erleichterung für den Patienten besteht in der spürbaren Entspannung und Lösung des Rigors, Aufrichtung des Rumpfes, Entspannung der Beugestellung der Ellenbogengelenke, Verbesserung der Becken-Hüftgelenkbeweglichkeit mit günstiger Beeinflussung der Kleinschrittigkeit. Beeindruckend kann am Ende der Behandlung eine deutlich sichtbare Mobilisation der Mimik sein. Diesen Erfolg empfindet der Patient als geradezu beglückend. Die Durchführung muß jedoch sehr vorsichtig erfolgen, da die übertragenen Schwingungsimpulse die Bewegungstoleranz des Patienten leicht überfordern und dann zur Verstärkung seiner Symptomatik führen können. Parkinson-Patienten zeigen auf dem Pferd deutlich mehr Bewegungsangst als beispielsweise MS-Patienten oder posttraumatisch Behinderte. Soweit bis jetzt beurteilbar, ist die Indikation zur Hippotherapie relativ selten gegeben.

Muskeldystrophie

Hinsichtlich der Indikation Hippotherapie ist lediglich die Erkrankung von Interesse, bei welcher der Muskelbefall Hauptmerkmal ist. Die Dystrophia musculorum Duchenne ist die häufigste Myopathie und genetisch bedingt. Die Progredienz des Leidens führt überwiegend zu kurzer Lebenserwartung – selten über 25 Jahre. Da alle dehnenden Einflüsse den Muskel und seine noch verfügbare Kraft belasten, ist die Indikation zur Hippotherapie besonders sorgfältig abzuwägen. ▷ Seite 113.
▶ Bei Progredienz der Erkrankung ist die Hippotherapie kontraindiziert.

Name:	E. F. 26 Jahre
Diagnose:	Apoplexie Spastische Hemiparese links mit Fazialisparese nach Aneurysmablutung vor 1½ Jahren, Gehhilfen

Hippotherapie

Behandlungsziel:
- Besserung der Spastik
- Wahrnehmung symmetrischer Sitzposition
- Symmetrische Aufrichtung
- Gangschulung

Behandlungsplan

Aufsitzen
Rampe, Quersitz

Hilfsmittel
leichte Decke

Pferd
Großpferd, gute Vorwärtsbewegung, ausgeprägte Schritt-Qualität, breite Aufsitzfläche. Längere Zeit auf linker Hand führen als auf rechter, Tempoveränderungen.

Therapeuten
Eine Therapeutin, geht immer links, da die linke Seite der Patientin betroffen ist.

Patient
Voll in das Behandlungsgeschehen integrieren, war aktive Reiterin

Durchführung:
Aufsitzen und Absitzen auf der linken Pferdeseite von Rampe über den Quersitz gut, da es der Patientin leicht fällt, das gesunde rechte Bein über den Pferdehals zu heben. Im Laufe der Behandlung kann eine symmetrische Aufrichtung durch beidseitige Hilfe am Schlüsselpunkt Becken und durch Abstützen auf den Händen erreicht werden. Die Verbesserung der linken Hand kann vom Schlüsselpunkt Daumen (Ext./Abd.) erreicht werden. Um die Wahrnehmung des Abstützens zu verstärken, gibt die Therapeutin ihre Hilfe mit vermehrtem Druck auf die Hand.

Langzeit-Behandlungserfolg:
- Tonusregulierung
- Verbesserte Aufrichtung und Symmetrie
- Verbesserung des Gangbildes
- Funktionsverbesserung des linken Armes

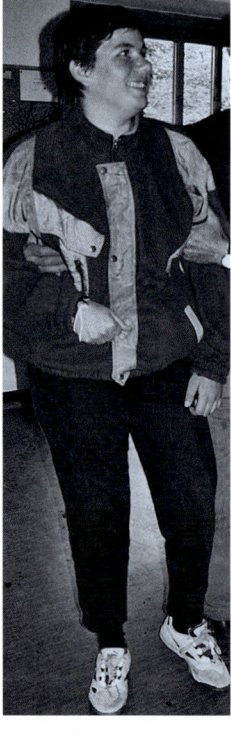

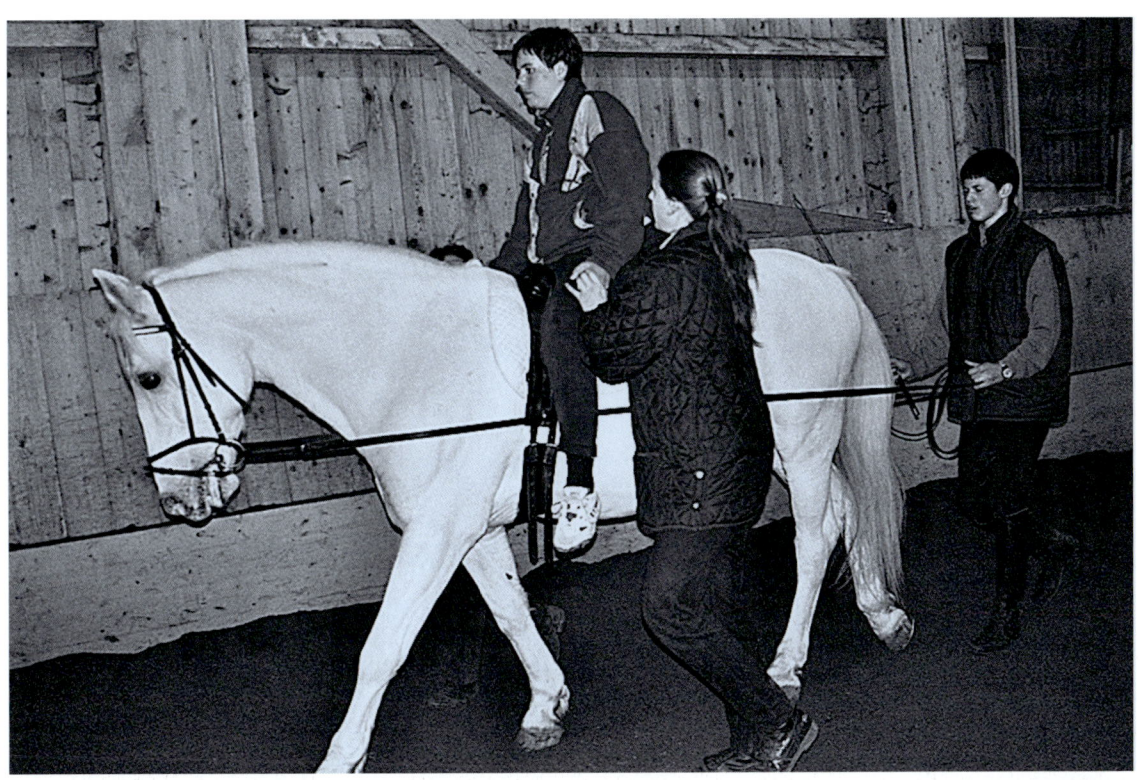

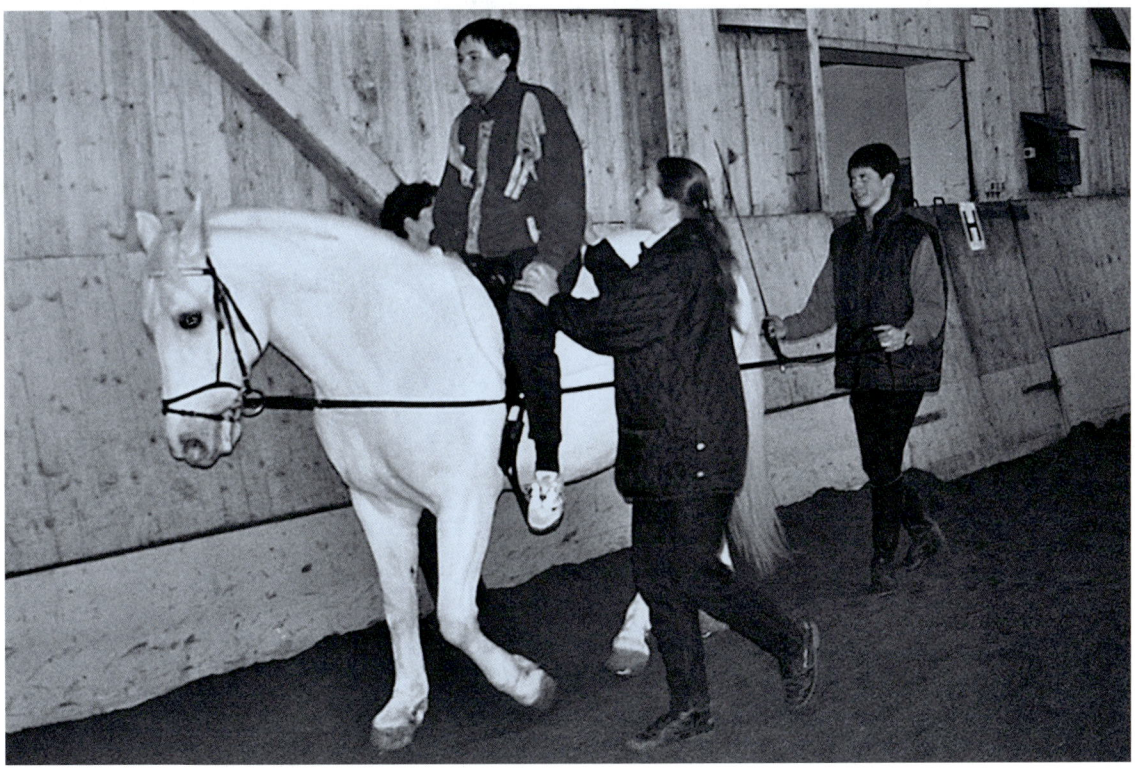

Name:	M.K. 48 Jahre

Diagnose:	Torticollis spasmodicus links
	Progredienter Verlauf über 14 Jahre
	Folgebeschwerden durch Fehlstatik:
	     Schmerzen WS lumbal und zervikal
	     Schmerzen durch Annäherung von Rippenbogen und Beckenkamm
	     Schmerzen linkes Bein durch Überbelastung
	     Atembeschwerden

Behandlungen:	Physiotherapie auf neurophysiologischer Grundlage nach Vojta, Brunkow und Hippotherapie

Hippotherapie

Behandlungsziel:
– Tonusregulierung
– Auflösung der Fehlhaltungen
– Entwicklung von Symmetrie und Aufrichtung im freien Sitz.

Behandlungsplan

Aufsitzen
Von Rampe, Standbein- Spielbein über Pferdekruppe

Hilfsmittel
Therapiesattel, Sitzfläche hinten schmäler und erhöht mit breitem hohem Haltegriff, Steigbügel

Pferd
Großpferd mit raumgreifendem Schritt bei relativ niedriger Schrittfrequenz
Führen auf rechter Hand
Keine Zirkel, Volten oder Seitengänge
Keine Trabbewegungen

Therapeuten
Physiotherapeutin und 1 Kotherapeutin

Patient
Mental und sensorisch in Behandlungsgeschehen einbeziehen

Durchführung
Der hohe Haltegriff ist fest in den Sattelbaum eingearbeitet, bietet dem Patienten mit schlechter Rumpfaktivität eine breite und damit stabilere Haltemöglichkeit, ermöglicht durch die Höhe auch bei Festhalten gute Aufrichtung.

Durch die hinten erhöhte und schmälere Sitzfläche des Sattels wird eine therapeutisch wichtige Rumpfaufrichtung vorgegeben und gefördert.

Die Steigbügel bieten die Möglichkeit zu physiologischem Widerlagern der Beine (spastische Tonuserhöhung im Sinne einer Gegenindikation liegt nicht vor).

Der Haltegriff am Sattel bietet Orientierungshilfe für den linken Arm und damit zur Korrektur des Schultergürtels nach ventral, soll möglichst nicht zum Festhalten dienen.

Der Patient ist zu Beginn der Behandlung ohne Korrektur oder Vorbereitung in der Frontal- und Sagittalebene soweit aus dem Lot, daß er die dreidimensionalen Schwingungsimpulse des Pferdes nur unzureichend übernehmen kann.

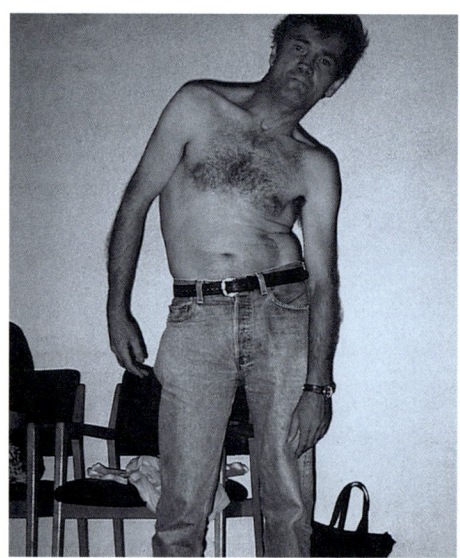

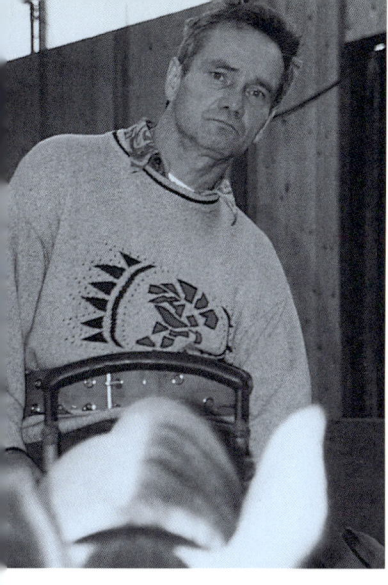
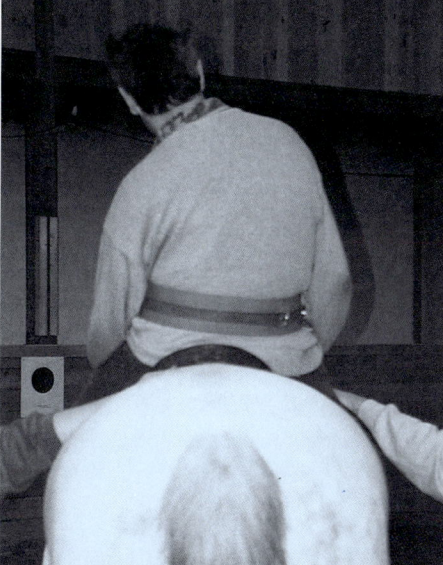
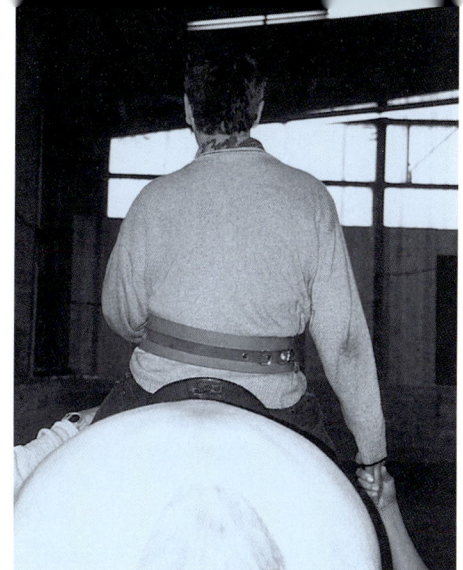
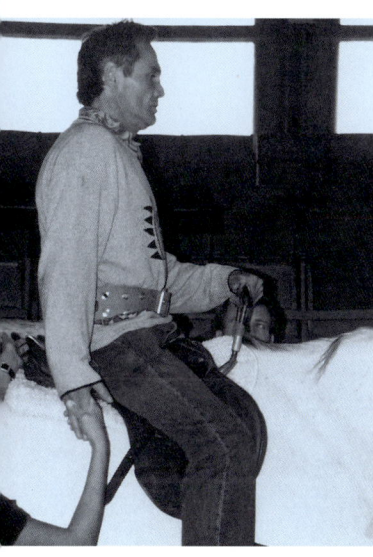
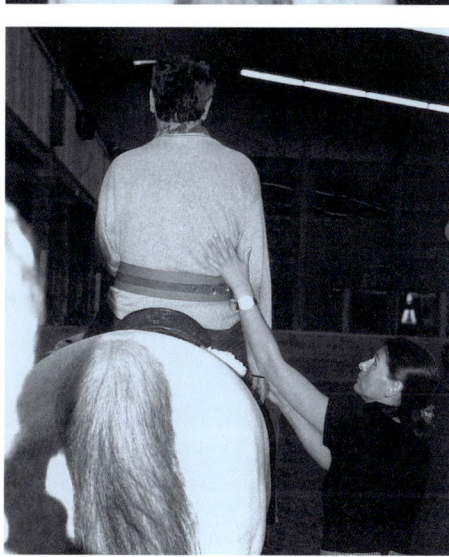
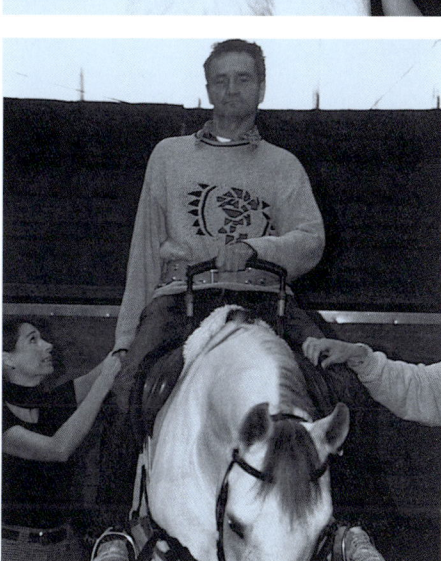

Um den ausgeprägten pathologischen Tonus zu hemmen und mehr Symmetrie aufbauen zu können, nimmt der Patient die linke Hand vor und legt sie locker auf den Haltegriff; damit wird die Verlängerung der linken Rumpfseite begünstigt, das Dorsalrotieren der linken Schulter wird gehemmt.

Die rechte Hand wird von der Therapeutin in leichter Außenrotation des Armes widerlagert.

Taktile Reizgebung der Therapeutin zur Aktivierung der rechten Rumpfseite und Hemmung der hypertonen linken Rumpfseite im Sinne reziproker Innervation.

Taktile Stimulation zur Rumpfaufrichtung.

Das Führen des Pferdes auf der rechten Hand aktiviert ebenfalls die hypotone rechte Rumpfseite im Sinne der Gleichgewichtsreaktion, indem die Zentrifugalkraft von rechts nach links wirkt und die Belastung auf die linke Gesäßhälfte verlagert wird. Auch die Rotation der linken Schulter nach ventral wird provoziert.

Intensivieren der Zentrifugalkraft, Einwirkung durch ein Verkleinern der kreisförmigen Linie in Form eines Zirkels oder einer Volte oder gar Seitengänge, überfordern den Patienten, er würde wieder Kompensationsmechanismen aktivieren und vermehrt pathologische Muskelaktivitäten entwickeln.

Kurzstreckige und sehr versammelte Trabtritte haben dem Patienten zu einem früheren Zeitpunkt, bei noch nicht so schwer ausgeprägter Symptomatik, eindrucksvolle Erleichterung gebracht. Jetzt ist die Wirbelsäule soweit aus dem Lot, dass Trabbewegungen des Pferdes, die als Stauch- und Druckimpulse wirken, kontraindiziert und gefährlich für die Wirbelsäule wären.

Sobald der Patient die mögliche Korrektur Richtung Symmetrie halten kann, werden die Hände beidseits auf die Oberschenkel gelegt.

Behandlungserfolg:
Der Patient ist durch keine andere Behandlung in der Lage, sich 20 Minuten aktiv, in aufrechter Körperhaltung und Vorwärtsbewegung so gut und mühelos in die bestmögliche Symmetrie zu korrigieren; der Behandlungserfolg hält über viele Stunden an.

Behandlungsdokumentation
Renate Frey
Leitung Physiotherapie-Hippotherapie
Rommel-Klinik Wildbad
75323 Bad Wildbad

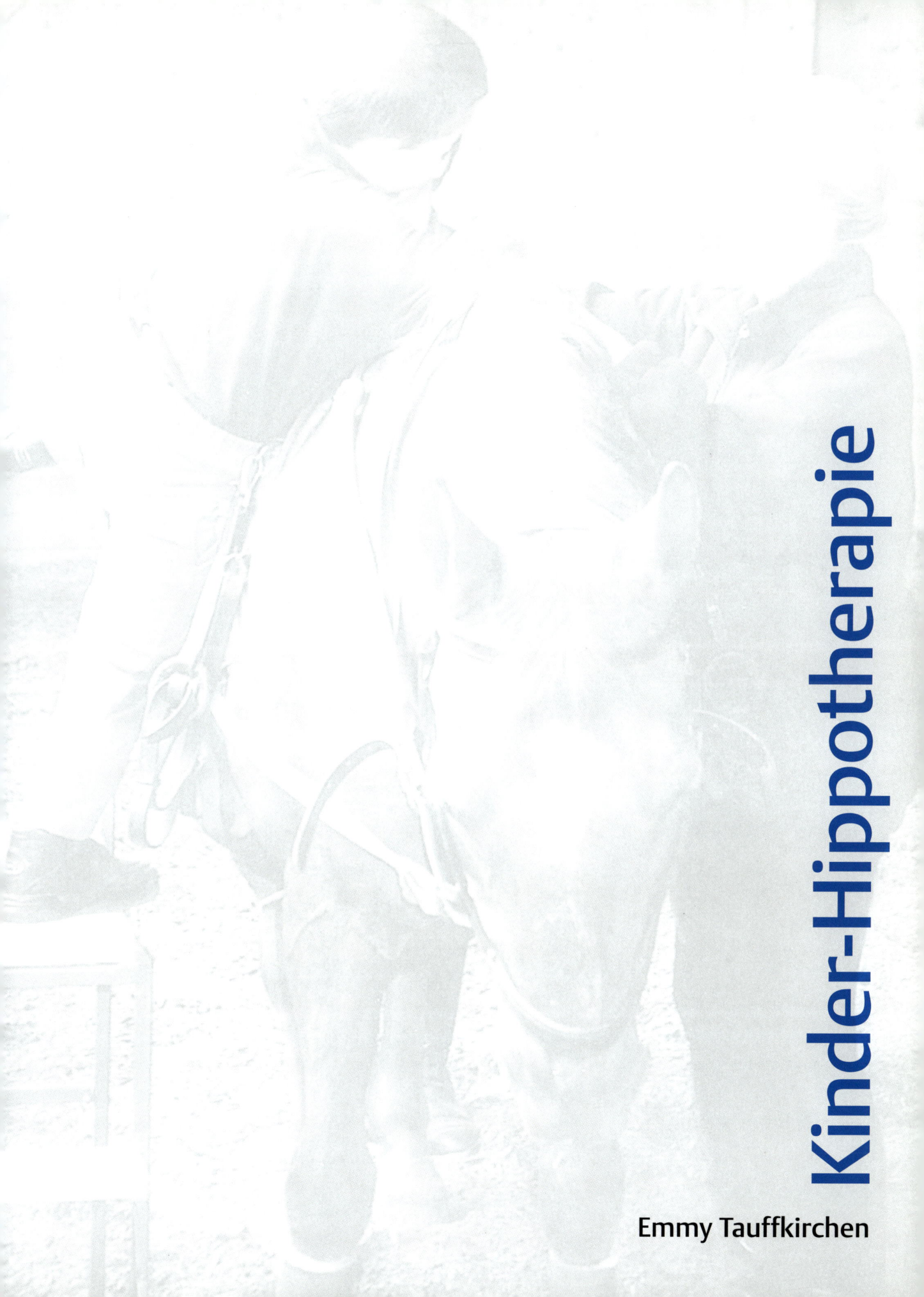

Kinder-Hippotherapie

Emmy Tauffkirchen

Die Patienten

Die Patienten sind Kinder mit Bewegungsstörungen im Kindergarten- oder Schulalter, die in der Mehrzahl schon seit dem Säuglingsalter ärztlich betreut und physiotherapeutisch, sowie ergotherapeutisch oder logopädisch behandelt werden. Sie werden von verschiedenen Fachärzten (Neuropädiater, Neuroorthopäden u.a) in regelmäßigen Abständen begutachtet, die die Eltern beraten und notwendige therapeutische Maßnahmen einsetzen. Durch die langjährige Erfahrung mit Therapeuten, Ärzten und durch das Erleben des Alltags sind Familie und Kind zu Experten für die bestehende Bewegungsstörung geworden, damit ist ihre Beurteilung immer maßgebend. Die Arbeit, die ein behindertes Kind leistet, meistens zusammen mit der Mutter, die die neurophysiologische Therapie auch zuhause weiterführt, ist um vielfaches mehr als bei einem Kind, dessen Bewegungen ungestört funktionieren. Der Tagesablauf erfolgt oft nach einem genauen Terminkalender, Schlaf-oder Ruhepausen während des Tages sind dem Kind nur bei der Autofahrt von Kindergarten/Schule zu der einen oder der anderen Therapie gegönnt. Hippotherapie, als eine weitere Behandlung, die von Patient und Eltern meist lange ersehnt wurde, sollte nicht zu einer zusätzlichen Belastung für Kind und betreuende Personen werden, sondern an Stelle einer anderen Therapiemaßnahme eingesetzt werden. Der **Arzt,** der das Kind kennt, die Indikation stellt und zur Hippotherapie zuweist, wird die Koordination der therapeutischen Maßnahmen übernehmen. Die Behandlung mit und auf dem Pferd ist körperlich und konzentrativ anstrengend, daher sollte eingeplant werden, daß an diesem Tag – vor und nach der Hippotherapie – eine Zeit der Entspannung möglich ist.

Voraussetzungen

- **Kinder ab dem 4. Lebensjahr –**
  Aus Gründen der biomechanischen und psychosozialen Reifung sollten Kinder erst ab diesem Alter in hippotherapeutische Behandlung genommen werden. Vor dem 4. Lebensjahr ist die Wirbelsäule im LWS Bereich zu wenig lordosiert, daher kann das Kind mit weit abduzierten Beinen nicht aufgerichtet sitzen. Es ist auch zu erwarten, daß ein Kind vor dem 4. Lebensjahr lieber spiele-

risch mit dem Pferd umgehen will, als seine Handlung konzentriert nur auf die Bewahrung eines balancierten Sitzes zu beschränken.

- **Die Körpergröße sollte in Relation zu Größe und Rückenbreite des Pferdes stehen –**
  d.h. kleine Kinder nicht auf zu großen Pferden und große Kinder nicht auf kleinen Ponnys behandeln. Ist nur ein Therapiepferd vorhanden, so wird ein Stockmaß von 1,45 – 1,50 m den Ansprüchen von Kindern und Jugendlichen entsprechen. Bei gutem Training, kann der Schritt des Pferdes weitgehend variiert werden. Es sollte möglich sein, den Schritt des Pferdes etwa dem Schritt des Patienten anzupassen. Das Verhältnis der Beinlänge des Kindes zur Breite des Pferderückens ist besonders bei kleinen Kindern zu beachten und kann nach Analyse der Bewegungsreaktion des Patienten zur Kontraindikation führen. Eventuell kann ein Sattel ein besseres Ergebnis zeigen. Bei größeren Kinder mit schwerer Spastizität der Beine ist Hippotherapie auf einem breiten Pferderükken unter sorgfältiger Therapieführung (Schmerzvermeidung!) schon möglich, da es erstaunlich rasch zur Besserung des Spasmus bei dem Sitz auf dem Pferd kommen kann.

- **Die Aufmerksamkeit des Kindes sollte erreicht werden –**
  da bei der Hippotherapie viele motorische und sensorische Reize auf den Patienten einwirken, kann es zu Überstimulation kommen, wenn das Kind die Reize nicht ordnen und verarbeiten kann. Die Folge ist dann Hyperaktivität oder Passivität – ein »Abschalten« des Patienten. Bei kognitiven Störungen und bei schweren sensorischen Integrationsstörungen kann die Aufmerksamkeit vielleicht im Behandlungsraum besser erreicht werden, als auf dem Pferd. Andererseits ist die Motivation bei manchen Kindern so groß, daß sie eigentlich nur bei der Hippotherapie erstaunlich konzentriert mitarbeiten. Die Wirksamkeit dieser Therapie kann – wie oft in der Medizin – vorher nicht immer abgeschätzt werden. Das sollte den Ärzten, Eltern und Therapeuten klar sein, um den Mut aufzubringen auf einige Behandlungen einzugehen, und zu sehen ob es Erfolg bringt oder nicht.

- **Der Reitsitz sollte möglich sein, zumindest mit Hilfe der Therapeutin –**
  der Sitz auf dem Pferd, mit Hilfe der Therapeutin hinter dem Kind, ist bei manchen Kindern eher möglich, als ihr Sitzen auf einer Rolle oder einem Ball im Behandlungsraum. Das Kind fühlt sich sicher, wenn es sich zuerst an die Therapeutin anlehnen kann und wird bald versuchen allein zu sitzen. Wenn aber, bei schwerem Adduktorenspasmus und fehlender Vertikaleinstellung der Wirbelsäule, auch mit Hilfe der Therapeutin, die Bewegung auf dem Pferderücken im Sitz, nach einigen Runden nicht aktiv übernommen werden kann, wird eine neurophysiologische Therapie im Behandlungsraum vorerst notwendig sein.

- **Selbständigkeit des Kindes soweit, daß es die Trennungsangst von der Bezugsperson überwinden kann -**
  besonders Kinder mit schwerer Behinderung haben Angst vor jeder neuen Situation und vertrauen nur der Mutter. Die Therapie im Behandlungsraum kann das Kind auf die Hippotherapie vorbereiten. Ein Zusehen bei einem anderen Kind kann dem Patienten Mut machen. Eventuell kann die Mutter zu Beginn der Hippotherapie mithelfen; die weitere Therapie sollte ohne die Mutter möglich sein. ($\triangleright$ auch S. 120).

- **Die Kontrolle des Kindes oder Jugendlichen muß der Therapeutin bei dem schwerbehinderten und/oder großen Patienten möglich sein –**
  Die Therapeutin muß den schwer behinderten Patienten entweder hinter ihm sitzend oder neben dem Pferd gehend (mit Helferin) kontrollieren und sichern können. Eine Kontraindikation ist dann gegeben, wenn die Therapeutin dem Patienten nur ungenügend Hilfestellung oder Halt geben kann.

Indikationen

Infantile Cerebralparesen (ICP)

Definition

Das Erscheinungsbild von Kindern mit cerebraler Bewegungsstörung hat sich in den letzten Jahrzehnten insofern geändert, als heute eher selten die Bewegungsstörung allein besteht. Vielmehr zeigen diese Kinder meist zusätzliche Behinderungen in unterschiedlicher Ausprägung, die ebenfalls einer Behandlung bedürfen. Gerade in der Hippotherapie kann auch auf die zusätzlichen Störungen eingegangen werden, da das Kind im Bewegungsdialog, in engem psychosozialen Kontakt mit dem Pferd, vielfache Erfahrungen mit Wirkung auf seine Gesamtpersönlichkeit macht.

Eine systematische Beschreibung der »Krankheit« Infantile Cerebralparese ist wegen unterschiedlicher Auffassung über Ätiologie, Definition und Klassifikation den Wissenschaftlern bis heute nicht einheitlich gelungen. Dies beschreiben Michaelis und Niemann 1995 in dem Kapitel »Die sogenannten Zerebralparesen« wie folgt: »Dem Allgemeinbegriff – Zerebralparese – steht unserer Meinung nach eine gewisse Berechtigung eigentlich nur noch in therapeutischen, orthopädischen und hilfsmittelversorgenden Bereichen zu, weil hierbei vor allem die funktionelle Verbesserung der Lebenssituation von Patienten mit bleibenden Behinderungen im Vordergrund steht, nicht aber die nosologische Entität«.

Wir Physiotherapeuten können also weiterhin Kinder mit cerebralen Bewegungsstörungen in all ihrer Vielfältigkeit in unser Behandlungskonzept der ICP aufnehmen trotz unterschiedlicher Ätiologie. Wir können es den Epidemiologen überlassen, die eine Reihe von nicht progredienten neurologischen Erkrankungen in ICP einbeziehen und den Neonatologen, die postnatal (nach der 4. Lebenswoche) erfolgte bleibende Hirnschädigungen aus der Definition ausschließen.

Definition (Michaelis u. Niemann, 1995): »Cerebralparesen sind bleibende, nicht progrediente, jedoch im Erscheinungsbild über Jahre sich ändernde Störungen der Haltung und Bewegung, die auf eine Schädigung des sich noch entwickelnden Gehirnes durch pränatale, natale oder neonatale Komplikationen zurückzuführen sind, wobei Störungen der kognitiven und sprachlichen Fähigkeiten sowie Anfallsleiden die motorischen Störungen begleiten können«.

Klassifikation

Die **Tübinger Klassifikation** (Michaelis u. Niemann, 1995) verwendet folgendes Schema:

Spastische Hemiparesen:
– Armbetont
– Beinbetont
– Arm und Bein etwa gleich schwer betroffen

Spastische Tetraparesen:
– Beinbetont: die Beine sind schwerer betroffen als die Arme
– Tribetont: beide Beine und ein Arm sind schwerer betroffen
– Seitenbetont: die Extremitäten einer Seite sind deutlich schwerer betroffen
– Gekreuzt: Die obere Extremität der einen Seite und die untere Extremität der anderen Seite sind schwerer betroffen
– Komplett: Arme und Beine sind gleich schwer, oder die Arme sind schwerer betroffen als die Beine

Dyskinesien:
nicht progrediente Dyskinesien ohne oder mit diskreter Spastik (selten)

Ataxien:
nicht progrediente Ataxien ohne oder mit diskreter Spastik (selten)
Es erscheint wichtig dieses Klassifikationsschema vorzustellen, da es an einigen Orten verwendet wird.

Übliche Klassifikation und Aspekte für die Hippotherapie

Spastizität

es besteht spastische Tonuserhöhung der Muskulatur mit typischen pathologischen Haltungs- und Bewegungsmustern.
Man unterscheidet **schwere, mittelschwere und leichte Spastizität** – je nachdem wie schwer der Haltungstonus betroffen ist und Funktionen der Auf- und Ausrichtung gegen die Einwirkung der Schwerkraft möglich sind.

Hemiparese

eine Körperseite ist betroffen, bei ICP kann auch die andere Seite leichter betroffen sein (daher manchmal die Bezeichnung »Bilaterale Hemiparese«).

Hemiparese bei ICP unterscheidet sich grundsätzlich von der Hemiparese des Erwachsenen: Erwachsene haben nach einem schlaffen Stadium ein ganz typisches spastisches Bewegungsmuster einer Seite, mit vorerst einseitig schwer gestörter Hand- und Beinfunktion und erwarten dankbar eine Verbesserung durch Therapie.

Kinder kompensieren in den ersten Lebensjahren die Behinderung mit unterschiedlicher individueller Aktivität, wenn sie lernen sich aus der Horizontalen aufzurichten und durch ihr ganz persönliches Training Fortbewegung bis zum Gehen erreichen. So sind die Bewegungsmuster und Tonusqualitäten variabel und die Kinder finden sich gut damit zurecht. Eine Behandlung macht auf ihre Behinderung aufmerksam und wird von Kindern mit Hemiparese meist abgelehnt, da sie die behinderte Seite nur mühsam und ungeschickt einsetzen können.

Hippotherapie ist die ideale Behandlung bei Kindern mit Hemiparese, hier arbeiten sie gerne mit. Sie können Gewichtsverlagerung auf die betroffene Seite, sowie Symmetrie bei dynamischer Stabilisation der WS erreichen. Vorerst ist die symmetrische Gesäßbelastung notwendig, sowie die Verlängerung der betroffenen Rumpfseite. Bei stabilisiertem Haltungstonus wird auch Armpendeln oder Abstützen der Hand auf den Oberschenkeln möglich.

Diparese

die Beine sind bei ICP mehr als die Arme betroffen. Die Arme zeigen manchmal erst bei genauer Prüfung eine Tonuserhöhung. Es besteht oft auffallende Schwäche der Haltefunktion Becken-Brustkorb im Taillienbereich.

Die Innervation dieser Muskulatur kann am besten bei der Hippotherapie durch Widerlagerung der weiterlaufenden Bewegung in den ventralen und dorsalen Muskelketten im Rumpf in der Vorwärtsbewegung trainiert werden. Die Spastizität der Adduktorenmuskulatur kann durch den breiten Reitsitz mit Beckenaufrichtung des Patienten bei raumgreifenden Schrittbewegungen des Pferdes gebessert werden. Bei der kontinuierlich

rhythmischen Bewegung wird die Muskulatur durch Wärme und Druckmassage gelockert und die Hüftgelenke werden in ABD/AR/EXT mobilisiert.

Tetraparese

Arme und Beine sind gleich stark, oder die Arme sind stärker als die Beine betroffen. Die Bewegungsstörung betrifft auch Rumpf, Schultergürtel und Nacken und somit auch Mundmotorik und Sprechen. Bei spastischer Tonuserhöhung der Extremitäten bestehen meist Schwächen in Rücken-, Schulter- und Nackenmuskulatur.

**In korrekter Reitsitzposition bietet die Hippotherapie eine ideale Möglichkeit der Verbesserung des Haltungstonus, wobei in der rhythmischen Fortbewegung auf dem Pferd der Tonus der Extremitäten erniedrigt und der Haltungstonus in Rumpf und Nacken normalisiert werden kann, mit positiver Wirkung auf Atemkoordination und Mundmotorik.
Wenn die Schwere der Behinderung und Größe des Kindes es zulassen, kann die Therapeutin, hinter dem Kind sitzend, am besten Korrektur und Hilfestellung dem Patienten vermitteln; eine Helferin sollte ihr aber zur Seite stehen.**

Ataxie

es bestehen ein niederer Haltungstonus, Störungen der Koordination und des Gleichgewichts. Bei instabiler Aufrichtung muß sich der Patient immer wieder bemühen seine Balance neu zu finden. Reine Ataxie ist bei ICP selten, Ataxie tritt aber oft in Kombination mit anderen Erscheinungsformen auf. Eine genaue differentialdiagnostische Abklärung ist bei bestehender Ataxie, besonders aber bei dem Erkennen einer akut auftretenden ataktischen Bewegungsstörung dringend notwendig!

Die Indikation für Hippotherapie ist – mit Ausnahme der progredienten Ataxien – bei ataktischen Bewegungsstörungen besonders gegeben. Die Gleichgewichtsreaktionen zur Verbesserung des Gangbildes können nirgends so gut wie auf dem Pferd bei Übertragung der Schrittbewegung trainiert werden. Das gerade nach vorne Schauen hilft den Kindern mit optischen Stellreaktionen Auf- und Ausrichtung zu halten - es sollte zu Beginn eingesetzt werden. Richtungswechsel des Pferdes sollten behutsam vorgenommen werden und Positionswechsel des Patienten

auf dem Pferd (Rückenlage, Quersitz, verkehrter Sitz) können sich schlecht auswirken. Bei älteren Kindern und Jugendlichen bewirkt ein Sitz im Sattel und das »Parkieren« (nach Klein-Vogelbach) der Füße in den Steigbügeln eine dynamische Stabilisation der WS und damit ist eine Einwirkung auch auf Mundmotorik und Sprache gegeben.

Dyskinesie

dazu rechnet man verschiedene Formen der Athetose; aber auch Tremor, Dystonie und Rigidität.
Bei der Dyskinesie besteht wechselnder Haltungstonus – von hypo- bis hyperton in unterschiedlicher Weise. Nacken und Arme sind hier stärker betroffen als die Beine, die distalen Körperteile zeigen extreme Bewegungen. Dystone Athethose ist gekennzeichnet durch starke Asymmetrie, die zu Deformitäten führen kann, z.B. Skoliose. Unterschiedlich starke Muskelspannungen beeinflussen auch störend die Mundmotorik, das Atmen und Sprechen.

**Bei ruhiger Führung der Hippotherapie und gleichmäßiger Schrittbewegung des Pferdes geradeaus, ist eine erstaunliche Symmetrie und Haltungskontrolle bei Dyskinesien zu erreichen. Die Anlehnung der Beine des Patienten an den Pferdeleib und die beständige Forderung, Symmetrie in der Vorwärtsbewegung zu bewahren, bewirken augenscheinlich eine Selbstregulation des Haltungstonus.
Jede Art von Stimulation kann aber abrupte Tonusveränderung herbeiführen.
Die Therapeutin sollte nur hinter dem Kind sitzend Hilfestellung leisten, wenn sie ganz sicher ist, daß die Bewegungen des Kindes nicht zu plötzlich und stark sind, sie selbst aus dem Gleichgewicht zu bringen. Eine zweite Therapeutin oder Helferin ist bei diesen Patienten meist notwendig.**

Bei Kindern mit Cerebralparese kann man in jeweils verschiedener Kombination und Ausprägung Spastizität-Ataxie-Dyskinesie als **Mischform** feststellen.
Die **rein hypotone Form der Cerebralparese** wurde bisher nicht erwähnt, da diese in Definition und Ursache nicht mit der ICP übereinstimmt. Bei der hier notwendigen genauen diagnostischen Abklärung findet man bei hypotonen Formen oft angeborene Mißbildungen des Zentralnervensystems, neuromuskuläre, oder neurodegenerative Erkrankungen.

Die minimale Cerebralparese (MCP) wird gesondert beschrieben (▷ das S. 112).

Im Verlauf der Entwicklung kann die eine oder andere Erscheinungsform deutlicher hervortreten. Und es kann die Bewegungsstörung in einer bestimmten Phase für das Kind, für die Familie oder im Bereich von Kindergarten oder Schule weniger wichtig erscheinen, als seine Schwierigkeit auf einem anderen Gebiet – einer mit seiner Cerebralparese assoziierten Störung.

Assoziierte Störungen bei ICP

Neben der cerebralen Bewegungsstörung können zusätzliche Störungen vorhanden sein. Feldkamp, 1989: »Das cerebralparetische Kind ist ein hirngeschädigtes Kind! Die motorische Behinderung, die diese Kinder zeigen, ist nahezu immer nur Teilsymptomatik und bei vielen Kindern nicht einmal die schwerwiegendste«.

Assoziierte Störungen bei ICP können sein: Störungen der Mundmotorik/ des Sprechens, Wahrnehmungsst., kognitive St., St. des Verhaltens, Seh-, Hörstörung, Anfallserkrankung.

Mit der ganzheitlichen Behandlung Hippotherapie können zusätzliche Störungen des Kindes, durch die Kommunikation mit und auf dem Pferd, weitgehend einbezogen werden. Das Pferd erreicht vom Kind Zuwendung, Vertrauen und Liebe und kann dasselbe auch wieder dem Kind vermitteln. Auf der Basis eines uneingeschränkten Angenommensein erwächst Interaktion und Lernbereitschaft des Kindes in verschiedenen Bereichen.

Störungen des Muskel-Skelett-Systems

Im Prozess der Wachstumsentwicklung bis zum Abschluß des Jugendalters können sich Störungen der Muskel- und Gelenksfunktionen ergeben, wobei Dysbalancen der Muskulatur zu Bewegungseinschränkungen und Gelenksfehlstellungen führen können. Auch bei Beinlängendifferenz, bzw. vermehrter einseitiger Belastung, bedarf die Statik des Kindes besonderer Beachtung.

In Absprache mit dem Orthopäden kann durch Hippotherapie sowohl prophylaktisch, als auch prä- und postoperativ ein wesentlicher Beitrag für funktionelles Training unter Beachtung der Biomechanik, bei den einzelnen Patienten geleistet werden.

Ätiologie

Die beschriebenen cerebralen Bewegungsstörungen und die damit möglichen weiteren Störungen können Folge von mehreren Ereignissen und Faktoren vor, während oder nach der Geburt sein, oder durch Frühgeburt, vor allem bei niederem Geburtsgewicht und Unreife, verursacht sein.

Begriffsklärung

- **Parese** – bedeutet bei Cerebralparese nicht Muskellähmung, sondern durch zentrale Tonusdysregulation verursachtes Vorherrschen bestimmter Muskelketten, die von der Norm abweichende Haltungen und Bewegungen verursachen, sogenannte –
- **abnorme Bewegungsmuster.** Auch die Mund- oder Augenmuskulatur kann so im Rahmen der Bewegungsstörung betroffen sein.
- **Automatische Reaktionen** – wie das Auf- und Ausrichten von Kopf, Körper und Extremitäten im Raum, gegen die Schwerkraft, die Gewichtsverlagerung mit entsprechenden Gleichgewichtsreaktionen und das prompte Abstützen auf den Händen mit gestreckten Armen – können Kinder mit cerebraler Bewegungsstörung in ihrer Entwicklung nur ungenügend erlernen.
- **Assoziierte Reaktionen** – nicht zu verwechseln mit assoziierten Störungen! (s.o.).
Unter Assoziierten Reaktionen versteht man eine Tonuserhöhung mit abnormen Bewegungsmustern in den betroffenen Körperpartien bei anstrengender Aktivität des Patienten.
So kann sich z.B. Auslangen, Greifen, Sprechen auf die Beine und Aktivitäten der Beine können sich auf Arme und Mundmotorik auswirken. Oder bei anstrengenden Bewegungen der gesunden Seite wird die behinderte Seite steifer. Assoziierte Reaktionen wirken störend und verschlechtern die Behinderung; sie können zu Kontrakturen und Deformitäten im Rumpf und in den Gliedmaßen führen, wenn sie immer wieder eingesetzt werden.

Auswirkung der assoziierten Reaktionen in der Hippotherapie:
Die verbale Aufforderung an den Patienten etwas zu tun, das ihm schwer fällt, wird in den betroffenen Körperpartien assoziierte Reaktionen auslösen. – Bei der Fortbewegung auf dem Pferd ist besondere Vorsicht

geboten, daher ist es vorerst wichtig dem Patienten durch angepaßte Kontrolle zu helfen die gewünschte Haltung oder Bewegung wahrzunehmen. Sobald als möglich sollte ein selbständiges Übernehmen der Bewegung erfolgen. Wenn dies erreicht ist, sollte der Patient eine positive Rückmeldung erfahren (»das ist gut!«). Überschwengliches Lob stimuliert und kann damit den Haltungstonus wieder erhöhen.

Ebenso kann schnelle Schrittbewegung des Pferdes und der bei dem Patienten damit notwendige rasche Wechsel der Gleichgewichtsreaktionen den Haltungstonus erhöhen. –

Schon vor der Schrittvariante muß dem Patienten geholfen werden die assoziierten Reaktionen – wie ventrale Stellung des Beckens und Hüftflexion – zu inhibieren.

Auf die vom Pferd initiierte Schrittbewegung erfolgt eine vom Patienten initiierte Reaktion. Wenn der Patient auf seine Weise »Schritt« sagt, erwartet er die Bewegung des Pferdes und kann leichter reagieren (Feed forward reaction).

Wenn der Patient bei Halten und wieder Angehen im Schritt die Körperhaltung bewahren kann, können im weiteren auch Schrittvarianten eingebaut werden. Die so wichtigen automatischen Reaktionen werden dadurch geübt.

Eine von der Bewegung des Pferdes unabhängige dynamische Stabilisation der Wirbelsäule erreicht der Patient erst, wenn er auf Halt/Schritt/Schrittvarianten/gebogenen Linien/Richtungswechsel etc. mit automatischen Gleichgewichtsreaktionen reagieren kann – das ist für ihn sehr schwer. Eine Überforderung des Patienten kann an seinen assoziierten Reaktionen sofort erkannt werden und ist von vornherein zu vermeiden.

Der wohldosierte, langsame Aufbau der Körperkoordination innerhalb einer Therapie und während mehrerer Therapieeinheiten muß gut durchdacht sein und sollte dokumentiert werden!

➜ Weiterführende Literatur: 4, 5, 6, 7, 9, 10, 11, 12, 38, 41, 59, 74, 79, 93, 103, 139, 155, 164, 165, 183.

Minimale Cerebralparese (MCP)

wird erst im Kindergarten- oder Schulalter offensichtlich, wenn differenzierte Körperkoordination und feinmotorische Handfunktion gefordert wird. Rückblickend gab es aber schon in der Säuglingszeit neuromotorische Auffälligkeiten und Entwicklungsrückstände. Kinder mit minimaler Bewegungsstörung werden von der Umwelt sehr oft nicht als behindert erkannt, sie werden fehleingeschätzt und zurechtgewiesen.

Die Störung ist meist nicht allein auf die Motorik beschränkt, sondern verweist auf einen Symptomenkomplex von Hirnfunktionsstörungen, die unter den Bezeichnungen – **Minimale cerebrale Dysfunktion (MCD), Hyperaktivitätssyndrom,** oder das **frühkindliche psychoorganische Syndrom (POS)** u.a., auch Hirnfunktionsstörungen der Perzeption, Kognition, Sprache, Psyche und des Verhaltens beinhalten können.

Die »minimale Störung« erfordert individuelle genaue Auswahl der Therapie oder der pädagogischen Betreuung durch einen erfahrenen Therapeuten bzw. Pädagogen!

Hippotherapie ist indiziert wenn die motorische Störung im Vordergrund steht – wobei das Kind in der Körperkoordination und bei feinmotorischen Leistungen nicht nur ungeschickt ist, sondern Verspannungen zeigt, die nicht allein auf einen Körperteil beschränkt sind (d.h. assoziierte Reaktionen zeigt). Tonuserhöhung einer Seite bei Gleichgewichtsreaktionen kann durch die, auf dem Pferderücken erforderliche, symmetrische, feindosierbare Körperarbeit weitgehend gebessert werden. Die Kinder können bei der Hippotherapie ihr Problem nicht »überspielen« - wie sie es sonst tun, sondern sind motiviert daran zu arbeiten. Mit dem Pferd können die Fähigkeiten des Kindes, synchron auf verschiedenen Gebieten, verbessert werden.

Heilpädagogisches Voltigieren/Reiten ist angezeigt, wenn das Kind im Sozialverhalten besonderer Förderung bedarf. Hier gilt ebenso das vorher Aufgezeigte. So ist es manchmal zu Beginn der neuen Intervention nicht klar, ob das Kind seine Fähigkeiten im Rahmen der Hippotherapie, oder besser im Heilpädagogischen V/R entwickeln kann. Eine gute Zusammenarbeit zwischen Therapeut und Pädagogen ermöglicht dann die Entscheidung bei wem das Kind besser aufgehoben ist.

Oft möchten diese Kinder oder Jugendlichen im Anschluß an die Hippotherapie oder an das Heilpädagogische V/R, Reiten als ihren Sport weiterhin durchführen – das ist auch ideal. In diesen Fällen muß der Reitlehrer in der Lage sein, ihre Fähigkeiten zu fördern, ohne zu überfordern und sie ja nicht ungerecht zu behandelt. Sie können normalen Reitsport erlernen, wenn ihre »Eigenart« berücksichtigt wird.

→ Weiterführende Literatur: 1, 22, 35, 45, 46, 47, 63, 68, 77, 123, 131, 135, 157, 162, 183.

Schädelhirntrauma (SHT)

Im Anschluß an die akute Rehabilitation ist Hippotherapie angezeigt, wenn eine Verbesserung der Bewegungsstörung mit Stell- und Gleichgewichtsreaktionen durch den Sitz auf dem Pferd zu erwarten ist.
Die Bewegungsstörung kann in den Formen Spastizität, Ataxie, Dyskinesie und Mischformen auftreten und assoziierte Störungen beinhalten – wie bei Infantiler Cerebralparese.
Auch bei der Hippotherapie gelten die selben Behandlungsprinzipien der neurophysiologischen Therapie. Die Behandlung mit und auf dem Pferd ist bei Patienten mit SHT eine wertvolle Möglichkeit der Rehabilitation die Fähigkeiten des Kindes auszuschöpfen.

Spina bifida

Durch Entwicklungshemmung in der 2. bis 4. Fetalwoche kommt es zur Spaltbildung einer oder mehrerer Wirbelbögen mit Prolabierung der Rückenmarkshäute = Meningocele (MC), bzw. noch zusätzlicher Fehlbildung des Rückenmarks = Myelomeningocele (MMC).
Nach neurochirurgischer Operation und Verschluß der MC oder MMC nach der Geburt, zeigt der Säugling, je nach Segmenthöhe und Schwere der Läsion, ein unterschiedliches Lähmungsbild mit kompletter oder inkompletter Querschnittsymptomatik, Klumpfüßen, Blasen-Darmproblemen und einem möglicherweise schon vorhandenen Hydrocephalus. Kinder mit MMC entwickeln in den meisten Fällen einen Hydrocephalus, der einer Shuntoperation für den Liquorabfluß bedarf. Die Operation bringt sehr gute Ergebnisse für die Entwicklung des Kindes, das Kopfwachstum muß aber weiterhin überwacht werden. Wieder auftretende Hirndruckzeichen – wie Erbrechen, Müdigkeit, Verlangsamung, Kopfschmerzen oder Wesensveränderung – sind zu beachten, eine neurochirurgische Kontrolluntersuchung wäre dann dringend notwendig.
Bei der physiotherapeutischen Behandlung und Elterninstruktion in den ersten Lebens-

jahren wird geachtet, daß nicht durch Dysbalancen der Muskulatur Deformitäten entstehen. Bei inkompletter Lähmung können hypotone Muskelketten zur Innervation gebracht werden und durch Auf- und Ausrichtung von Kopf/Körper/Extremitäten mit entsprechender Lagerung in Schienen, Mieder und Orthesen kann ein symmetrischer Haltungstonus aufgebaut werden. Sehr wesentlich für die Physiotherapie ist die Information von dem Neurochirurgen über die primären Operationen, sowie die gute Zusammenarbeit mit dem Pädiater, dem Orthopäden und mit dem Bandagisten. Da bei diesen Kindern häufig eine neurogene Blasenstörung vorliegt, ist, nach speziellen Untersuchungen, die Information des Urologen wichtig, welche Blasenlähmungsform vorhanden ist und wie dem Kind geholfen werden kann ohne weiteren Schaden an den ableitenden Harnwegen und den Nieren zu nehmen.
Die genannten Spezialisten sind auch gefragt, wenn es bei dem einzelnen Patienten um die Indikation zur Hippotherapie geht. Um wirklich sicher zu sein, daß die Wirbelsäule des Kindes stabil genug ist, die Schwingungsimpulse bei der Hippotherapie zu verarbeiten, ob eventuell ein elastisches Mieder notwendig ist, ob bei Inkontinenz ein Harnkatheter gesetzt werden soll und zu manch anderen Fragen – ist die Meinung der Fachleute einzuholen. Die Hippotherapie ist dann sinnvoll für den Patienten, wenn Physiotherapeut und Facharzt mit gegenseitiger Information den Behandlungsplan absprechen.
Die Vorzüge der Hippotherapie bei Spina bifida Kindern sind: in aufrechter Sitzposition kann in den ventralen und dorsalen Muskelketten am Rumpf ein symmetrischer Haltungstonus aufgebaut werden mit Kräftigung der intakten Muskulatur und Innervation der gerade noch möglichen Muskelaktivitäten im Grenzgebiet der Spina bifida. Dies ist für ein Gehen mit Orthesen und Stockstützen, sowie für die Mobilität im Rollstuhl von Bedeutung.
Die Wirkung der Hippotherapie auf Beckenbodenmuskulatur und Bauchpresse ist wichtig bei Blasen- und Darmproblemen.

Neuromuskuläre Erkrankungen

Darunter werden eine Vielzahl unterschiedlicher, überwiegend hereditäre Krankheitsprozesse zusammengefaßt, die durch Degeneration, durch Stoffwechselstörungen oder durch Strukturanomalien der Muskelfasern bedingt sind, sowie erworbene Muskelerkrankungen, aufgrund von endokrinen Störungen, Enzymdefekten oder entzündlichen Prozessen.

Durch Untersuchungen nach den letzten wissenschaftlichen Erkenntnissen, kann heute bei diesen Patienten die Diagnose frühzeitig gestellt werden und ermöglicht auch frühe, gezielte Therapie.

Jede Art von Physiotherapie bedarf bei diesen Kindern oder Jugendlichen der Zusammenarbeit mit einem Neuropädiater und wie immer des steten Dialogs mit Kind und Familie. Die Behandlungsmaßnahmen sind von dem Zustand des Patienten, seiner Atmung, Ermüdbarkeit, der Verteilung der Muskelhypotonien, den vorliegenden oder zu erwartenden Kontrakturen bzw. Deformitäten und der eventuellen Progredienz der Erkrankung abhängig.

Die Indikation zur Hippotherapie kann gestellt werden, wenn durch Hippotherapie eher eine Kräftigung der Muskulatur, als bei der Therapie im Behandlungsraum zu erwarten ist. Über die Wirkung der Hippotherapie, bei den einzelnen neuromuskulären Erkrankungen, gibt es derzeit noch keine wissenschaftlichen Langzeituntersuchungen. Bei Muskeldystrophie kann zu Erkrankungsbeginn in der Hippotherapie Bauch-, Rücken-, Schultergürtel- und Nackenmuskulatur gut trainiert und das Gangmuster ab dem Becken aktiviert werden. Später aber ist zu bedenken, ob auf dem Pferd gerade die vorwiegend betroffenen Muskelgruppen zur Innervation gebracht werden können und ob das Bewegungsmuster des Gehens nicht durch den Sitz auf dem Pferd verändert und dadurch die Funktion schlechter werden könnte. Im Einvernehmen mit Kind und Eltern muß sicher jede Auffälligkeit nach der Hippotherapie ernst genommen werden und bei verstärkter Ermüdbarkeit ist besondere Vorsicht geboten. Bei Verschlechterung ist selbstverständlich sofortiges Absetzen der Therapie erforderlich.

→ Weiterführende Literatur: 19, 42, 97, 103, 159, 168.

Das Therapiepferd

Voraussetzungen

- **das Pferd muß psychisch und motorisch gesund sein**
- mit einwandfreiem Charakter, Menschenfreundlichkeit
- besonderer Aufmerksamkeit, Wachheit bei größtmöglicher Scheufreiheit
- Arbeitswilligkeit, absolutem Gehorsam
- Einfühlsamkeit und besonderer Sensibilität auf Gewichtsverlagerung des Reiters, aber keiner Überempfindlichkeit
- entsprechendes Exterieur und passende Größe für die jeweiligen Patienten
- Alter ab 6 Jahre und Ausbildungsstand ab A-Dressur
- Bewegungen gut trainiert mit fleißiger Hinterhand
- möglichst gut bemuskeltem Rücken
- mit raumgreifendem Schritt – harmonisch zu variieren

Um den Anforderungen in der Hippotherapie zu entsprechen, braucht das Pferd eine Zeit der speziellen Ausbildung.

Für ein Therapiepferd sind die oben angegebenen Voraussetzungen die Grundlage für Fähigkeiten, die je nach Patientengut weiter konsequent trainiert werden müssen.

Training des Therapiepferdes

Auch bei bester Eignung und guter Ausbildung des Pferdes bedarf das Therapiepferd weiterhin einer sorgfältigen Betreuung. Es muß für die Geschmeidigkeit seiner Bewegungen gymnastiziert und für den Gehorsam konsequent gearbeitet werden. Die Ausbildung des Pferdes ist niemals abgeschlossen.

Außerhalb der Therapie

Das Therapiepferd soll dreidimensionale Schwingungsimpulse auf den Patienten übertragen, die ab dem Becken dem Gangbild des Menschen gleichen. Der taktreine, fleißige, feindosierbare Schritt des Pferdes mit unterschiedlichen Schwingungsimpulsen in seinem Rücken verlangt einen besonderen Trainingszustand. Sein physisches und psychisches Wohlbefinden ist dabei stets und unbedingt zu beachten. Man kann einem Pferd anmerken was mit ihm gemacht wird, eine Absprache für die tägliche Betreuung ist notwendig. D.h. der/die ReiterIn braucht das reiterliche Können, ein Pferd richtig und einfühlsam zu gymnastizieren und das Wissen, was gerade bei dem jeweiligen Patientengut für die Hippotherapie wichtig ist. Wer auch immer für die Arbeit mit dem Therapiepferd außerhalb der Therapie zuständig ist – ein/e exzellente ReiterIn, oder sehr gut reitende/r TherapeutIn – muß die eigenen sportlichen Ziele zurückstellen und allein auf die Bedürfnisse des Pferdes jeden Tag aufs Neue eingehen!

Daraus ergibt sich, daß von einem Einsatz des Therapiepferdes im Schulbetrieb dringend abzuraten ist – es könnte schnell verdorben werden.

Das abwechslungsreiche Training des Pferdes beinhaltet gute Dressurarbeit, korrekte Longenarbeit, es soll wenn möglich im Gelände bergauf und -ab geritten werden, darf sich über niederen Sprüngen strecken, kann bei der Cavalettiarbeit das rhythmische Heben der Beine verbessern und natürlich auch Freilaufen und – möglichst neben Freunden – sich auf der Weide bewegen. Bei Bedarf gibt es noch zusätzliche Möglichkeiten mit dem Pferd zu arbeiten – wie verschiedene Massagetechniken, oder die TEAM Arbeit nach Tellington Jones.

Es gilt auch bei dem Training des Pferdes – wie bei unseren Patienten – »Holen Sie es ab wo es heute steht«!

Ausgleich für die konzentrierte Arbeit bei der Hippotherapie schaffen heißt seine Muskulatur, Gelenkbeweglichkeit und Freude an der Mitarbeit fördern durch ein individuelles Training. Mit »seinem Reiter« kann es lernen neue, aufregende Erlebnisse ruhig zu überstehen – wie verschiedene unangenehme Geräusche, plötzlich auftauchende Gestalten, Geräte, Maschinen, Materialien u.v.m. Im Vertrauen zu dem Partner Mensch erfährt es sein ureigenes Fluchtverhalten zu unterdrücken und Mut und Selbstvertrauen zu gewinnen. Beim Ausreiten im Freien darf es gerne mit dem Reiter über ein Stoppelfeld galoppieren, muß aber auch über dasselbe Stoppelfeld im Schritt gehen können, oder aus dem Galopp gehorsam den Schritt akzeptieren. Jede Situation, in der das Pferd sein Verhalten dem Menschen zuliebe unterordnet, gehört sofort gelobt – es wird Ihr Abklopfen und Ihre Worte verstehen und sie werden ihm mehr Wert sein als seine momentanen Bedürfnisse. Selbstsicherheit und Gehor-

sam des Pferdes sind unschätzbar wertvoll für die Therapiesituation, da auch bei allen Sicherheitsmaßnahmen in der Reithalle doch ein Alltagsrisiko von plötzlich unerwarteten Ereignissen nicht auszuschließen ist. Die Freundschaft, mit dem gegenseitigen Vertrauen zwischen Tier und Mensch, ist die Grundlage des Therapeutischen Reitens.

Das Training des speziellen Pferdes richtet sich immer nach seinem Alter, Ausbildungsstand, und seinem momentanen Zustand (z.B. wird es vom Sommerurlaub auf dem Land, zurückgekehrt in den Reitstall in der Stadt, Tage der Eingewöhnung brauchen).

Die Ausbildungsskala des Pferdes mit: Takt, Losgelassenheit, Anlehnung, Schwung, Geraderichten und Versammlung zeigt auch bei dem Therapiepferd das richtige Training. Ein Therapiepferd »untertourig« zu reiten wäre falsch, denn es braucht zuerst den Schwung, um ihn dann zurücknehmen zu können bzw. Versammlung für verstärkte Belastung der Hinterhand, für einen gut dosierbaren Schritt. Eine gute/r ReiterIn wird die tägliche Arbeit des Pferdes unterschiedlich gestalten und bei der Dressurarbeit folgendes beachten:

- korrektes Geraderichten und gleichmäßiges Biegen nach beiden Seiten in großen und kleinen Touren/Bögen, eventuell Seitengänge,
- harmonische Übergänge in allen Gangarten mit gutem Untertreten der Hinterhand und mit Verkürzen und Verstärken der Tritte und des Tempos,
- Halten und Anreiten,
- und vor allem ausgiebige Schrittarbeit mit verschiedenen Schrittvariationen.

Vor der Hippotherapie

Die Vorbereitung des Therapiepferdes für die Hippotherapie muß eingeplant werden. Es wird etwa ½ Stunde notwendig sein wenn das Pferd vorher im Stall gestanden ist, etwas weniger Zeit, wenn es sich vorher auf der Koppel bewegen konnte, oder geritten wurde.

Die Pferdeführerin sollte die notwendige Longearbeit durchführen, die beinhaltet:

- nach einigen Schrittrunden das Pferd bei richtiger Länge der Ausbinder an die Hilfen von Longe, Peitsche und Stimme in allen 3 Gangarten gewöhnen und auf Rhythmik und Reinheit der Gänge achten;
- eine federnde Anlehnung an der Longe und gute Aktivität der Hinterhand erreichen; (☎ 1)

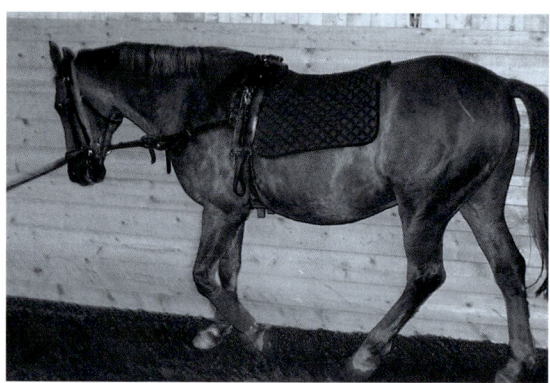

☎ 1   Therapeutisches Longieren – Geradeaus, Therapiepferd Dandy – 29 Jahre (!)

– das Pferd soll alle Übergänge der Gangarten gehorsam annehmen, harmonisch durchführen und der Stimme folgen;
– bei Halt – absolut ruhig stehen;
– einen ruhigen und reinen Schritt mit mehr oder weniger Untertreten der Hinterhand (für die Therapie ist beides wichtig), bzw. langsamen oder rascheren Tempo gehorsam durchführen.

Selbst bei einem erfahrenen Therapiepferd, das womöglich täglich in der Hippotherapie geht, muß man sich vor dem Einsatz mit Patienten überzeugen, daß das Pferd in gutem Gehorsam, taktrein, mit fleißigen raumgreifenden Schritt, ruhig und in guter Anlehnung mit der Longe zu führen ist - mit Therapeutischem Longieren oder Langzügelführung. (☎ 2–5)
Wenn die Hippotherapie mit Therapeutin hinter dem Kind geplant ist, ist es ratsam wenn die Therapeutin vorerst alleine auf dem Pferd weiter hinten sitzt, um sicher zu sein, daß das Pferd bereit ist Patient und Therapeutin in ruhigem Schritt zu tragen. Auch ein Abgleiten über die Kruppe des Pferdes, sollte geübt werden. Ein nahes Heranführen an Aufstiegstreppe oder Rampe ist ebenfalls vor der Therapie dem Pferd in Erinnerung zu rufen. (☎ 6) Das Pferd sollte gewöhnt sein, daß von der linken oder rechten Seite auf- und abgesessen wird, je nach den Fähigkeiten des Patienten.

In der Hippotherapie

Führarten

Therapeutisches Longieren:
Die Pferdeführerin geht innen und führt das Pferd zwischen Longe und Peitsche in angepaß-

tem Schritt geradeaus. Ihr Schrittempo gleicht dem des Pferdes und mit Geschick muß sie die Distanz zum Pferd, sowie ihre Position – weiter hinten oder vorne – für treibende oder verhaltende Hilfe, der jeweiligen Situation entsprechend, verändern. Die Longe wird durch den inneren Trensenring über das Genick in dem äußeren Trensenring verschnallt. Diese Longenverschnallung wird gewählt, da bei der Hippotherapie die Sicherheit des Patienten oberstes Gebot ist und dabei das Pferd – mit beiderseits gleich langen Ausbindern – am ehesten sofort an den Hilfen steht. Eine wohldosierte, fein einwirkende Hand der Pferdeführerin ist für diese Longeführung erforderlich, um dem Pferd nicht Schmerz zuzufügen. Da bei dem therapeutischen Longieren die Pferdeführerin den Patienten gut von der Seite im Blick hat, wird Therapeutisches Longieren gerne durchgeführt wenn nur 1 Therapeutin und keine Helferin zur Verfügung steht, oder wenn die Therapeutin hinter dem Kind auf dem Pferd sitzt. Durch die Beobachtung des Patienten ist die genaue Schrittanpassung bzw.ein notwendiges Halt gut möglich.

Langzügelführung: ☎ 2–5
Das Pferd wird an 2 kürzeren Longen (oder speziellen Lederzügeln, circa 3 m lang), die an beiden Trensenringen eingeschnallt sind und durch Ringe am Vorderzeug oder Schlaufen am Therapiegurt gehen, von hinten geführt. Zusätzliche Ausbinder mit Gummieinsatz, eingeschnallt an den Trensenringen und an den Ringen am Therapiegurt, erleichtern die korrekte Stellung des Pferdes bei der Therapie. Eine Gerte dient als treibende Hilfe. Das Pferd mit langen Zügeln von hinten führen, erfordert besonderes Geschick und Übung. Der/die PferdeführerIn sollte nah am Pferd – etwa eine Schrittlänge entfernt – gehen, an geraden Linien hinten und bei Biegungen innen mitschreiten. Man kann von hinten gut erkennen wenn der Patient nicht symmetrisch sitzt und diese Beobachtung ist eine wichtige weitere Hilfe. Ein Handwechsel nach links oder rechts ist mit Langzügelführung gut und harmonisch möglich.

Führen des Pferdes vorne:
Beim Führen des Pferdes vorne mit Longe oder Führzügel geht die Pferdeführerin vor der Therapeutin bzw. Helferin und kann das Pferd nicht entsprechend einrahmen, stellen oder biegen. Das Pferd kann mit der Hinterhand ausfallen

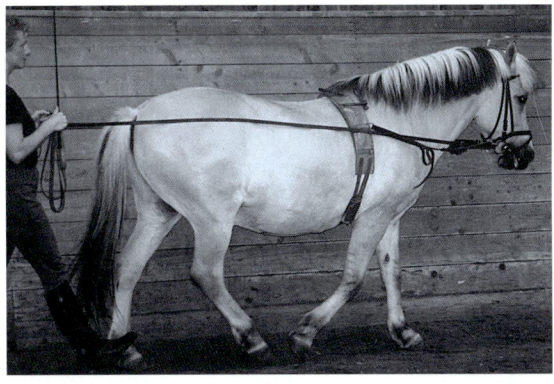
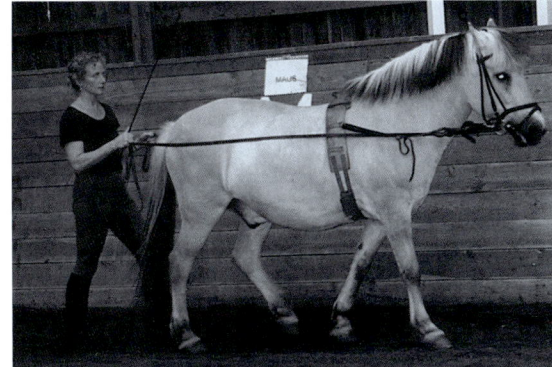

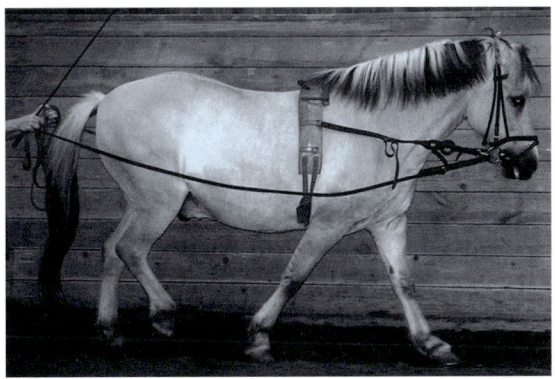
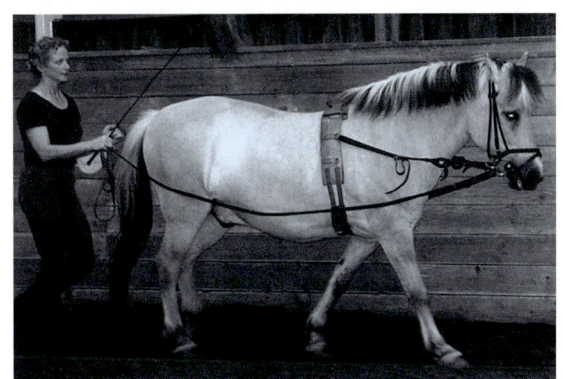

◉ 2–5   Langzügelführung mit Schrittvarianten

2	3	2 und 3 – versammelter Schritt
4	5	4 und 5 – verstärkter Schritt

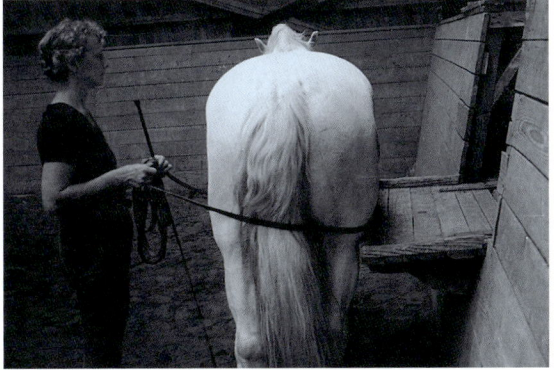

◉ 6   Das Therapiepferd kann ganz nah an die Rampe
herangestellt werden

und braucht nicht untertreten – die Pferdebewegung ist nicht genügend auf den Patienten abzustimmen. Ein Führen des Pferdes mit den Zügeln setzt eine weiche, nicht mit der Hand störende Führung voraus, konzentrierten Kontakt mit dem Pferd und einen, dem Rhythmus des Pferdes genau angepaßten Schritt. Eine genaue Anpassung der Pferdebewegung an den Patienten ist dabei nicht möglich.

Ein Führen mit Handrücken am inneren Backenstück und zusätzlicher Longe, sollte nur dann geschehen, wenn man das Pferd in besonderen Situationen beruhigen möchte – wie bei einem sehr unruhigen Patienten, oder wenn plötzlich für das Pferd beängstigende Geräusche auftreten u.a.

Das Therapeutische Longieren und die Langzügelführung können dem Therapiepferd in wenigen Wochen eingeübt werden - sie sind in der Hippotherapie dem Führen des Pferdes vorne, aus oben genannten Gründen, weitgehend vorzuziehen!

Das Pferd im Dienst des Patienten

Wie alle Beteiligten bei der Hippotherapie hat sich auch das Pferd dem Dienst des Patienten zu unterstellen. Es sollte so gut trainiert sein, daß es vermehrt einseitige Belastung durch sein gut geübtes Gleichgewicht ausgleichen kann, bis der Patient die Symmetrie wieder erreicht hat. Das Führen auf der linken oder rechten Hand sollte sich nach den Bedürfnissen des Patienten richten, soweit es für das Pferd erträglich ist. Es ist jedoch wichtig, dem wertvollen Mitarbeiter Pferd genügend hippologische Aufmerksamkeit zu geben. In der Hippotherapie trägt und erträgt das Therapiepferd teils Patienten mit schweren Bewegungsstörungen und/oder schweren psychischen Störungen, die es sehr belasten können – z.B. bei Kindern abrupte, ungezielte Bewegungen, oder plötzlich einsetzendes lautes, unartikuliertes Schreien. Zeichen von Verspannung des Pferdes, oder gar Überforderung müssen sofort erkannt werden und dem Pferd sollte die Möglichkeit des Lösens ermöglicht werden. Eventuell nach einem schwierigen Patienten ist Bewegung des Pferdes an der Longe notwendig – wenn kein anderes Pferd mit Patient in der Halle ist. Auch sollte bei aufkommendem Gewitter, Sturm oder Unwetter die Therapie abgebrochen werden, da das Pferd – auch geschützt in einer Reithalle – die Natur miterlebt.

Auf der anderen Seite wird das Pferd aber auch – wie ein feiner Sensor – Spannungen oder Unsicherheit von dem Team empfangen. Für die konzentrierte Arbeit in der Hippotherapie ist jeder einzelne verantwortlich und zum Wohl des Patienten muß ständig daran gearbeitet werden!

Belohnung des Pferdes

Während der Therapie wird das Pferd für seinen Gehorsam, für seine ausgezeichnete Mitarbeit und für sein beständiges Einfühlen reichlich belohnt durch Liebkosen, Streicheln und Abklopfen.

Eine Belohnung mit Karotten, Äpfeln, Pferdeleckerli etc. - sollte aber immer erst nach dem letzten Patienten geschehen. Das Betteln, Scharren mit den Hufen, ein unruhiges Treten wird dadurch in notwendiger Vorsicht für den Patienten vermieden. Das Pferd aber soll sicher sein – und darf darin nicht enttäuscht werden – daß nach der Arbeit, in der Box, Köstlichkeiten warten.

Die Arbeit mit dem Therapiepferd außerhalb, vor und bei der Therapie erfordert spezielle Ausbildung, Zusammenarbeit im Team und Konzentration im Hinblick auf den Patienten.

Wird das Therapiepferd gut gearbeitet und richtig eingesetzt, schenkt es sich ganz seinen Patienten und ist ebenso Freude und Stolz seiner Mitarbeiter.

➜ Weiterführende Literatur: 9, 26, 27, 28, 58, 87, 96, 99, 105,141, 149, 154, 162, 168, 169, 179.

PhysiotherapeutIn und Mitarbeiter

Hippotherapie-Ausbildung für PhysiotherapeutInnen

Voraussetzungen:

Um Hippotherapie durchführen zu können, braucht der/die TherapeutIn eine zusätzliche spezielle Ausbildung, die in Deutschland und Österreich in 2 Teilen zu je 8–10 Tagen von den jeweiligen Kuratorien in Zusammenarbeit mit dem Bundesfachverband für Physiotherapie und der Reiterlichen Vereinigung veranstaltet wird. Voraussetzung für die Hippotherapieausbildung in Österreich ist:

1. Diplom für Physiotherapie
2. Weiterbildung in Neurophysiologischer Therapie nach dem Bobath-Konzept für Kinder (NDT) oder Erwachsene, je nach Patientengut. Falls dieses Zertifikat nicht erbracht werden kann, ist der Nachweis einer zumindest 2jährigen Tätigkeit in einem Team bei neurologisch erkrankten Patienten erforderlich.
3. Kenntnisse der Funktionellen Bewegungslehre Klein-Vogelbach sind erwünscht
4. Reiterliche Praxis und Kenntnisse entsprechend dem Reiterpaß sind erforderlich, erwünscht ist eine höhere reiterliche Qualifikation.

Begründung für die Vorkenntnisse:
Da Kinder und Erwachsene vorwiegend aus neurologischer Indikation zur Hippotherapie zugewiesen werden, ist nach der Physiotherapieausbildung eine zumindest 2jährige Arbeit bei Kindern oder Erwachsenen mit neurologischen Behinderungen in einem Team notwendig, um Erfahrung mit den vielfältigen Störungen der Patienten zu sammeln. Eine neurophysiologische Zusatzausbildung nach dem Bobath-Konzept ist für TherapeutInnen, die Hippotherapie durchführen möchten, anzustreben, da die Grundlagen dieses Konzeptes in der Hippotherapie, dem Patienten angepaßt, umgesetzt werden können. Dazu ergeben Kenntnisse der Funktionellen Bewegungslehre – Klein Vogelbach, die in österreichischen Akademien für Physiotherapie in den letzten Jahren ausführlich gelehrt wird, die beste Voraussetzung Bewegung und Haltung (– die Bewegung beinhaltet) zu analysieren und zu beurteilen. Theoretische und praktische Grundkenntnisse des Reitens sind selbstverständliche Voraussetzung, um in der Hippotherapie Ausbildung die Analyse der Pferde- bzw. Reiterbewegung zu erkennen, zu erspüren und um zu lernen, das Therapiepferd richtig zu führen. Die Therapeutin schöpft aus ihrem reiterlichen Können und ihren hippologischen Kenntnissen die Fähigkeit, das Therapiepferd dem Patienten entsprechend einzusetzen und mit dem Pferd den Patienten sensomotorische Erfahrungen zu ermöglichen.
In den beiden Lehrgangsabschnitten, die ½ Jahr Praxis beinhalten, werden die Grundlagen für den richtigen Einsatz des Pferdes bei den verschiedenen Behinderungen des Kindes und Erwachsenen gelehrt und die Arbeit mit dem

Patienten auf dem Pferd in Theorie und Praxis vermittelt. Die Ausbildung wird mit einer kommissionellen Prüfung abgeschlossen.
Es ist ratsam, daß der/die PhysiotherapeutIn die gelernten Fertigkeiten mit dem Pferd – im Sportlichen und Therapeutischen Longieren, in der Langzügelführung und im Dressurreiten – weiterhin trainiert, da dies für ihre Arbeit in der Hippotherapie notwendig ist. Sie kann dann auch der/dem ReitlehrerIn angeben welches Training gerade für das Therapiepferd wichtig ist, sie kann ihre Mitarbeiter gut einschulen und das Therapiepferd wird ihre Pferde-Kompetenz spüren.

Einschulung der Mitarbeiter

Eine Besonderheit der Hippotherapie ist die Teamarbeit, in der alle Mitarbeiter ein gleiches Ziel verfolgen – unser Patient soll die Schrittbewegung auf dem Pferd erfahren, so gut als möglich allein aufnehmen und sich aneignen!
Aus eigenem Erleben kenne ich das beglückende Zusammenspiel des gesamten Teams, das Kind, Pferd, Pferdeführer, Therapeut und Helfer in der gemeinsamen, rhythmischen Schrittbewegung und dem gleichen Mitschwingen von Wunsch und Ziel erfaßt. In dieser systemischen Therapie stellen wir die Bewegung und Atmung aufeinander ein, geben unser Bestes und freuen uns am Erfolg. So macht die kilometerlange Schrittarbeit an einem Nachmittag mit 5 Kindern garnicht müde und auch unser altes Pferd springt nachher lustig herum und wälzt sich.

- **Kotherapeutin bzw. Helferin**
den Patienten nur von einer Seite her zu helfen, reicht meist nicht um dem Behinderten einen symmetrischen Sitz, Rumpfaufrichtung, symmetrische Schultergürtel-Armhaltung und Nackenstreckung zu ermöglichen. Der Patient fühlt sich auch sicherer, wenn er von beiden Seiten behütet wird. Auch braucht die Physiotherapeutin, hinter dem Kind auf dem Pferd sitzend und Rumpf/Schultergürtel verbessernd, zumindest noch zwei Hände für Becken und Beine des Patienten um eine gute Sitzposition zu erhalten. Bei Kindern und Jugendlichen mit schwerer Bewegungsstörung ist eine zweite Therapeutin sehr wertvoll, denn es kommt darauf an im Augenblick den richtigen Handgriff einzusetzen. Die Kotherapeutin sollte

Erfahrung mit Pferden haben, sie hat die Aufgabe dem Patienten zu helfen, aber in der Therapieführung sich der Kollegin zu unterstellen. Für Patient, Pferd und Pferdeführer ist es wichtig, daß **ein Verantwortlicher** die Führung übernimmt. Bei zwei in Hippotherapie ausgebildeten Physiotherapeutinnen hat sich eine abwechselnde Therapieführung sehr bewährt.

Eine **Helferin** an der anderen Seite des Patienten sollte den Umgang mit Pferden gewohnt sein, damit ihre Handhabung und Schrittanpassung mit der Bewegung des Pferdes übereinstimmen. Es wird wichtig sein, daß sie einfühlsam mit dem Patienten umgeht und bereit ist Verbesserung anzunehmen und Neues zu lernen.

Es ist nur in Ausnahmesituationen – wie bei sehr ängstlichen Kindern – gut, wenn einmal die Mutter oder ein Verwandter als Helfer eingesetzt wird. Für das Therapiepferd ist es schwer noch zusätzlich Rücksicht auf einen pferdeunkundigen Menschen zu nehmen.

Bei der Hippotherapie ist das Pferd der Partner, das Üben der Selbständigkeit ist Teil der Therapie, ohne die gewohnte Obsorge der Familie. Schwieriges wird lieber weit weg von den Augen der Mutter, am anderen Ende der Halle durchgeführt. Wenn es funktioniert, dann »reitet« das Kind gerne bei der Familie vorbei.

– **Pferdeführerin**
sollte möglichst eine Reitlehrer- oder reiterliche Qualifikation haben, dann ist Praxis und Vorwissen vorhanden, um die besonderen Aufgaben zu lernen und die Verantwortung für das ruhige und korrekte Führen des Pferdes nach Angabe der/des PhysiotherapeutIn zu übernehmen. Es ist wichtig, daß auch der/die PferdeführerIn den Behinderten voll annimmt und sein Bemühen richtig wertet. Ein Lob der Pferdeführerin ist gerade dem behinderten Kind besonders viel wert. Wenn die Pferdeführerin einen Teil des Pferdetrainings übernimmt, wird sie das Pferd gut kennenlernen und in und außerhalb der Therapie, dem Pferd entsprechend, mit-fühlen, mit-hören, mit-wahrnehmen lernen. Da in der Hippotherapie die Physiotherapeutin sich auf den Patienten konzentrieren muß, ist es wichtig, daß die Pferdeführerin – absolut verläßlich – die Pferdeführung übernimmt.

→ Weiterführende Literatur: 10, 12, 27, 64, 65, 67, 112, 114, 141, 168.

Die Behandlung

Allgemeines

Die Frühbehandlung
Nach Untersuchung durch einen Neuropädiater sollte bei den ersten Zeichen einer Bewegungsstörung eine physiotherapeutische Behandlung sofort einsetzen. Das kann in den ersten Lebenstagen oder -wochen sein, möglichst aber vor dem 4. Lebensmonat!

Durch früh beginnende neurophysiologische Therapie mit Elterninstruktion kann eine bestmögliche Förderung des Kindes erfolgen. – Wenn nach einigen Monaten die Entwicklung im normalen Bereich ist, kann die Physiotherapie abgesetzt werden, die Entwicklung des Kindes aber sollte weiter vom Kinderarzt kontrolliert werden.

Besteht eine cerebrale Bewegungsstörung, so werden auch bei guter neurophysiologischer Therapie die Zeichen der Cerebralparese im ersten Lebensjahr deutlicher. Denn erst durch vermehrte Aktivität sich gegen die Schwerkraft auf- und im Raum auszurichten (beim Umdrehen aus Bauch- oder Rückenlage, Aufsetzen, Sitzen, Krabbeln, Aufstehen, ersten Gehen) werden Haltungstonus und einzusetzende Bewegungsmuster stimuliert und Entwicklungsabnormitäten oder -rückstände deutlicher.

Auswahl einer neurophysiologischen Therapie und/oder anderer Behandlungen
Die Angebote von Therapiemöglichkeiten um die Motorik und die begleitenden Störungen zu verbessern sind zahlreich. Der Arzt hat diagnostische und beratende Funktion, die Auswahl der Therapie bestimmen letztlich die Eltern für ihr Kind, denn es geht darum ein zusätzliches tägliches Pensum an Arbeit über Jahre auf sich zu nehmen. Jede Förderungsmaßnahme sollte mit Arzt und TherapeutIn hinterfragt werden – ob die weitere Belastung dem Kind und den Eltern zumutbar ist und wieweit noch genügend Freiraum für alle Familienmitglieder bleibt. Da die Therapie(n) über viele Jahre erfolgen, sind die Leistungen, die ein behindertes Kind, seine Mutter und auch die übrige Familie erbringen, weit über das normale Maß hinausgehend und sehr zu bewundern!

Hippotherapie

Frühestens ab dem 4. Lebensjahr, meist aber später, wird der Vorschlag von Arzt oder Therapeutin, daß nun Hippotherapie bei dem Patienten angezeigt und vielversprechend wäre, bei dem Kind große Freude auslösen. Schon vor Beginn der Hippotherapie, im Behandlungsraum, wird das Pferd in den Gedanken mit dabei sein und diese Therapie wird besonders sehnsuchtsvoll erwartet. Gerade bei Therapiemüdigkeit - durch das tägliche Üben an grundlegenden Funktionen, die immer noch schwer fallen – bringt die Hippotherapie, mit der Vorstellung des Reitens, ganz andere Motivation.

Den Eltern kann bei einem gemeinsamen Treffen, am besten durch einen Instruktionsfilm, Sinn und Zweck der Hippotherapie erklärt werden. Es spart Zeit und Mühe, wenn gleich von Anfang an auf alle Fragen genügend eingegangen wird, Informationsmaterial zur Verfügung steht, der Umgang mit dem Pferd, die Kleidung auf dem Pferd und die genaue Termineinhaltung besprochen wird. Der gute Kontakt der Therapeuten zu Mutter und Vater wird auch die Wirkung dieser Behandlung unterstützen.

Patientenprotokoll
Name des Patienten   Befund am:
geb.:   Alter: TherapeutIn:
Adresse:
Tel.:
zugewiesen von:
Behandelnder Arzt:
Zuweisungsdiagnose:
Anamnese:

Physiotherapie: bei: Name _____   Tel. _____
                             von _____ bis _____   Frequenz:

Ergotherapie: bei: Name _____   Tel. _____
                             von _____ bis _____   Frequenz:

Logopädie: bei: Name _____   Tel. _____
                             von _____ bis _____   Frequenz:

Sonstige Maßnahmen: Frühförderung
                           Teilleistungsförderung
                           Psychomotorische Förderung
                           Einzelpsychotherapie
                           Familienpsychotherapie
                           Akupunktur
                           andere alternativmedizinische Interventionen

Kindergarten: nein ___ ja ___ Adresse _____   Kindergärtnerin _____
                    Regelkiga _____ Sonderkiga _____ Integrationskiga _____

Schultyp: _____
                    Adresse: _____   Kontaktperson _____

Hilfsmittel: Brillen   Mieder   Beinschiene
                    Kontaktlinsen   Gehbehelfe   Unterarmschiene
                    Hörgerät   Rollstuhl   Prothese
                    Gaumenplatte   Buggy   Schutzhelm
                    Zahnregulierung   Sitzschale   Sonstiges
                    Einlagen   zugerichtete Schuhe

Medikamente: ja ___ welche _____   Arzt: _____
                    nein ___

Anfälle: ja ___ nein ___ Anfallsfrei seit 6 Monaten oder länger _____

Orthopädische Maßnahmen: sind Operationen vorgesehen? _____
                               Hüftluxation links ___ rechts ___ versorgt/nicht versorgt
                               andere Maßnahmen _____
                               letzte orthopädische Kontrolle _____

Kognition: beeinträchtigt _____ nicht beeinträchtigt _____ unsicher _____

Perzeption: beeinträchtigt _____ nicht beeinträchtigt _____ unsicher _____

Psychosoziales Verhalten:
                  unauffällig   geringe Frustrationstoleranz   Kontaktschwierigkeiten
                  auffällig   aggressives Verhalten   Distanzlosigkeit
                  Stereotypien   autistoides Verhalten   regressives Verhalten

Physiotherapeutischer Befund (Assessment) für Hippotherapie

Es sollte eingeplant werden, daß zu Beginn der Hippotherapie die Physiotherapeutin, die mit dem Kind diese Therapie durchführt, den Patienten entkleidet im Raum untersucht und den Therapieplan erstellt. Unter Assessment versteht man dabei das möglichst ganzheitliche Erfassen der Fähigkeiten und der Behinderung des Patienten. Die Therapeutin sollte genügend Vorinformationen und Befunde von den einzelnen Spezialisten erhalten haben, um nicht wieder Kind und Eltern mit schon oft gestellten Fragen zu belasten. So kann vieles vorher abgeklärt werden und bei dem ersten Gespräch kann sich die Therapeutin dem Kind und der Familie besser widmen.

Die Fragen an die Eltern wie:
Wo liegen die Stärken Ihres Kindes?
Wo sehen Sie die Schwierigkeiten Ihres Kindes?
Was erwarten Sie sich von der Hippotherapie?

bringen den Zustand des Kindes und die Wünsche der Familie schnell auf den wesentlichen Punkt. Am Ende der Beobachtung und Untersuchung des Kindes mit den Eltern, werden diese Fragen wieder aufgegriffen. Die Therapeutin kann dann manches klären, wird aber auch bekennen, daß sie das Kind noch zu wenig kennt und jedes Kind die Hippotherapie auf seine Weise erlebt und darauf reagiert.

Befund und Therapieplan für die Hippotherapie sollten, wie in der neurophysiologischen Behandlung nach dem Bobath-Konzept, untrennbar verwoben sein. Je besser die Therapeutin auf das Kind eingeht, in Interaktion seine Handlung, Sprache, Gestik, die Vorlieben seines Spiels erlebt, desto eher erkennt sie wo die spezielle Therapie noch weiter helfen kann.

Nachdem im Patientenprotokollblatt durch Vorinformationen und Befunde

Relevantes aus der Anamnese schon vorher erhoben wurde, sind folgende Beobachtungen des Kindes für die Hippotherapie von Interesse:

Die Handlungsebene: d.h. das Orientieren an den selbständigen Handlungen, die dem Kind gerade wichtig sind; wie es den Handlungsplan für Interaktion, für Motorik, Sprechen, Umweltanpassung entwirft, wie es in seiner individuellen Art der Gestaltung Handlungen durchführt und seine Empfindungen ordnet – z.B. wie kleidet es sich aus, klettert über ein Hindernis, setzt es sich auf ein Bänkchen; was macht es mit einem Ball, wie nimmt es Kontakt mit Mutter und Therapeutin auf, wie spricht es? etc.

Kognition: wie ist sein Verständnis, seine Aufmerksamkeit, seine Teilnahme für Aktion und Interaktion und wie bewertet dies die Mutter oder z.B. der Lehrer?

Qualitative Beurteilung von Haltung und Bewegung: die Analyse von Haltungen und Bewegungen in den verschiedenen Positionen, die Tonusverhältnisse (Seitendifferenz) und bestehende Gelenkseinschränkungen können durch Beobachtung erfaßt, müssen aber auch manuell geprüft werden. – Für die Hippotherapie sind vor allem die Hüftgelenksbewegungen mit ABD, AR, EXT, bei Aufrichtung des Beckens und der Wirbelsäule von Interesse.

Haltungskontrolle: inwieweit kann das Kind Kopf und Rumpf ausrichten, sich gegen die Schwerkraft aufrichten, sein Körpergewicht verlagern und in der Bewegung die Haltung bewahren?

Statik: welchen Einfluß hat die gewohnte Haltung des Patienten auf seinen Bewegungsapparat, wo entstehen besondere Belastungen? Wenn möglich sind die einzelnen Körperabschnitte im aufrechten Stand von caudal nach cranial zu prüfen, ansonst im Sitz unter besonderer Beachtung der Beckenstellung.

Pathomechanismen: welche hauptsächlichen Störungen behindern die Weiterentwicklung von Funktionen?

Aus dem Befund ergeben sich :

Behandlungsziel: bei Einschätzung der Fähigkeiten und Schwierigkeiten des Kindes sollten die Behandlungsziele nicht zu weit gesteckt, sondern erreichbar sein.

Behandlungsplan: beinhaltet die detaillierte Planung für die Therapie, die jedesmal beachtet werden soll.

Nach einer Anzahl von Behandlungen sollte eine Auswertung erstellt werden wie:

Evaluation: Im Behandlungszeitraum von _____ bis _____
Ergebnis:

Wenn die Dokumentation nicht nur schriftlich, sondern auch mit Videoaufzeichnung erfolgt, können Veränderungen später klarer erkannt werden. Da im Kindesalter durch Entwicklung und Wachstum der Zustand sich ständig ändert, ist es sehr lehrreich für die Eltern und das Therapeutenteam in Bild und Ton (Video) Entwicklungsfortschritte, die im Zeitrahmen der Hippotherapie entstanden sind, zu erkennen.

Verlaufsdokumentation (Decurs)

Nach jeder Behandlung sollte schriftlich das Heute-Besondere kurz beschrieben werden!
Es ist sicher mühsam nach stundenlanger Arbeit in der Reithalle die gemeinsame Arbeit gedanklich nochmals zusammenzufassen. Aber die Fragen – »wie weit ist der Behandlungsplan erfüllt und eine Annäherung an das Behandlungsziel erreicht worden«? sind für alle Mitarbeiter lehrreich. Die Angabe der Mutter oder betreuenden Person über Veränderungen, die bei dem Kind beobachtet werden konnten, sollten notiert werden.
Es ist wichtig den Verlauf der Hippotherapie regelmäßig zu dokumentieren und eine Evaluation zu erstellen, denn nur dadurch kann der Wert dieser Therapie dem zuweisenden Arzt und auch den Krankenkassen bewiesen und für notwendige wissenschaftliche Untersuchungen verwendet werden.

Das Bobath-Konzept

In der Hippotherapie hat das Bobath-Konzept als neurophysiologische Behandlung bei Kindern und Erwachsenen den Vorrang vor allen anderen neurophysiologischen Therapien.
Dr.h.c. Berta und Dr. med. Karel Bobath, beide in Berlin geboren, kannten sich als Kinder, wurden durch die Kriegsgeschehnisse und Emigration aber erst wieder 1939 in England zusammengeführt, nachdem Karel sein Medizinstudium in Prag beendet hatte und Berta, die als Gymnastiklehrerin an der Anna-Hermann-Schule arbeitete, emigriert war.
1943 hatte Berta ihr »Schlüsselerlebnis« bei der Behandlung eines erwachsenen halbseitig gelähmten Patienten. Sie beobachtete, daß es möglich war Spastizität durch bestimmte Haltungen oder Bewegungsmuster zu verändern und daß der Patient mit »sensomotorischer Störung« durch ein Wahrnehmen der normalen Bewegung Funktionen erlernen kann. Unterstützt wurde Frau Bobath in ihrer Arbeit als Physiotherapeutin (Diplom 1950, London) durch ihren Gatten - Dr. Karel Bobath, der nach dem damaligen Forschungsstand versuchte die Erkenntnisse wissenschaftlich zu klären und zu untermauern. Frau Bobath behandelte auch Kinder und Jugendliche mit infantiler Cerebralparese und konnte dabei ihre Erfahrung erweitern. Inhibition (Hemmung) abnormer und dadurch gleichzeitig Fazilitation (Bahnung) normaler Bewegungsmuster, von bestimmten Schlüsselpunkten aus, waren die Schlagworte der ersten neurophysiologischen Behandlung, die weltweit bei neurologisch auffälligen Säuglingen und Kleinkindern mit Erfolg angewandt wurde.
Frau Dr. E. Köng und die Physiotherapeutin M. Quinton in Bern/Schweiz haben das große Verdienst, bereits Ende der 50er Jahre den Wert der Frühdiagnostik und Frühbehandlung nach den Bobathprinzipien erkannt zu haben.
Das Lebenswerk des Ehepaars Bobath war – wer die beiden kannte weiß es – eine wirklich tägliche Auseinandersetzung mit den faszinierenden Zusammenhängen des menschlichen Nervensystems – der Wahrnehmung, Bewegung, Interaktion, Motivation, Kognition, Sprache und der sensorischen Eindrücke – immer offen für Veränderung und Weiterentwicklung. Sie erkannten, daß die neurophysiologische Behandlung, die sie NDT (Neuro Developmental Treatment) nannten, als ein Behandlungs-Konzept den jeweiligen Patienten stets angepaßt, dem Kind, seinem Alltag entsprechend modifiziert werden muß, um den ganzen Menschen gerecht zu werden. Funktionelle Hilfsmittel für selbständige Aktivitäten wurden in großer Vielfalt entwickelt, dadurch konnte Fehlentwicklung durch Kontrakturen und Deformitäten, im Verhältnis zu früher, weitgehend beschränkt werden. Von Anfang an beinhaltete das Bobath Konzept physiotherapeutische, ergotherapeutische und logopädische Betreuung mit Instruktion der Eltern, und/oder Pädagogen, die durch angepaßte Hilfestellung dem Kind eine Erweiterung seiner Aktionen ermöglichen sollten. Das richtige »Handling« des Kindes ist immer nur als Hilfe zu einem aktiven Bewegungshandeln des Kindes verstanden worden.

Das Bobath-Konzept im heutigen Verständnis

Man weiß nun, wie wesentlich die von dem Kind initiierte Handlung und Verwirklichung seiner Pläne, die selbständige Bewegungsplanung, für die Selbstorganisation und Handlungskompetenz seiner Persönlichkeit ist. – Die Erkenntnisse der Hirnforschung, über die funktionellen Reorganisationsprozesse des Zentralnervensystems, stehen im Einklang mit den grundlegenden Ideen der Bobaths.

In der Behandlungssituation gewähren wir heute dem bewegungsgestörten Kind viel Spielraum, damit es selbstbestimmt handeln kann. Bei guten Rahmenbedingungen der Therapie (was biete ich wo, wann, wie an?) wird die Inhibition pathologischer Bewegungsmuster und assoziierter Reaktionen zu Gunsten der Aktivität und Motivation zurückgestellt. Die Erfahrung hat gezeigt, daß bei selbständigem Handeln, durch Selbstregulationen auch Tonusqualitäten verändert und Funktionen leichter möglich werden. Wenn der/die PhysiotherapeutIn in der Neurophysiologischen Therapie nach dem Bobath-Konzept verschiedene Techniken gelernt und bei Patienten erfahren hat, kann sie diese gebrauchen, verändern oder weglassen. »Warten Sie auf das Kind!«- war schon immer der Rat der Bobaths an die Therapeuten – in ihrem frühen Erkennen, die Freiheit der Selbstorganisation weitgehend dem Kind zu überlassen.

Hilfe und Kontrolle der Physiotherapeutin in der Kinder-Hippotherapie

Bei den Kollegen möchte ich mich entschuldigen, daß ich mich in der Kinder-Physiotherapie und -Hippotherapie auf die Physiotherapeutin beziehe, da in diesen Bereichen leider, denn für die Kinder wäre es wichtig, noch sehr wenig Herren arbeiten.
Auf dem Pferd können Patienten mit neurologischen Erkrankungen, dem Bobath-Konzept entsprechend in einer idealen Ausgangsstellung – dem Reitsitz – unter Stimulation der Aufrichtung und Haltung, variable Schrittbewegung in rhythmischer Fortbewegung erfahren. Da kein Schritt des Pferdes dem anderen gleicht, wird der Patient, mit immer wieder anderen Muskelketten auf Gewichtsverlagerung reagierend, Gleichgewichtsreaktionen durchführen und in Vor- und Nachreflexion (feed forward und feed back reaction) lernen sein Bewegungshandeln selbst zu verbessern.

Hilfe bei der Eigenregulation – anstatt Inhibition/Fazilitation von Schlüsselpunkten aus

Wie Dr. B. Orth (Krankengymnastik 3/99) angibt, ist es neurologisch und physiologisch folgerichtig, die Handgriffe in der Behandlung nach Bobath heute als Hilfe bei der Eigenregulation des Patienten anzuwenden und zu verstehen. Bei Beobachten der Haltung und Bewegung des Kindes, Fühlen seines Haltungstonus, wird die Physiotherapeutin durch gezielte Hilfestellung die aktive Bewegung des Kindes unterstützen. In der Behandlung auf dem Pferderücken wird die Hilfe und Kontrolle der Therapeutin von dem Kind vorerst erwartet und verlangt. Das Kind kann meist nicht ohne Hilfe auf die Pferdebewegung reagieren. Wo und wie die Physiotherapeutin ihre Handgriffe setzt, ist aber heute nicht unter der Vorstellung abnorme Bewegungen zu hemmen und normale Bewegungen zu bahnen, sondern dem Kind zu helfen, möglichst allein im guten Sitz die Bewegung aufzunehmen um sie zu gebrauchen. Die Schlüsselpunkte – die Bobaths nannten sie »key points« oder »points of controll« können als Schaltstellen der Bewegung verstanden werden. So wird bei der Hippotherapie die symmetrische Gesäßbelastung mit aufgerichteter Beckenstellung wichtiger Kontrollpunkt sein. Die richtige Anwendung der Kontrolle ist für die Sicherheit des Patienten und die Hilfe zum aktiven Übernehmen der Bewegung entscheidend. Die Berührungen gleichen einem zarten »Modellieren«, um dem Kind zu helfen sein Körpermodell zu erfassen. Es gilt auch auf dem Pferd: »Die Kunst ist es unsere Hände im richtigen Moment wegzunehmen und die Bewegung dem Patienten zu überlassen« (Berta Bobath).

Wirkungen der Hippotherapie

- Beeinflussung und Verbesserung des Haltungstonus
- Verbesserung der Rumpfaufrichtung und Förderung einer dynamischen Stabilisation der WS
- Verbesserung der Koordination
- Förderung automatischer Gleichgewichtsreaktionen
- Aufdehnen von verkürzter Muskulatur
- Mobilisation der Gelenke mit Verbesserung der Gelenksbeweglichkeit und Zentrierung der Gelenke
- Regulierung und Ökonomisierung der Atmung
- Verbesserung der Mundmotorik und der Lautgebung – des Sprechens
- Erweiterung und Verbesserung der Wahrnehmung
- Förderung der Konzentration
- Förderung der Kommunikation
- Stärkung des Selbstwertgefühls
- Erwecken einer sinnvollen Lebensfreude

Praktische Hinweise

Auf- Absitzen

kann als Funktion und wichtiger Teil der Therapie, nach den Bedürfnissen des Patienten genützt werden. Das Therapiepferd sollte gewohnt sein, daß Patienten von seiner linken oder rechten Seite auf- oder absitzen. So kann auf die Seite, von der auf- oder abgesessen wird, der Behinderung entsprechend, geachtet werden.

Das Aufsitzen, nach Begrüßung des Therapiepferdes, ist abhängig von der Behinderung und Größe des Patienten und von den Gegebenheiten, ob Rampe oder Treppe vorhanden sind.

Mit Sicherung des Pferdes durch die Pferdeführerin und mit Hilfe der Therapeutin, sollte der Patient – wenn möglich - allein aufsitzen. Kinder und Jugendliche sind stolz wenn sie über Rampe oder Treppe selbständig auf das Pferd kommen. (☎ 7)

Ein Aufsitzen mit Belastung eines Beines und Heben des anderen mit Hüft-EXT/ABD/AR ist funktionelles Training einer wichtigen, aber schweren isolierten Bewegung, die sonst kaum geübt wird. Aufsitzen im Quersitz mit anschließendem Heben des gebeugten Beines über den Mähnenkamm, ist ebenfalls eine wichtige funktionelle Bewegung und bedarf guter isolierter Hüftflexion.

Ein Hinaufheben auf das Pferd, wie bei einem Reiter durch Abstützen eines Knies, bedeutet für das Kind die Bewältigung der Höhe und da

es einen Teil der Funktion selbst ausführt, eine neue Erfahrung.

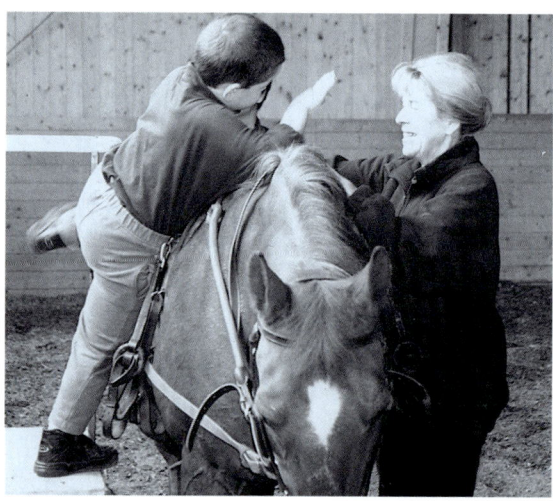

☎ 7   Christopher, 4 Jahre mit spastischer Hemiparese, möchte selbständig von der Treppe aufsitzen

Das Absitzen auf Rampe oder Treppe ist ähnlich wie Aufsitzen. Bei einem Abgleiten über den Pferdeleib auf den Boden, kann mit Therapeutin und Helferin eine gute Arm- und WS-EXT. erreicht werden, bis der Patient mit Belastung der Beine langsam zum Stehen kommt.

Nach dem Absitzen, Bedanken und Verabschieden von dem Pferd kann die angenehme Wirkung des Reitens von dem Kind noch bei dem

Sitz im Rollstuhl oder bei einem ruhigen Weggehen nachempfunden werden.

Reitsitz
Die gesamte Reitlehre baut auf dem Grundsatz auf, daß nur der gute Sitz auf dem Pferd ein Eingehen in die Bewegung des Pferdes ermöglicht. Der Reiter muß sich jedesmal von Neuem um seinen aktiven Sitz mit einwirkenden Gewichts-, Schenkel- und Zügelhilfen bemühen. **Bei der Hippotherapie sprechen wir von einem reaktiven Sitz,** da der Patient mit entsprechenden Gleichgewichtsreaktionen reagieren muß. Bei passivem Sitz würde er abrutschen. Von einem behinderten Kind erfordert es besondere Konzentration mit symmetrischer Gesäßbelastung, Becken- und Wirbelsäulenaufrichtung auf die ständige Gewichtsverlagerung in der Schrittbewegung des Pferdes zu reagieren. (☙ 8) Eine oder zwei Therapeutin(nen) müssen ihre Augen beständig auf das Kind gerichtet und ihre Hände jederzeit zur Hilfe bereit haben. Mit gleicher Konzentration

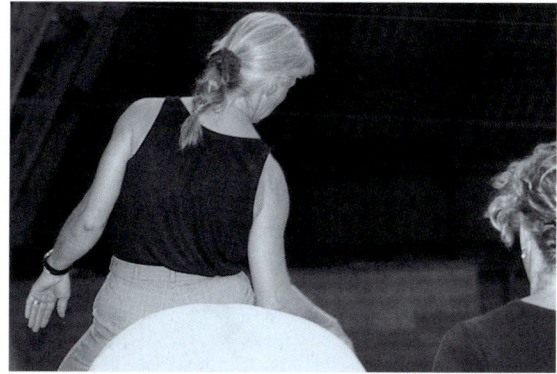

☙ **8** Physiotherapeutin demonstriert abnormes Bewegungsmuster im Reitsitz

muß auch die Pferdeführerin den Schritt des Pferdes anpassen. Vom gegenwärtigen Zustand des Patienten wird es abhängen, ob das Pferd im langsamen oder schnellen Schritt, mit mehr oder weniger Untertreten der Hinterhand, dadurch mehr oder weniger Rückenaktion, Geradeaus mit Abrunden der Ecken, oder in Bögen geht. All das wirkt sich auf den Reitsitz – und damit auf die, die Bewegung widerlagernde, gesamte Muskulatur aus. Wenn der Hallenboden tief und uneben ist, sodaß das Pferd im Schritt einsinkt, ist es sehr schwer für das Kind den Sitz zu bewahren. Aber auch bei idealen Verhältnissen ist jeder Schritt des Pfer-

des unterschiedlich. Die vielen Möglichkeiten der Variation, die in der Hippotherapie liegen, erfordern eine genaue Anpassung des Behandlungsplans an den Patienten. Damit ist ein langsamer Abbau der Kontrolle am Patienten möglich, Augen und Hände der Therapeutin halten sich jedoch stets in Bereitschaft. Die Kinder übernehmen gerne das »Eingehen« in die Bewegung des Pferdes und sind motiviert bald – möglichst ohne Hilfe – auf dem Pferd zu sitzen.

Therapeutin hinter dem Kind auf dem Pferd
Bei kleinen, ängstlichen, oder schwerbehinderten Kindern, deren Rumpf-Kopfbalance für den Sitz auf dem Pferd noch ungenügend ist, wird die Therapeutin hinter dem Kind auf dem Pferd sitzen. Wie schon ausgeführt, muß die Sicherheit von Patient und Therapeutin dabei gegeben sein. Eine zweite Therapeutin oder Helferin ist bei Schwerbehinderten notwendig.
Eine Korrektur oder Hilfe durch Extension des Nackens, Rumpfs, oder Heben der Arme, ist nur möglich, wenn die Therapeutin hinter dem Patienten sitzt. Durch ein Strecken von Rumpf und Heben der Arme, können Rotation im Brustkorb und der Haltungstonus gebessert, die Atmung vertieft werden. Lautgebung und Sprechen wird durch die Bewegung stimuliert. Dem Kind ist das weite Ausstrecken sehr angenehm und anschließend sind ihm aktive, dissoziierte Bewegungen der Arme leichter möglich. Ein Anlehnen des Kindes an die Therapeutin kann langsam abgebaut werden; dabei muß sich die Therapeutin nach hinten lehnen, mit guter Bauchmuskulatur sowie Balance im Sitz.
»BewegungsPLÄNE des Kindes erhalten ›basale‹ *BEDEUTUNG* im rhythmisierten und ritualisierten ›TONISCHEN DIALOG‹ mit dem Kind« (F. Schönberger am 17.1.1997 zu einem Hippotherapie-Video).
Wenn das Kind die vertikale Aufrichtung alleine halten kann, wird die Therapeutin an Rampe/Treppe absitzen, oder an der Kruppe des Pferdes abgleiten (das sollte vorher geübt werden).

Einsatz und Auswirkung verschiedener Armfunktionen
Der Riemen am Therapiegurt lädt zum Anhalten ein. Bei Ängstlichkeit, Unsicherheit, Hypotonus, Ataxie ist das Anhalten wichtig und so lange der Patient es braucht, sollte ihm ein Anhalten ermöglicht werden.

Durch den beidseitigen Zugriff am Riemen kann sich der Patient mit den Muskelketten an Armen und Schultergürtel stabilisieren, Gleichgewichtsreaktionen sind dann aber nicht möglich. Vor allem bei Patienten mit Hypertonus, die zum Anklammern bei Anhalten neigen, ist – bei vertikal eingestellter Körperlängsachse – **ein Ablegen der Arme mit Handflächen auf den Oberschenkeln** das Behandlungsziel. So können die Balancereaktionen und die meist insuffiziente Protektive Extension der Arme geübt werden.

Ein reaktives Armpendeln ist dem Patienten erst möglich, wenn er die WS bei der Schrittbewegung des Pferdes dynamisch stabilisieren kann. Das erfordert bei vertikaler Körperlängsachse annähernd normalen Haltungstonus und ist daher schwer zu erreichen.

Ein Heben der Arme seitlich, vor dem Körper, gestreckt oder verschränkt, u.a. sollte bei Patienten mit neurologischen Störungen nicht wie eine Übung gefordert werden, d.h. es sollte überlegt werden, was die Bewegung beim einzelnen Patienten bewirkt.

Bei Kindern und Jugendlichen werden in der Hippotherapie Bewegungen auf dem Pferd oft eigenständig initiiert – dann ist es meist gerade das was sie brauchen. Das Heben der Arme in EXT und AR ist bei cerebralen Bewegungsstörungen anzustreben (☎ 9).

Für einen unabhängigen Sitz, für Armfunktionen, die im täglichen Leben des Kindes wichtig sind wie Basteln, Zeichnen, Schreiben, kann in der Hippotherapie bei einem Kind zur rechten Zeit, ein Halten von einem Stab, Reifen, Halten oder Werfen von einem Ball richtig sein.

Das Kind führt das Pferd mit den Zügeln nach Westernart - die Pferdeführerin hat das Pferd dabei an Langzügeln. Wenn dem Kind ein aufrechter Sitz und ein Heben und ruhiges Halten der Arme vor dem Körper möglich ist, ist es eine große Freude für den Patient das Pferd mit den locker hängenden Zügeln führen zu dürfen (☎ 10) Wenn das Pferd es gelernt hat, hält es sofort wenn der Reiter sich vertikal aufrichtet und die durchhängenden Zügel nur leicht annimmt. In den Schritt geht das Pferd bei Verlagerung der Körperachse nach vor, Strecken der Arme und Hingeben des Zügels. Ein Führen des Pferdes nach links und rechts ist mit nur geringer Parallelverschiebung der Zügel möglich. Nach einiger Übung kann das Kind bei den Bahnpunkten halten, wieder anreiten und das Therapiepferd folgt auch willig nach links und rechts. Ist die Konzentration gut genug, kann auch eine kleine, vorher gestellte Aufgabe »geritten« werden. Immer ist dabei das Kind gesichert durch die daneben gehende Therapeutin und die Pferdeführerin führt das Pferd am Langzügel.

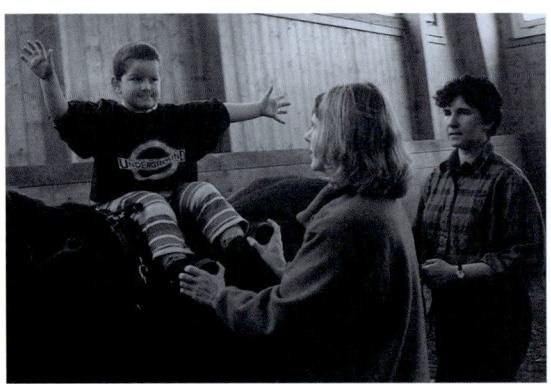

☎ 9   Christopher, 4 Jahre, mit spastischer Hemiparese, bemüht sich im Quersitz um seitliches Heben und Strecken der Arme

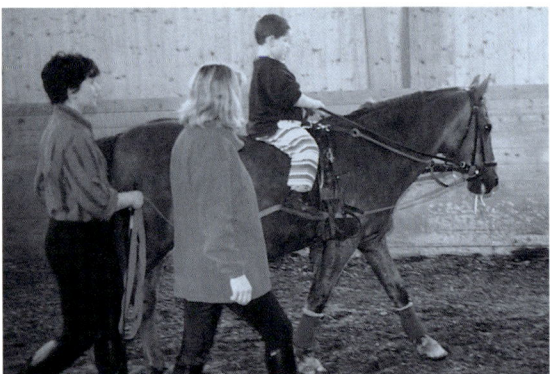

☎ 10   Christopher, 4 Jahre, mit spastischer Hemiparese, bei selbständiger Zügelführung nach Westernart, Therapiepferd wird an Langzügeln geführt

Wenn die Therapeutin bei der Bewegung mithilft und sie aktiv durchführen läßt, soll diese Bewegung zur *Besserung einer notwendigen Funktion* führen.
Bei Halten eines Stabes, Reifens, Balls – gilt ebenfalls das vorher Beschriebene.

Die Erfahrung, die das Kind im sensomotorischen, perzeptiven, kognitiven und psychosozialen Bereich macht, ist unschätzbar. Die lange schon erwachsenen ehemaligen Patienten erinnern sich noch gerne wie sie das Pferd das erste Mal »allein geritten« haben.

Atmung – Mundmotorik
– Lautieren – Sprechen

So wie beim rhythmischen Gehen, Schnellgehen, oder Laufen sich Atemrhythmus und Ventilation der Bewegung ökonomisch anpassen, wird auch der Reiter mir seinem Pferd »mitatmen«. Bei symmetrischem Reitsitz, mit Aufrichtung des Beckens und der Wirbelsäule, wirken bei der Schrittbewegung des Pferdes Rotationsbewegungen zwischen Becken und Brustkorb auf die ventralen und dorsalen Muskelketten am Rumpf des Patienten ein. Die vielfältigen Vibrationen, die vom Pferderücken übertragen werden, bewirken feine Gelenksbewegungen im Bereich der WS, der Gelenkfacetten, des Brustkorbs und Schultergürtels. Zusammen mit der Reaktionsbereitschaft der Muskulatur – die Bewegungen zu widerlagern, wird Thoraxbeweglichkeit und verstärkte Ventilation gefördert. Durch Stimmgebung des Patienten mit »Schritt« oder »Halt«, oder Sprechen im Schrittrhythmus des Pferdes, kann die Ausatmung besonders forciert werden. Es ist auffallend, wie die Bewegung auf dem Pferd Lautieren und Sprechen der Kinder stimuliert.

Wenn Patienten mit spastischem Haltungstonus und Asymmetrien selbst nicht das Gefühl haben die Ausrichtung und Aufrichtung in Symmetrie zu erreichen, brauchen sie die Hilfe der Physiotherapeutin. In der Hippotherapie gelingt es, zugleich mit Verbesserung des Haltungstonus und der Aufrichtung – die Mundmotorik zu verbessern. Mundschluß und Schlucken des Speichels kann erreicht werden. Mit der Therapeutin hinter dem Kind auf dem Pferd kann spielerisch, »tänzerisch« durch gemeinsames Strecken des Rumpfes, Heben/Strecken der Arme mit Rotation, Lautieren oder Singen bei der Vorwärtsbewegung, der Haltungstonus gebessert und auf Atmung und Lautgebung eingewirkt werden.

Bahnzeichen und Bildtafeln

Zur Orientierung in der großen Reithalle sind normalerweise Buchstaben an bestimmten Bahnpunkten angebracht. Wir verwenden bei Schulkindern Buchstaben – oder Worttafeln, im Kindergartenalter Bildtafeln, eventuell mit Tieren. Die Tafeln sollen möglichst eine Zeit lang immer am selben Platz bleiben – vielleicht weiß das Kind dann auch wo was ist, ohne hinzuschauen. Die Tafeln haben den Vorteil, daß der Weg in der Reithalle strukturiert wird. Wenn wir durch die halbe Bahn wechseln – z.B.

vom Löwen zum Kamel oder umgekehrt, wenn wir diagonal wechseln – vom Igel zum Papagei . . . usw.. Oder: »sag bitte dem Pferd bei der Giraffe Halt!« Das Kind schaut vor, durch die Blickausrichtung erfolgt Kopf-Rumpfausrichtung, neben der Sensomotorik wird die räumliche- und zeitliche Perzeption angesprochen, die Kognition, Atemkoordination und Sprache. Wenn das Pferd hält, wird es abgeklopft – taktile, sensorische, motorische, soziale Bereiche werden aktiviert.

Wir werden auch dabei sehr genau planen, bei welchen Kindern wir auf die Bildtafeln aufmerksam machen und welche Fähigkeit des Kindes wir dabei einsetzen.

Spiegel

Es ist ein Vorteil wenn in der Reithalle ein großer Spiegel angebracht ist, in dem der Reiter seine Haltung auf dem Pferd betrachten und verbessern kann. Die Selbstkorrektur in der Hippotherapie mit einem Spiegel, fällt behinderten Kindern und Jugendlichen schwer und braucht die Hilfe der Therapeutin. Bessere Aufrichtung und Symmetrie kann aber erreicht, wahrgenommen und reflektiert werden. Es ist ein besonderes Erlebnis sich selbst, abgehoben vom Boden, auf dem Pferd sitzend betrachten zu können!

Positionsänderungen auf dem Pferd

Bauchlage, Rückenlage, Quersitz, Damensitz, verkehrter Sitz erfordern jeweils andere Balancereaktionen bei der Schrittbewegung auf dem Pferd. Die Wahrnehmung im Raum bei der Fortbewegung und Lageänderung seines Körpers kann für ein bewegungsgestörtes Kind sehr verwirrend sein. Diese Kinder haben überhaupt wenig Bewegungserfahrung und konnten kaum Lageveränderungen explorieren. So ist es für manche Kinder erschreckend, für manche wieder faszinierend. Positionsänderungen werden in der Hippotherapie für das einzelne Kind sorgfältig ausgewählt und die Reaktion des Patienten analysiert (❍ 11–14).

Vorsicht!: Kinder mit hypotonem Haltungstonus können in horizontalen Positionen so gut entspannen, daß sie anschließend nicht mehr sitzen können. Patienten mit Ataxie brauchen die Blick – Einstellung mit optischen Stellreaktionen, bei Positionsänderung in der Fortbewegung können sie sich schwer orientieren – die Balance wird schlechter, die Bewegungsstörung deutlicher.

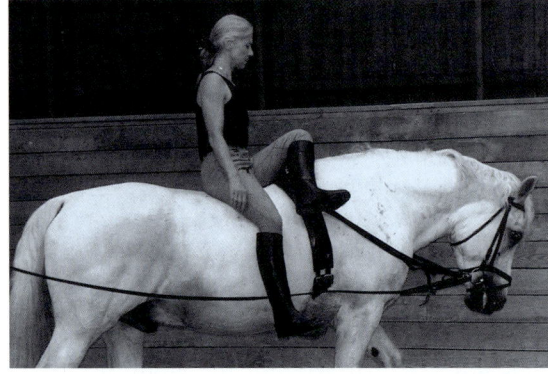
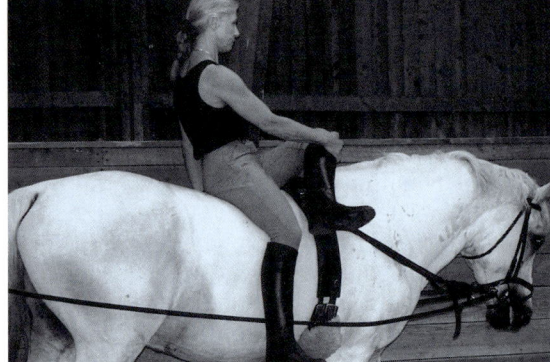
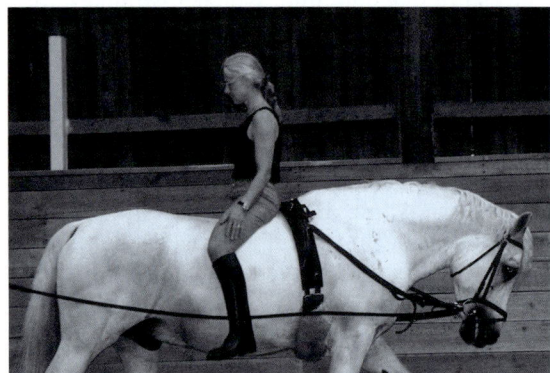
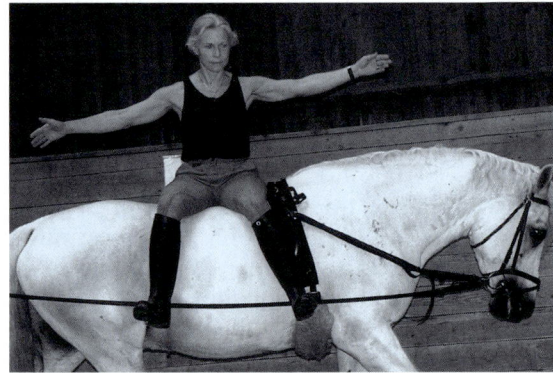

☞ **11–14**   Physiotherapeutin demonstriert verschiedene Positionen bei vertikaler Körperlängsachse

11	12
13	14

11 – Damensitz, 12 – Damensitz mit aktiver Stabilisierung, 13 – verkehrter Sitz,
14 – Quersitz mit seitlicher ABD/AR/EXT der Arme

Auswirkung der Schrittvarianten

Die Schrittbewegung des Pferdes ist der Bewegungsimpuls in der Hippotherapie. Das Pferd spürt das Gewicht und die Gewichtsverteilung des Patienten auf seinem Rücken. Ein Therapiepferd wird durch differenzierte Veränderung seiner Schrittbewegung, mit Auswirkung über seinen Rücken, versuchen den Patient zurecht zu setzen, weil es sich mit symmetrischer Belastung des Reiters wohler fühlt. So wie ein Wanderer das Gewicht seines Rucksacks möglichst gleichmäßig auf seinem Rücken verteilen wird. Dieses direkte »Handling« durch das Therapiepferd ist für das Kind die beste Hilfe und kann von ihm auch deutlich wahrgenommen werden. Der breit abduzierte Reitsitz hilft nur wenn symmetrische Belastung des Gesäßes und Aufrichtung vom Becken bis zum Kopf erfolgt.

Eine geringe Veränderung der Schrittbewegung – in Tempo, mehr oder weniger Untertreten der Hinterhand, Richtungswechsel und Biegung des Pferdes – löst bei dem Patienten unterschiedliche Bewegungsantworten aus! Die Feinabstimmung liegt an der Physiotherapeutin in Zusammenarbeit mit der Pferdeführerin, denn der Sitz des Patienten – mit möglichst wenig Hilfe – und der Schritt des Pferdes, sollen in jedem Moment ideal zusammenpassen.

Schritt – Halt . . . -Schritt ist ebenfalls gut zu variieren, ob es ein promptes Halttt! oder ein langsames Haaaaaalt ist, bei dem das Pferd noch einen oder zwei Schritt untersetzen soll, um den Patienten auszubalancieren. Mit Stimmhilfe oder Führhilfe lernt das Pferd bald ein unterschiedliches Halten und auch wieder Antreten. Die Kinder geben gerne selbst den Befehl und üben dabei Haltungkontrolle vorzubereiten für den Bewegungseinsatz und Bewegungsstop.

Schritt – T(eee)rab . . . - S(chscheee)ritt – aus dem Schritt können einige ruhige Trabtritte und wieder langsam zum Schritt, bei gutem Haltungstonus des Patienten, seine vertikale Ausrichtung stimulieren. Schritt-Trab-Schritt sollte in der Hippotherapie nur durchgeführt werden, wenn der Patient bei guter Symmetrie eine kurze Stimulation braucht, um den Haltungstonus zu stabilisieren und wenn das Therapiepferd darin geübt ist. Die Trabtritte sollten weg vom Ausgang, an der langen Seite eingebaut werden, dann sind sie gleichmäßiger und ruhiger.

Ausschalten störender Faktoren
Für Hippotherapie brauchen die Patienten Konzentration und Ruhe, genauso braucht es auch das Therapiepferd für die Arbeit. Dies ist nur in einer Reithalle möglich, in der kein Reiter mit Pferd trainiert. Wenn in der Reithalle nur ein Patient mit Hippotherapie behandelt wird, sind die Voraussetzungen besonders gut. Es liegt in der Verantwortung der Physiotherapeutinnen abzuklären, ob Hippotherapie mit mehreren Patienten gleichzeitig, mit den vorhandenen Pferden und den jeweiligen Patienten in der Reithalle vereinbar ist.
Da kein Risiko für den Patienten bestehen darf, sollte die Hippotherapie unterbrochen werden, wenn Geräusche oder Tiere – auch außerhalb der Reithalle – das Therapiepferd stören. Bei Unwetter – Hagel, Gewitter, starkem Sturm etc. muß die Therapie abgesetzt werden.
Da es sich um Therapie handelt, dürfen, außer den Angehörigen des Kindes, keine Zuschauer in der Halle sein. Alle müssen sich ruhig verhalten, das gilt besonders auch für die Geschwister unseres Patienten.

Kleidung des Patienten
Die Wahrnehmung des Kindes auf dem Pferd darf nicht durch beengende Kleidung gestört sein. Die Hose soll aus weichem Material, ohne Naht an der Beininnenseite sein. Auch an heißen Sommertagen sollten die Patienten eine lange Hose tragen, da dies beim Sitz direkt auf dem Pferd erforderlich ist. Im Winter möglichst kein dick gefütterter Anorak, sondern besser ein Pullover, damit die Rumpfstellung des Kindes erkennbar ist.
Eine Reitkappe darf nicht beengen, sollte auch nicht zu weit sein und ist nur sinnvoll mit gut sitzendem Kinnschutz. Bei meist schlechter Kopf-Rumpfkontrolle der Patienten ist ein richtiger Sitz der Kappe kaum möglich und ist damit auch kein verläßlicher Kopfschutz. Durch das Tragen einer Kappe kann das Kind in seiner Wahrnehmung eingeschränkt sein. Auch ist eine Korrektur mit Therapeutin hinter dem Kind bei einem reitkappentragenden Kind schwer möglich. Unter den strengen Voraussetzungen wie sie in Deutschland und Österreich für die Hippotherapie gelten (ausgebildete Physiotherapeutin, ausgebildetes Therapiepferd, Reithalle), ist das Unfallrisiko so gering, daß auf eine Reitkappe verzichtet werden kann. Manche Kinder aber möchten eine Kappe tragen, dann nehmen wir es auch wichtig und sind damit einverstanden.

Dauer der Hippotherapie
Diese Therapie ist für die Kinder, die ihrer bedürfen, anstrengend und die Dauer muß, dem Patienten entsprechend, individuell gesetzt werden. Bei Kindern ist die Mitarbeit und Konzentration auf etwa 20 Minuten beschränkt. Manchmal ist das Limit schon viel eher erreicht, länger als ½ Stunde ist Hippotherapie aber Kindern nicht zumutbar. Die Therapie sollte beendet werden, wenn der Sitz auf dem Pferd und die Aufmerksamkeit der Patienten so gut als möglich ist, bevor sie deutlich ermüden. Für die Kinder kommt meist das Ende der Therapie zu früh und anders als bei anderen Behandlungen wollen sie weitermachen. Rücksichtnehmen auf das wartende, nächste Kind bzw. als letzter Patient, weil das Pferd nun müde ist, bedeutet soziale Ordnung mitverantworten und wird sehr gut verstanden.

→ Weiterführende Literatur: 1, 4, 6, 8, 10, 11, 12, 38, 41, 45, 46, 59, 64, 65, 66, 67, 79, 91, 93, 101, 103, 124, 139, 155, 162, 164, 165, 166, 168, 170, 183, 187.

Kinder-Hippotherapie bei häufigen neurologischen Bewegungsstörungen

Das Beobachten der Hippotherapie

Zuschauer sehen meist nichts Spektakuläres – ein behindertes Kind auf einem Pferd, das im Schritt geführt wird, eine Therapeutin, die ihm hilft gut zu sitzen, eventuell mit einer Helferin. – Auch Mutter und Vater können erst nach einigen Hippotherapiestunden erkennen welche »Inszenierung« hier abläuft, was ihr Kind dabei leistet, wie es sich verändert und welche Erfahrungen und Wahrnehmungen es macht.

Hippotherapie-Analyse anschaulich demonstriert:

Nach Vorstellung des Patienten mit Diagnose, Behandlungsziel und Behandlungsplan, soll die Hippotherapie veranschaulicht werden. Selbstverständlich wurde bei allen Patienten vor der Therapie im Behandlungsraum, zusammen mit Mutter und/oder Vater, ein Assessment durchgeführt. Damit ist es möglich das Kind mit dem Pferd dort abzuholen wo es steht.

Das WAS? – WARUM? – WIE? in der Hippotherapie, kann durch Betrachten der Fotosequenzen von unterschiedlich behinderten Kindern und den geschilderten Beobachtungskriterien, auf wichtige Blickpunkte der Therapie gelenkt werden. Das Zusammenspiel des Hippotherapieteams ist dabei zu beachten. Man kann erkennen, daß bei dem Quartett oder Quintett Hippotherapie alle Mitspieler ihren Part auf den Tonangebenden – den Patienten – abstimmen und die Therapeutin auf Harmonie im Bewegungsdialog des Kindes mit dem Pferd achtet.

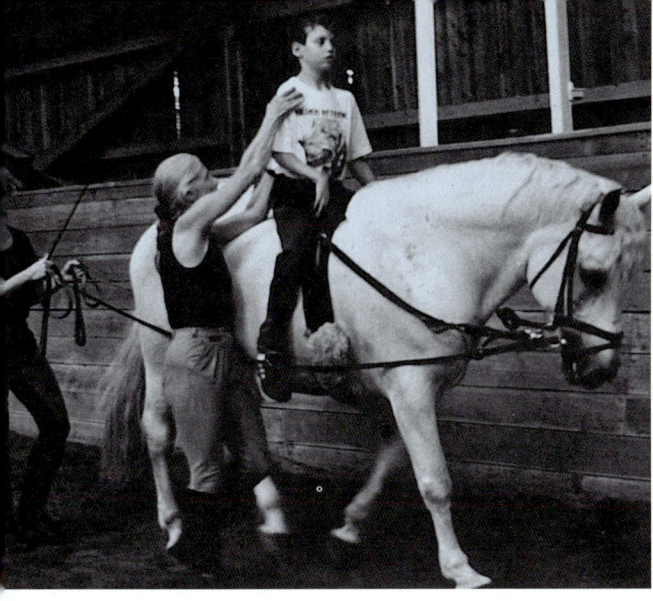

Benjamin,
10 Jahre

📷 1–13

Diagnose
Spastische Hemiparese rechts
Nach mehrfachen Operationen am rechten
Bein 1996 – Besserung des Gangbildes, Laufen
rhythmischer, fährt Mountainbike

Behandlungsziel
– Durch vermehrte Gewichtsverlagerung auf
   die rechte Seite im Sitz – Rumpfelongation
   rechts erreichen (um im Hinblick auf
   Wachstumsschub einer Skoliose entgegenzuwirken)
– Verbesserung der Schulterstellung rechts –
   bei Aufrichtung des Rumpfes
– Funktionserweiterung des rechten Armes
   und der rechten Hand um rechts
   Hilfshandfunktion zu ermöglichen.

Behandlungsplan
Patient
Wahrnehmung seiner rechten Seite durch
funktionelles Reagieren mit
Gewichtsverlagerung rechts – und
Rumpfelongation rechts,
Tonusverbesserung rechte Schulter mit
Funktionserweiterung des rechten Armes
Aufsitzen
Von Rampe oder Treppe möglichst selb-
ständig
1 Therapeutin: an der rechten Seite
Führen des Pferdes: rechte Hand,
Langzügelführung – dadurch zusätzliche

Beobachtung der Rumpf-/Kopfhaltung des
Patienten durch die Pferdeführerin von hinten
Hilfsmittel
Eventuell : Reifen halten, vorne Heben mit
gestreckten Armen
Spiegel an Reithallenwand zur
Selbstkorrektur
Absitzen
Aus der Bauchlage mit rechtem Bein über
Kruppe langsam seitlich abgleiten

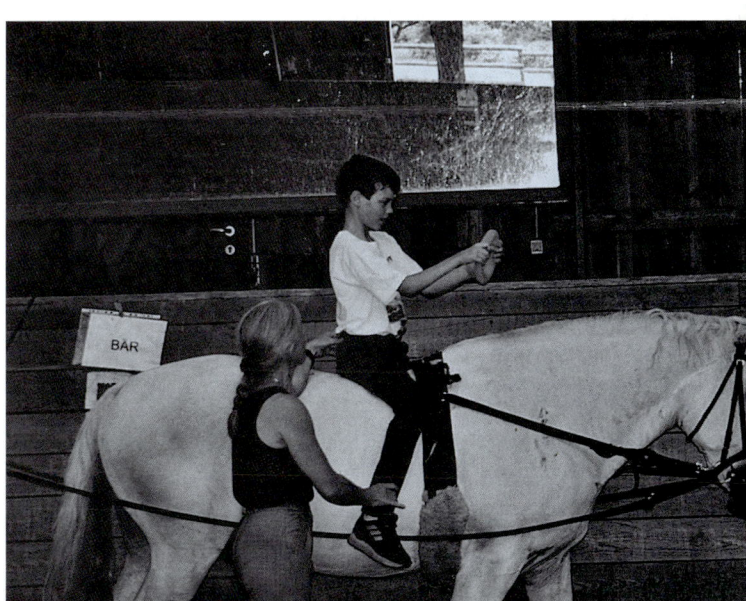

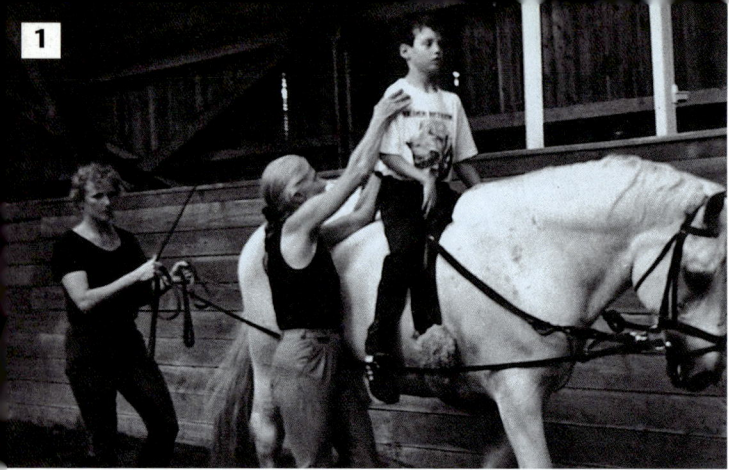

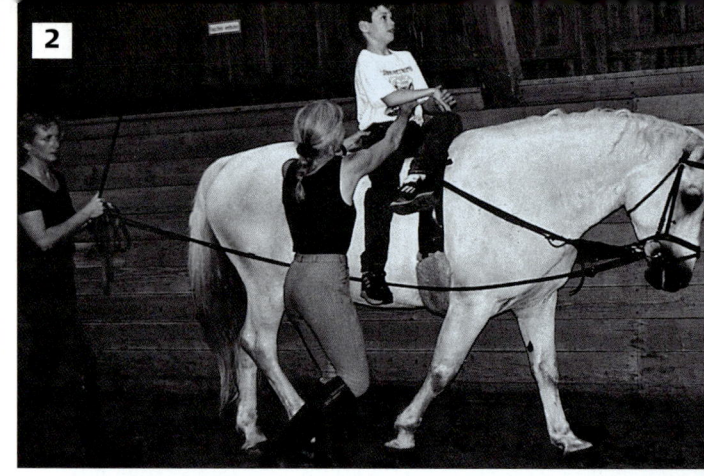

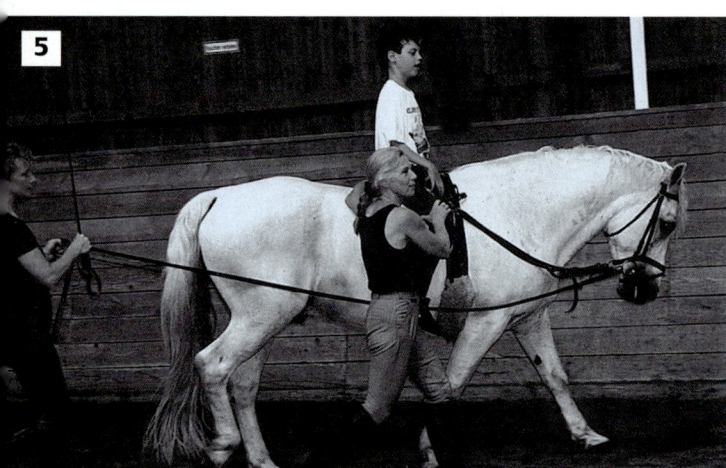

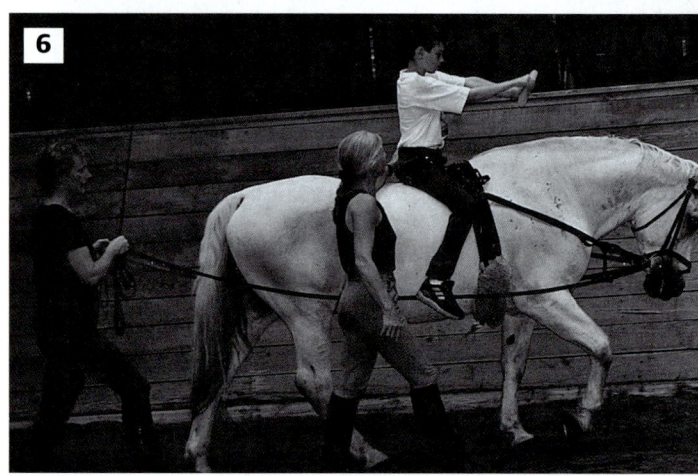

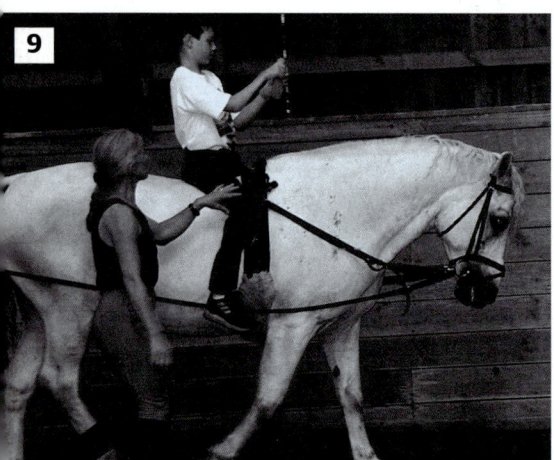

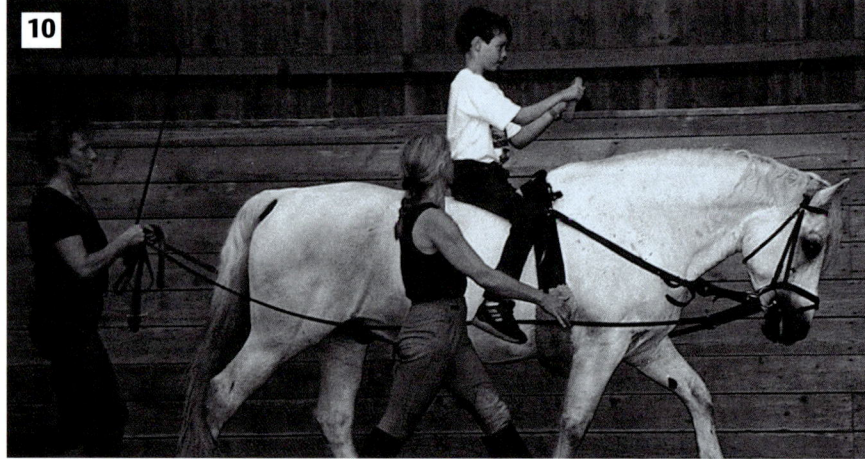

1-3 Benjamin ist von der Rampe allein flink zum Reitsitz auf das Pferd gekommen. Die Therapeutin vermittelt dem Kind von Beginn an vermehrte Gewichtsverlagerung nach rechts und verbesserte Schulterstellung rechts, damit Benjamin auf die Pferdebewegung *eingehen* kann.
4 Die Aufrichtung seiner Brust- und Halswirbelsäule erfordert bei der Fortbewegung auf dem Pferd angepaßte Hilfen der Therapeutin und eine an die Situation des Patienten stets angeglichene Schrittbewegung.

5 Der Erfolg zeigt sich gleich, da Benjamin nun allein symmetrische Aufrichtung erreicht.
6–7 Einen Reifen mit beiden Händen zu halten und vorne mit gestreckten Armen zu heben ist für Benjamin ein Kunststück an Konzentration und Selbstkorrektur!
8–10 Obwohl es ihm jetzt nur mehr mit gebeugten Armen möglich ist, versucht er es so gut als möglich weiterhin – immer noch achtet die Therapeutin dabei auf verstärkte Gewichtsverlagerung des Beckens nach rechts.

11 Benjamin kann seine symmetrische Aufrichtung wahrnehmen und sich im Spiegel betrachten (der große Spiegel über der Bande ist nicht im Bild).
12–13 Die heute für ihn optimale Haltung ist erreicht und wird mit Konzentration aufgenommen.

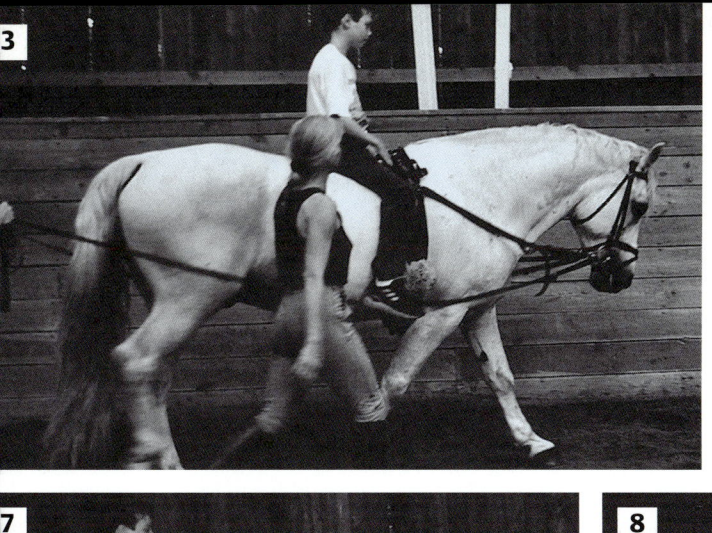
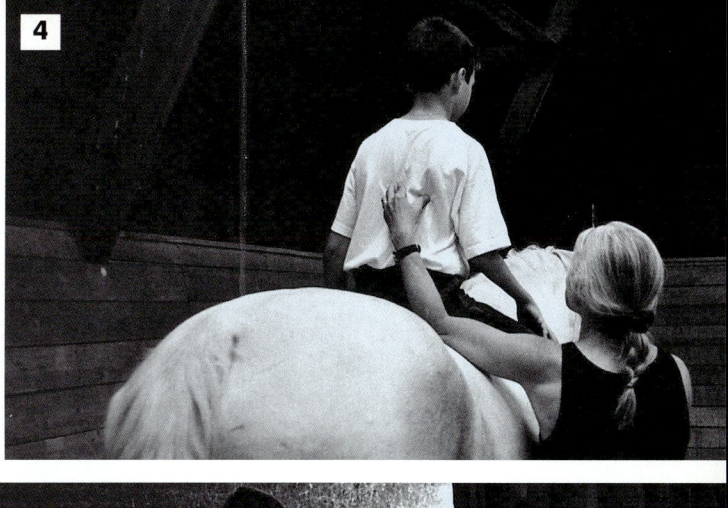
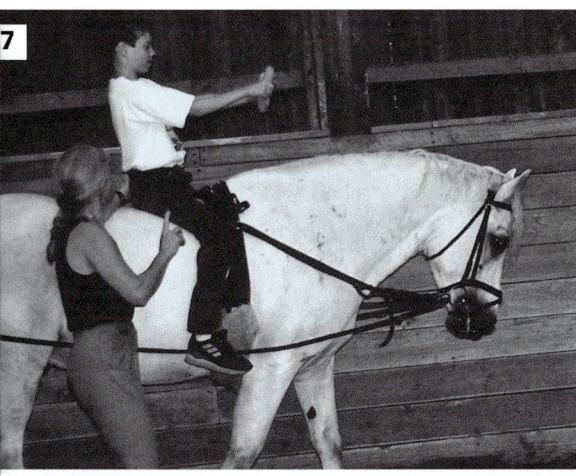
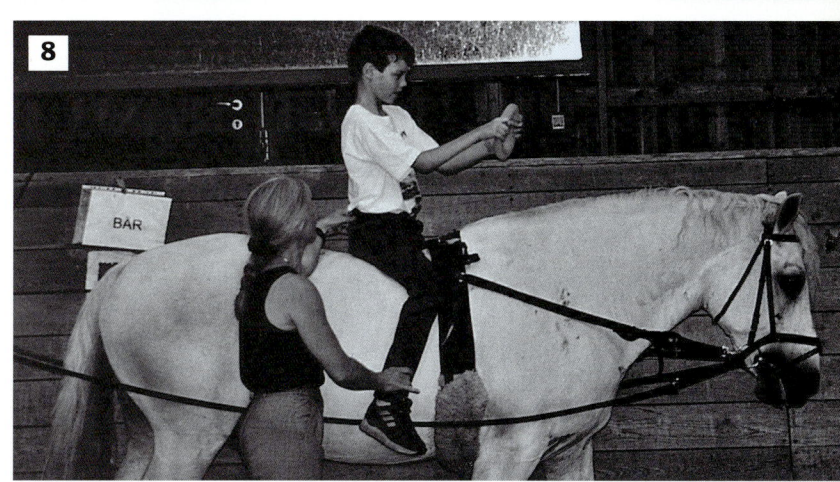
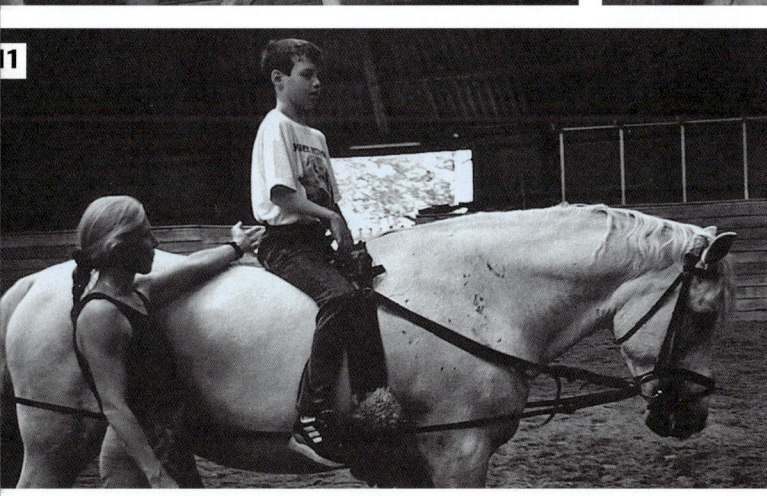
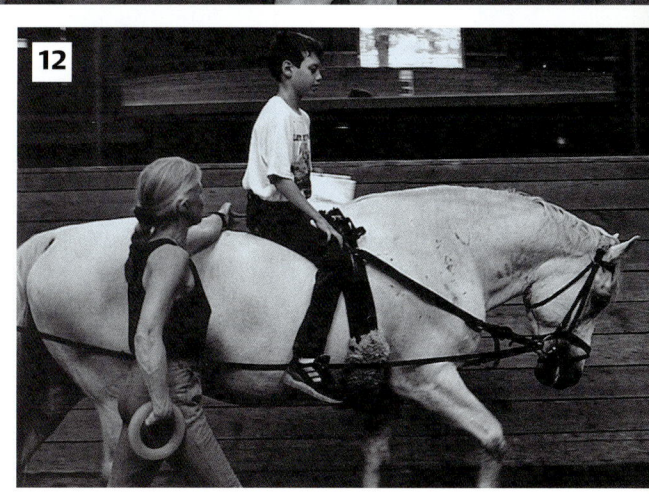
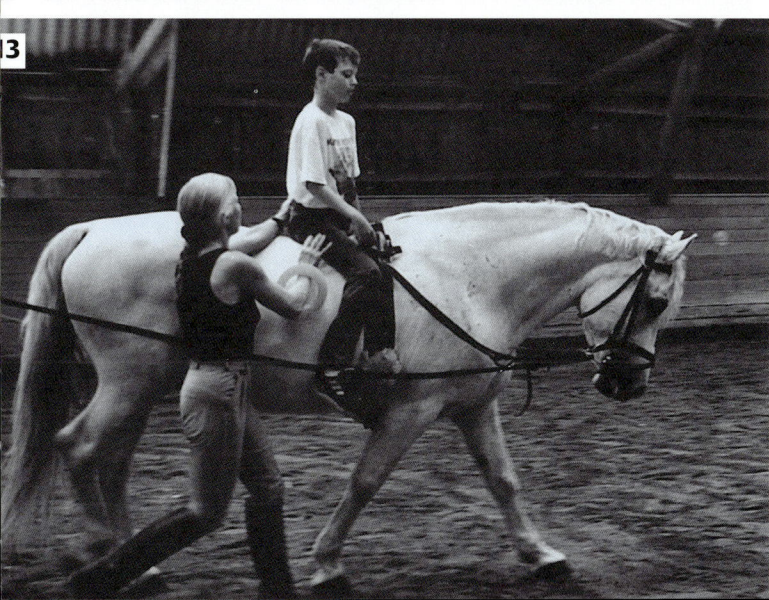

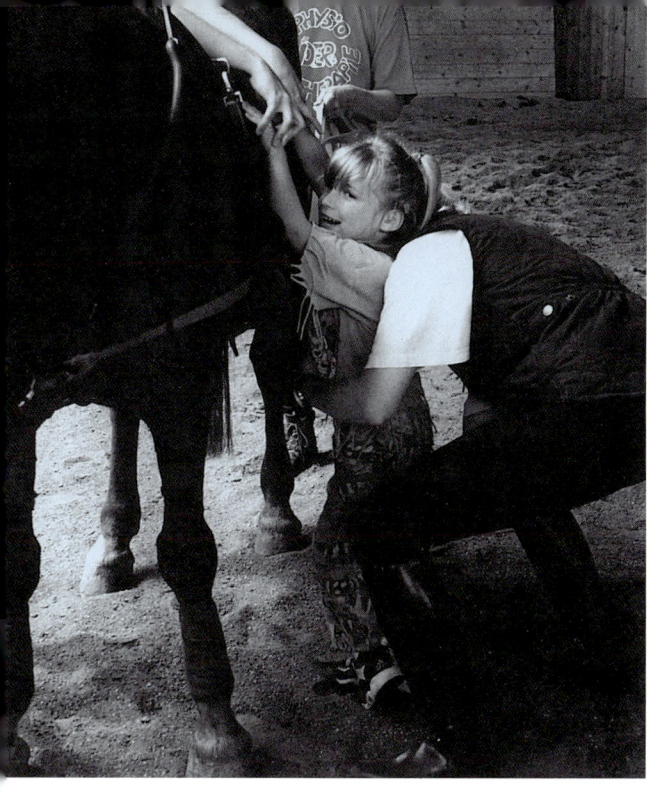

Katrin,
5 Jahre

📷 1–17

Diagnose
Spastische Hemiparese links
Sprachstörung – spricht wenig, undeutliche
Lautbildung
Hörschädigung –links Hörgerät
Konzentration nur kurzzeitig möglich

Behandlungsziel
– Bewußtwerden der linken Körperhälfte
– Besserung der Beckenaufrichtung,
  Rumpfausrichtung und -Rotation
– Verbesserung des Hüftadduktorenspasmus
  links
– Einsatz von Sprache im Kontakt mit dem
  Pferd

Behandlungsplan
Patient
Förderung der Bewegungsplanung,
Selbständigkeit und Konzentration
Aufsitzen
Mit Hilfe Abfußen rechts und Hochheben am
linken Bein, Katrin soll die Bewegung weiter-
führen
Therapeutin
An der linken Seite, wenn möglich mit
Helferin rechts

Therapieführung
Wenig Hilfe geben, Selbsterfahrung
ermöglichen
Führen des Pferdes
Langzügelführung zur Kontrolle der
Symmetrie von hinten
Absitzen
Mit Hilfe aus Bauchlage langsam seitlich
abgleitend zum Stehen kommen

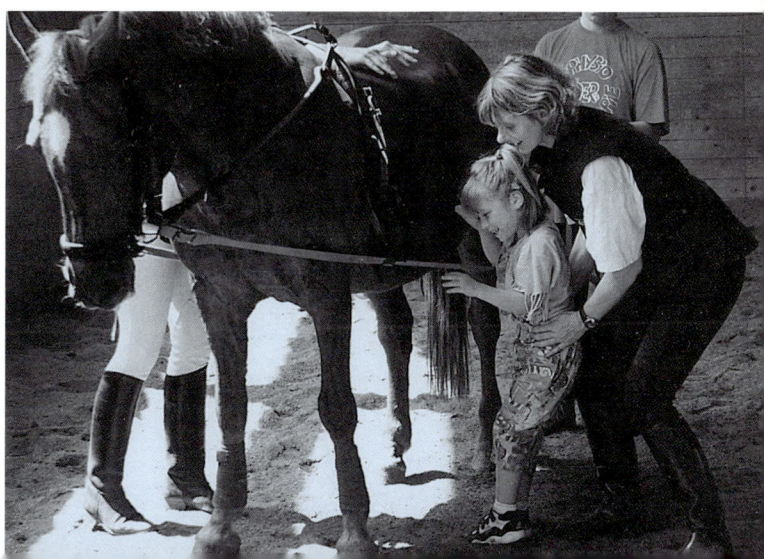

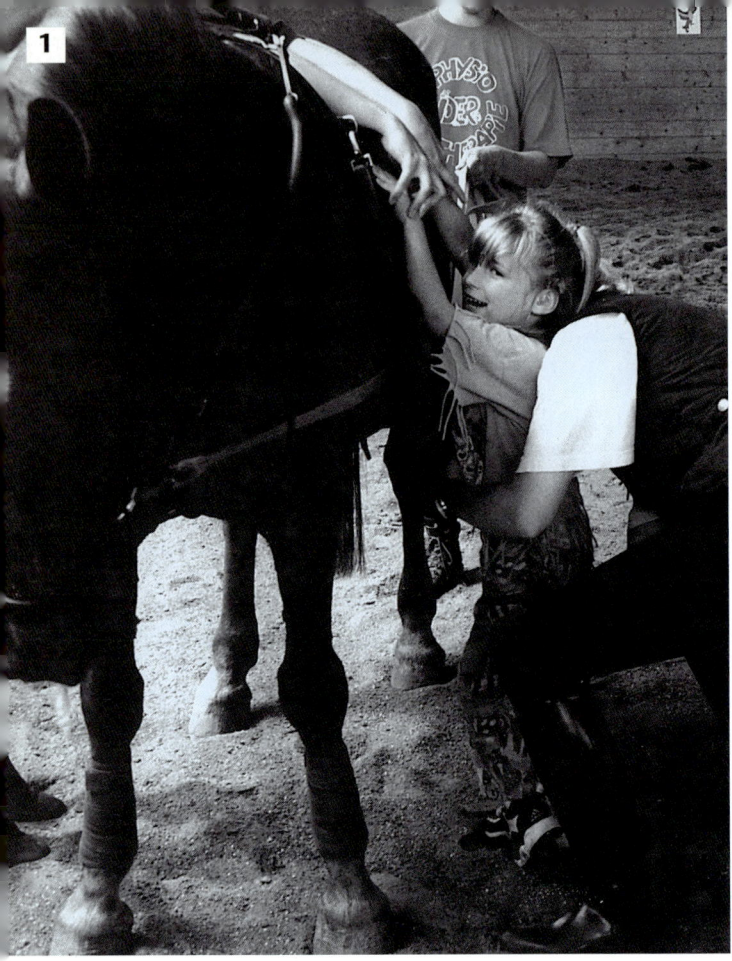

1

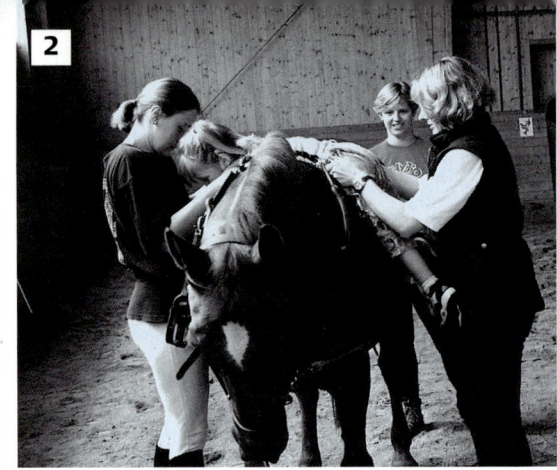

2

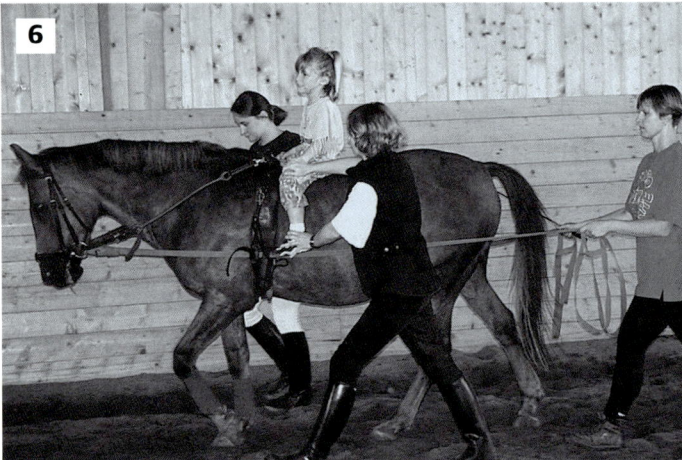

6

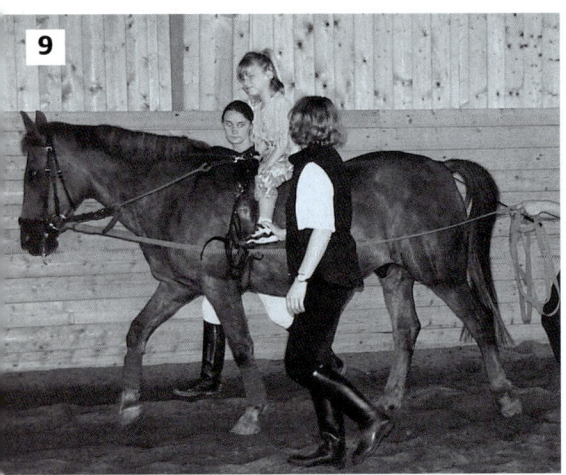

9

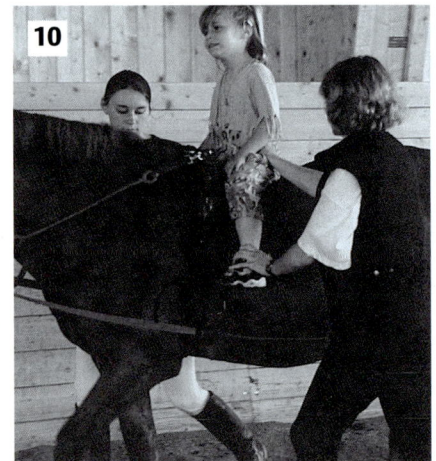

10

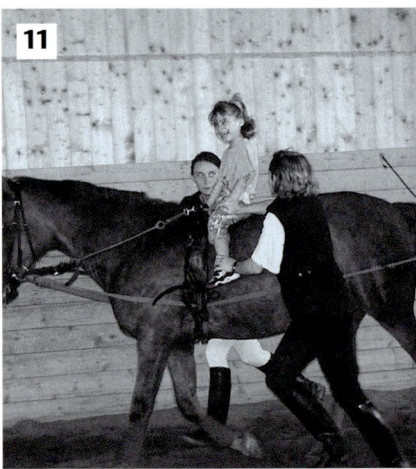

11

1 Katrin möchte lieber schnell auf das Pferd gehoben werden – Bewegungsplanung fällt ihr schwer.

2–5 Bei Anbahnung der Bewegung durch die Therapeutinnen hilft sie mit, braucht aber viel Hilfe um zum Sitz zu kommen.

6 Führen des Pferdes auf der linken Hand, mit Therapeutin an der behinderten Seite ist wichtig um Katrin die notwendigen Hilfen zu geben.Vorerst sitzt Katrin mit Flexion der Wirbelsäule und stark gebeugtem linken Bein.
Beachte die Kontolle der Therapeutin: ihre Hand auf der linken Hand des Kindes am Oberschenkel und Traktion des linken Beines in Extension am Fußgelenk, gegen die Spitzfußstellung!

7 Katrin sagt auf ihre Art dem Therapiepferd „Halt" und „Schritt" und ist aufmerksam auf seine Reaktion.

8 Sie erreicht eine bessere Rumpfaufrichtung, Hüftextension, symmetrische Gesäßbelastung und lockere Armhaltung.

9–11 Da eine, für Katrin, optimale Körperhaltung erreicht ist, werden Schrittvarianten und sogar einzelne Trabtritte eingebaut um die gute Haltung zu stabilisieren und ihr bewußt zu machen. Sie zeigt Konzentration und Freude.

12 Das Halten eines Reifens vorne mit möglichst gestreckten Armen ist derzeit noch zu schwer und als Versuch zu werten.

13–15 Das Absitzen wird langsam und kontrolliert durchgeführt um Katrin ein Wahrnehmen der Bewegung zu ermöglichen.

16–17 Zuletzt wird Katrin das Gefühl für ein symmetrisches Stehen mit guter Extension vermittelt.

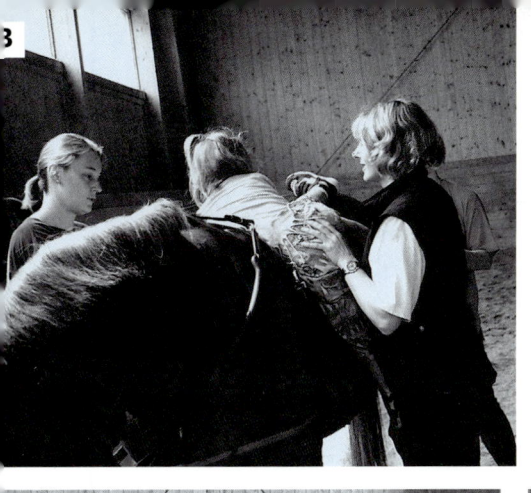

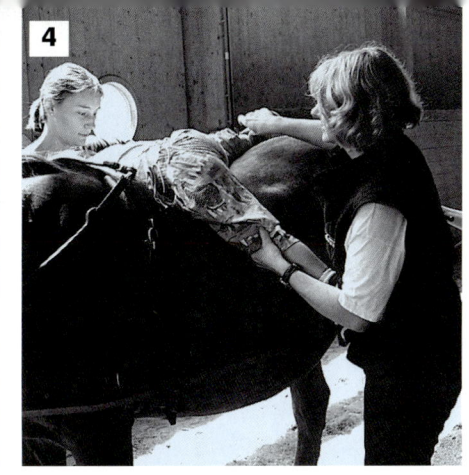

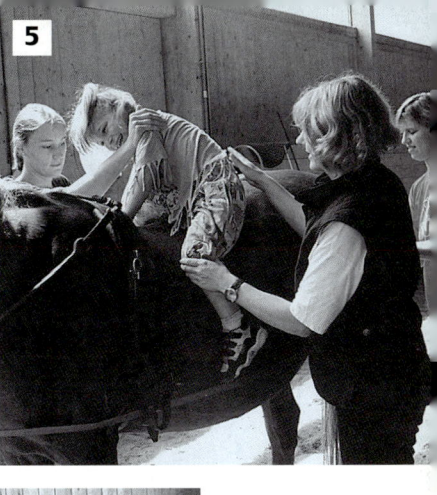

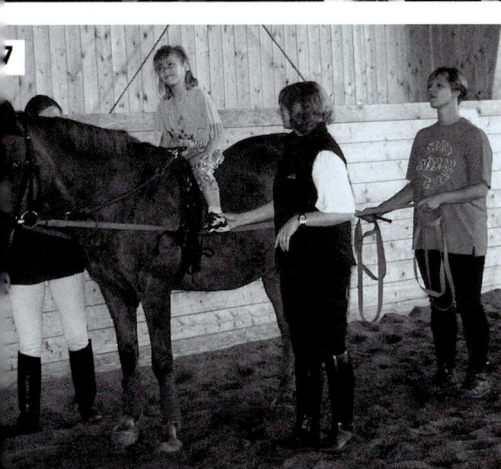

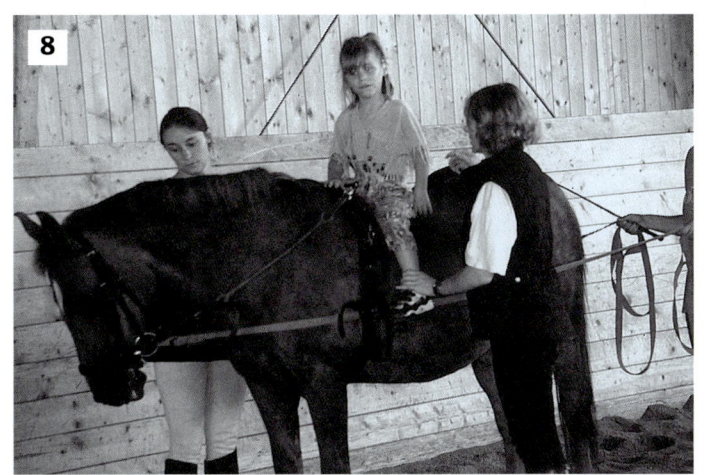

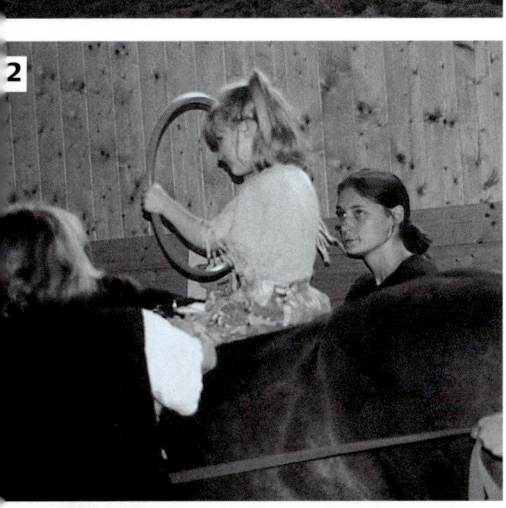

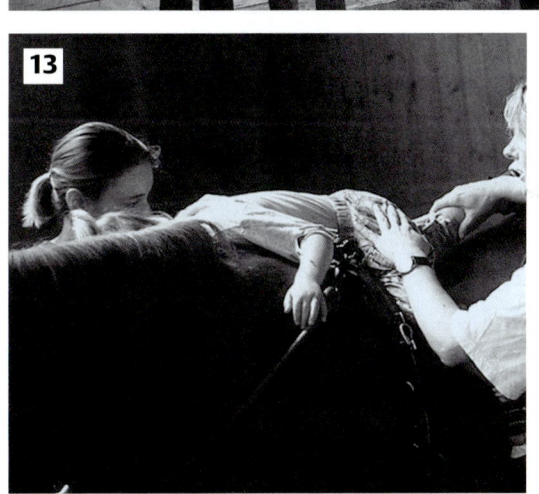

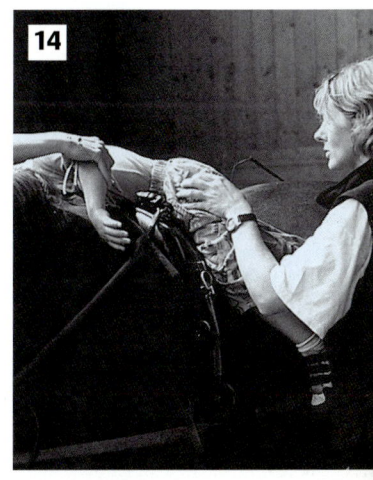

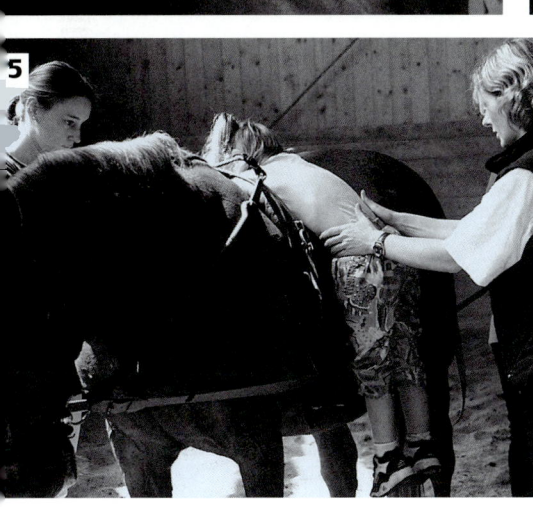

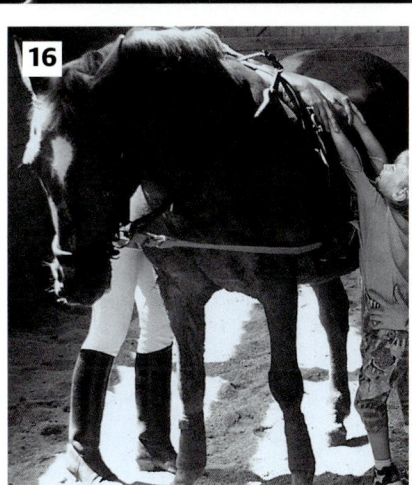

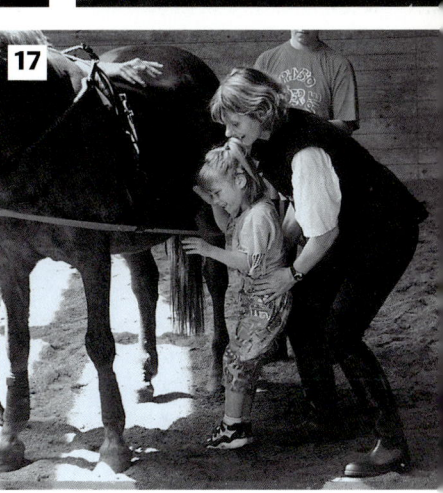

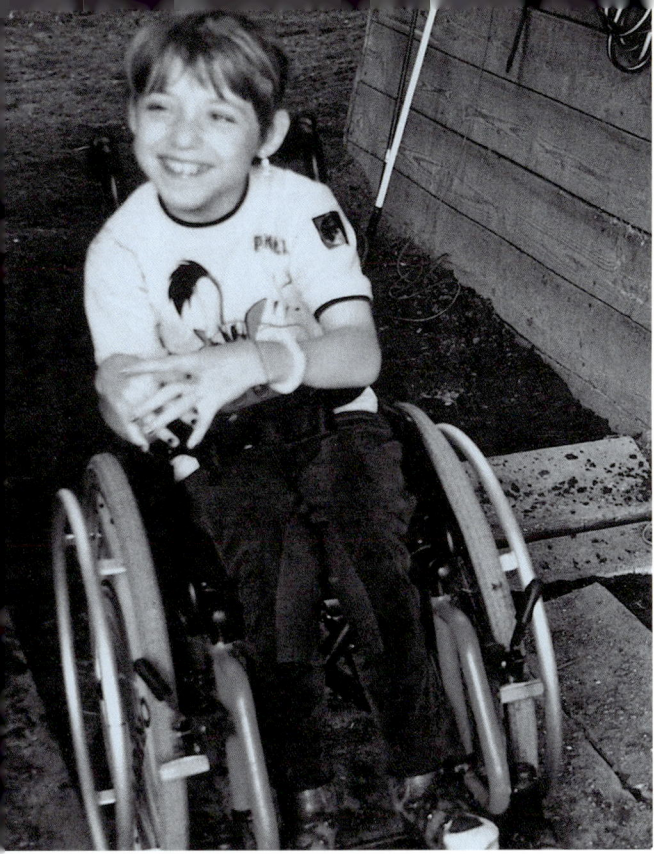

Desiree,
10 Jahre

📷 1–21

Diagnose
Schwere spastische Diparese linksbetont
Im Arztbefund beschrieben als »zauberhaftes
kleines Mädchen mit erstaunlich kreativen
Fähigkeiten«

Behandlungsziel
- Verbesserung der Spastizität in Becken-
  und Schultergürtelbereich
- Verbesserung der Hypotonie im oberen
  LWS-/unteren BWS-Bereich
- Erreichen von Stabilität des Rumpfes für
  bessere Arm- und Handfunktionen

Behandlungsplan
Patient
Wahrnehmung symmetrischer
Gesäßbelastung und Beckenaufrichtung
ermöglichen
Auf-/Absitzen
Von der Rampe in den Quersitz heben,
Absitzen mit Hilfe seitlich abgleiten
Therapeutin
Zuerst hinter dem Kind, bei Verbesserung an
der rechten Seite
Führen des Pferdes
Langzügelführung hinten innen gehend,
zuerst linke dann rechte Hand

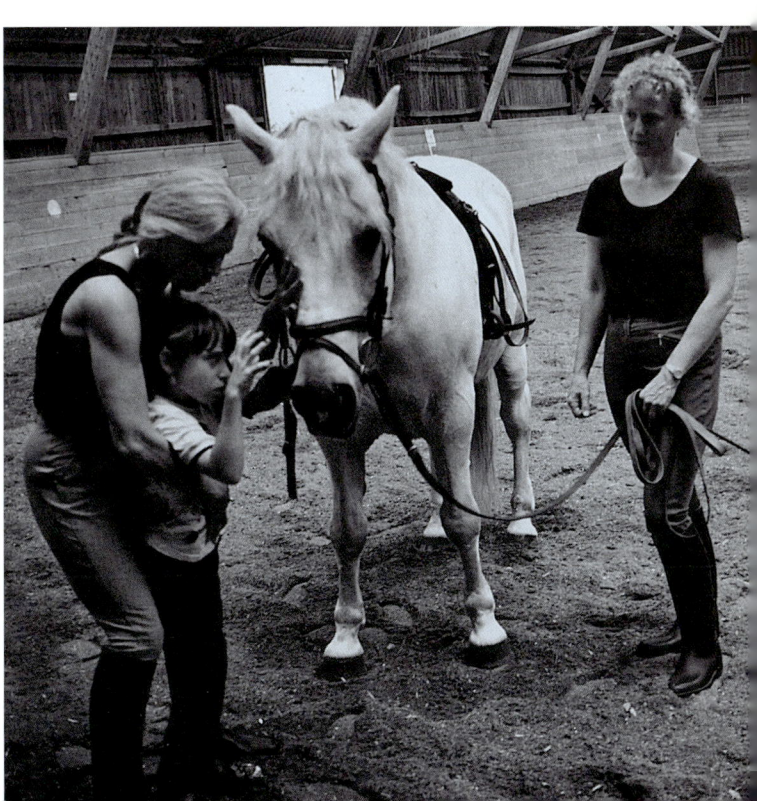

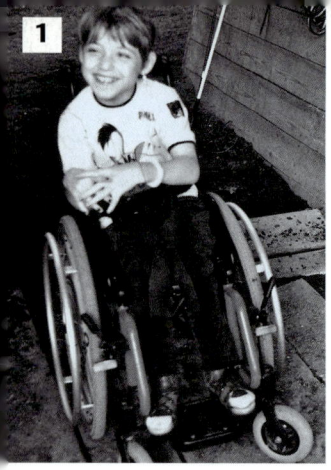 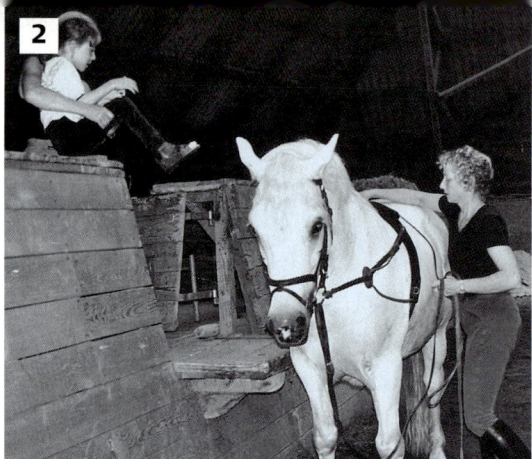 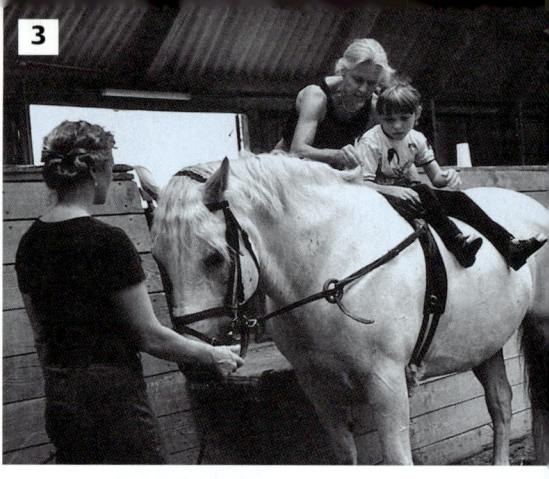

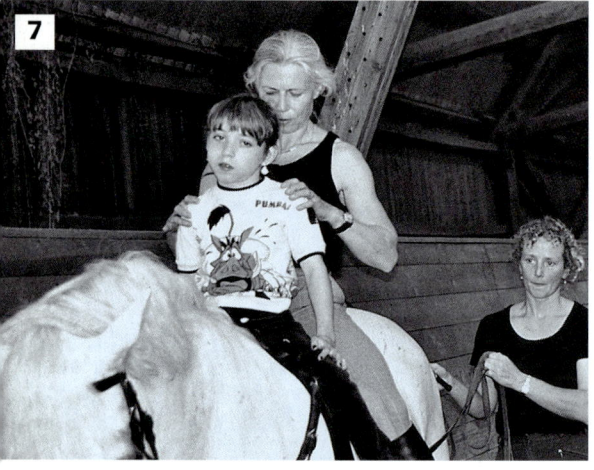 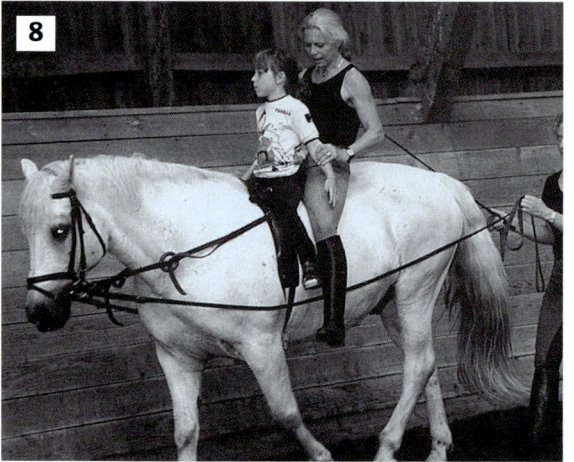 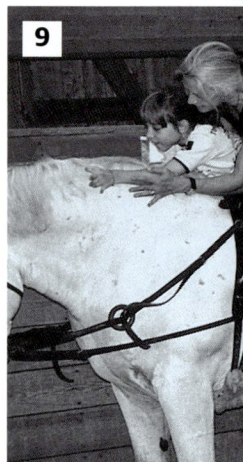

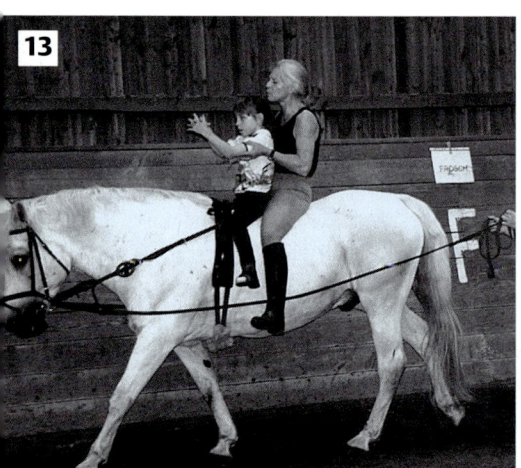 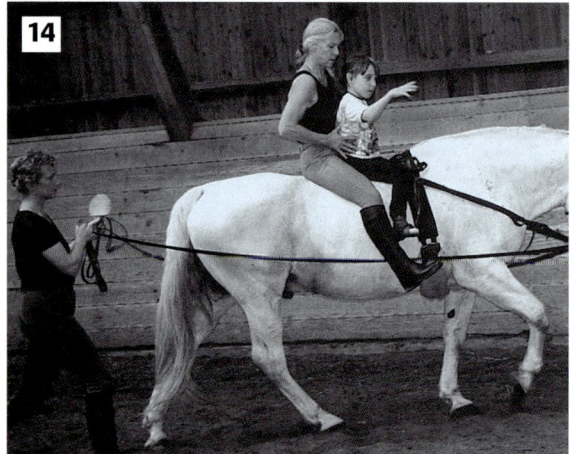 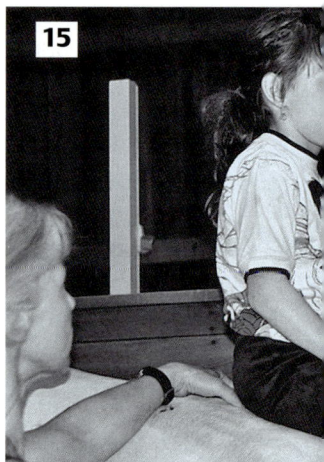

1 Desiree ist stets kooperativ und freut sich auf die Hippotherapie.

2–4 Desiree wird von der Rampe auf das Pferd in den Quersitz gehoben, die Therapeutin kann von der Rampe leicht hinter dem Kind aufsitzen. Mit der Therapeutin hilft Desiree gut mit in den Reitsitz zu kommen.

5 Sie versucht gleich sich durch Stütz der Hände auf den Oberschenkeln aufzurichten; und hat, mit Hilfe der Therapeutin an den Schultern - recht gute Rumpfeinstellung. Das Pferd wird zuerst auf der linken Hand geführt um Rotation nach links und damit Verbesserung der Spastizität rechts zu erreichen.

6–8 In der Schrittbewegung, bei guter Rumpfhaltung, fällt es ihr schwer die Arme zu strecken und sich abzustützen.
Eine vertikale Körper- und Kopfeinstellung wird durch Verbesserung der Arme in Ext/ AR ermöglicht.

9–10 In Bauchlage mit guter Extension der Arme kann Desiree Fell und Mähne der Pferdes befühlen.
Mit Hilfe der Therapeutin wird diese Bewegung im Sitz weitergeführt mit Extension der Arme und Rotation nach links (zur Verbesserung der Spastizität rechts!)

11–12 Die aufrechte Rumpfhaltung mit Extension der Arme wird vermehrt selbständig von Desiree übernommen, sie braucht aber Hilfe an den Armen.
Im weiteren bei guter Aufrichtung nur mehr Hilfe am Becken.

Beachte: die konzentrierte Mitarbeit der Pferdeführerin, die den Schritt des Pferdes genau an das Befinden des Patienten anpaßt.

13–14 Nun kann Desiree die Arme bei aufrechtem Rumpf auch vorne heben und zusammenbringen.
Bei Hilfe am Becken ist auch der rechte Arm frei für die Bewegung.

15 Allein auf dem Pferd sitzend kann Desiree nun symmetrische Gesäßbelastung bei guter Aufrichtung und ein Stützen der Hände auf den Oberschenkeln wahrnehmen.

16 Ein weites Vorstrecken der Arme und Befühlen des Pferdes mit den Händen ermöglicht Desiree wertvolle Körpererfahrung –
Beachte die Hilfe der Therapeutin an Becken und Hand um den Sitz des Kindes zu bewahren und dissoziierte Armbewegung zu erreichen.

17–18 Anschließend ist symmetrische Körperhaltung –
Und sogar freie Armbewegung möglich.

19–20 Beim langsamen seitlichen Abrutschen – mit zusätzlichem Helfer –wird die Rumpf- und Armstreckung des Kindes bis zum Stehen beibehalten.

21 Zum Abschied – im aufrechten Stand gehalten – streichelt Desiree das Pferd und bedankt sich.

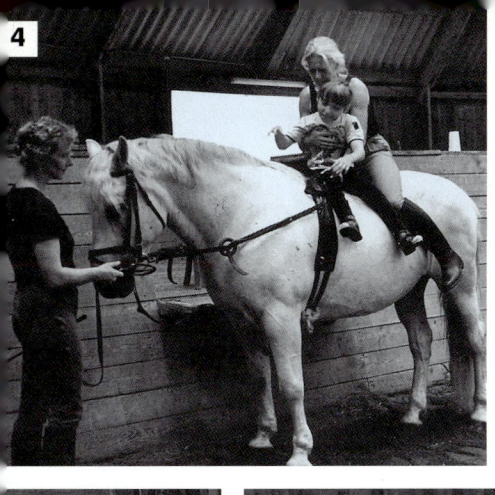

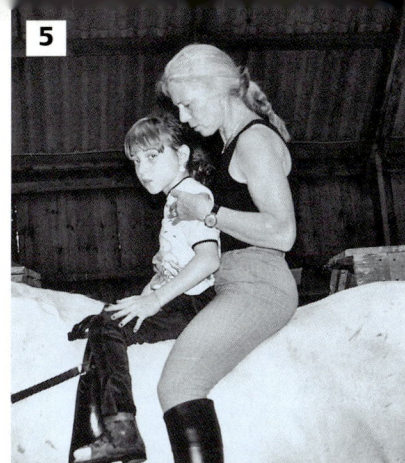

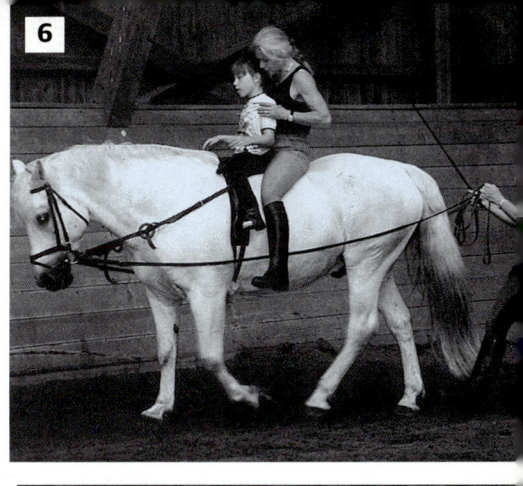

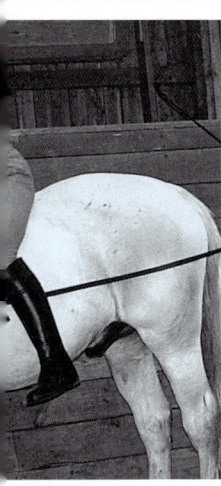

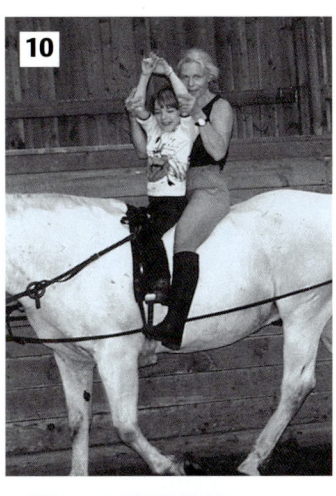

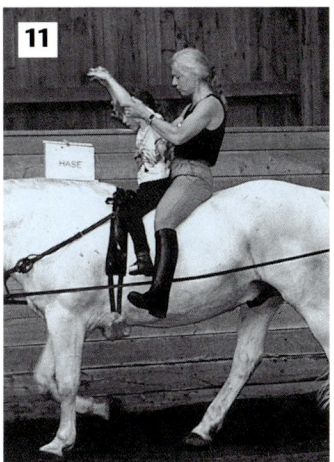

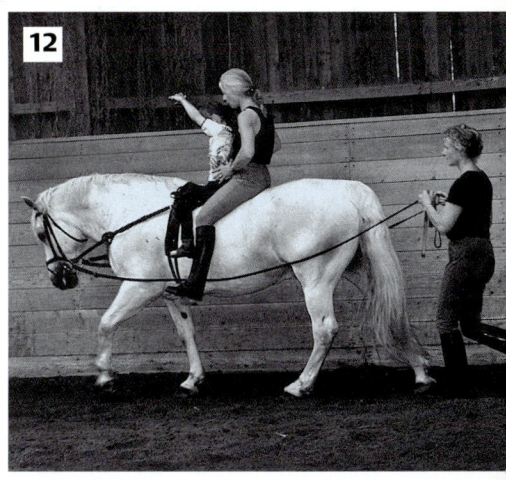

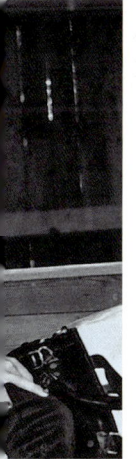

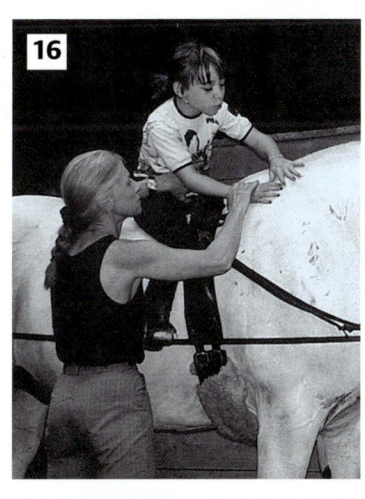

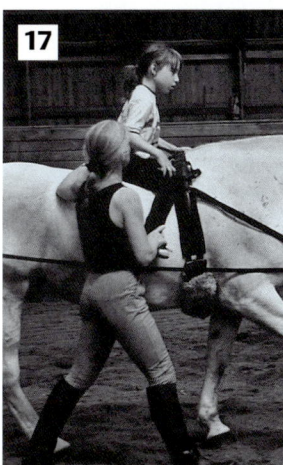

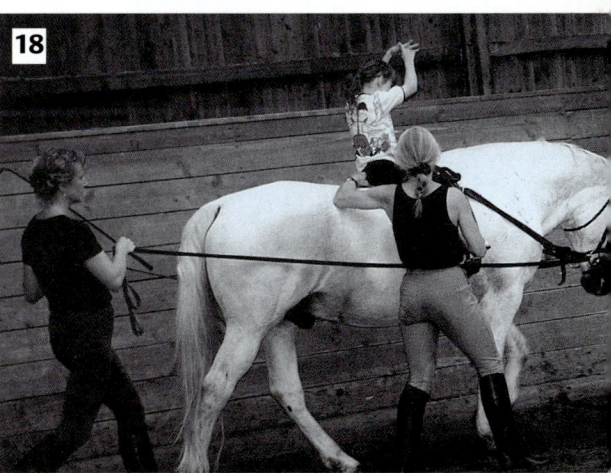

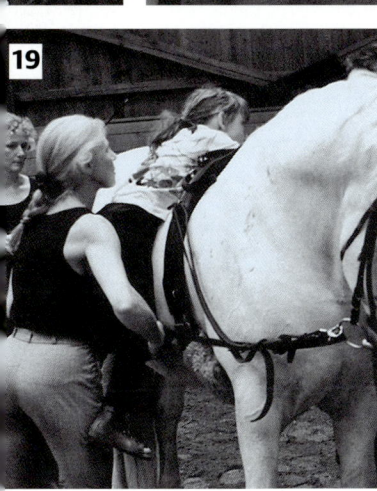

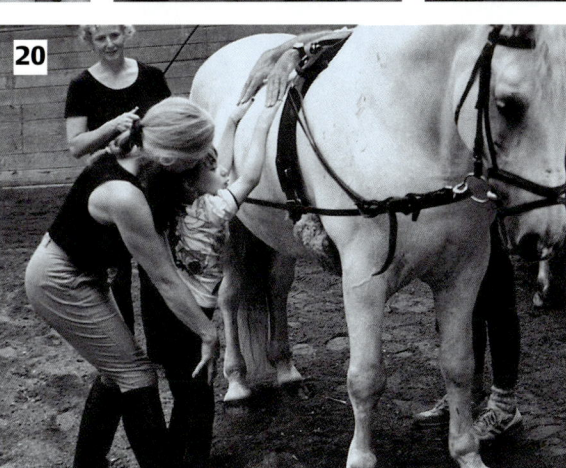

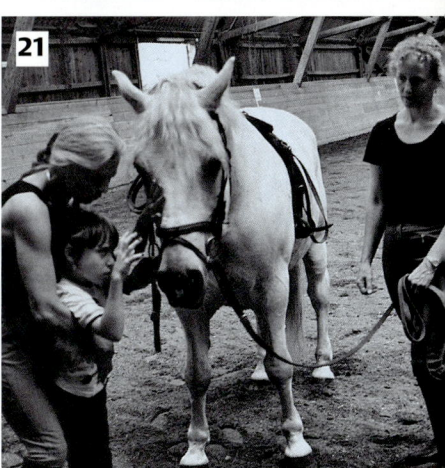

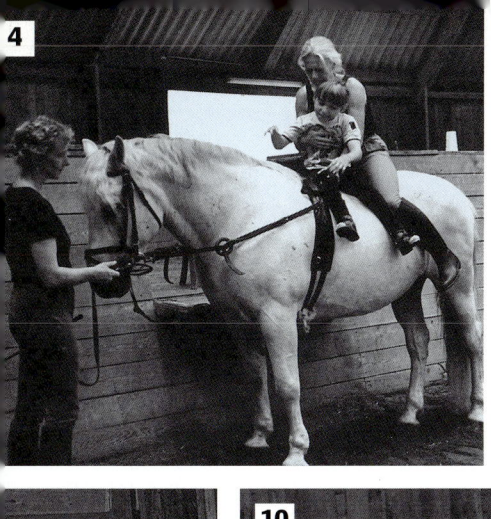
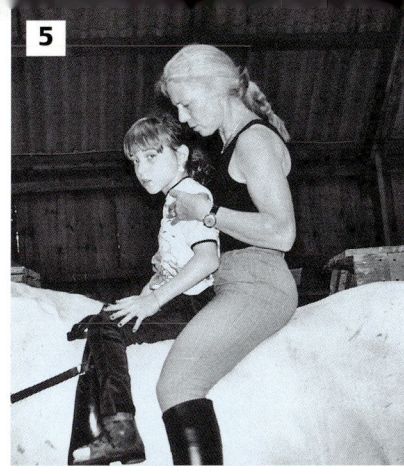
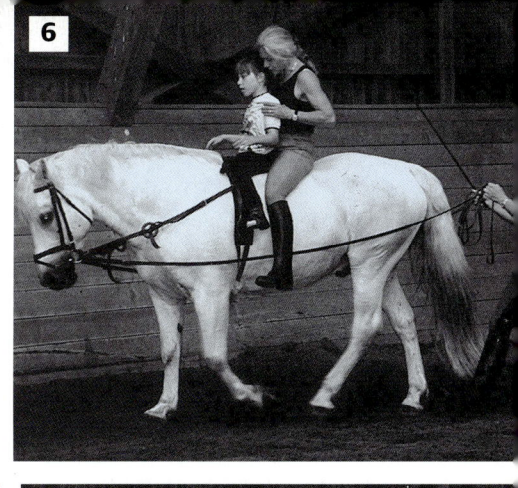
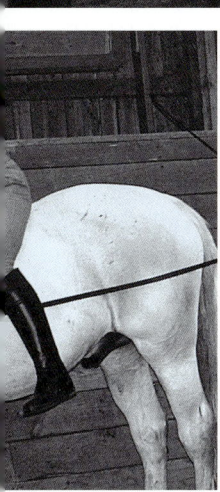
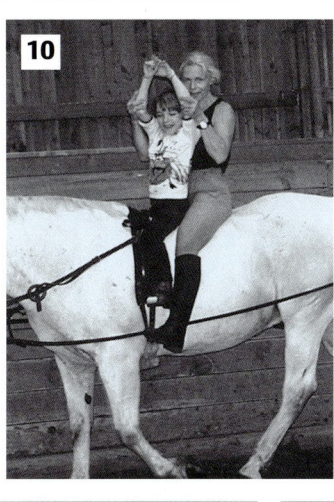
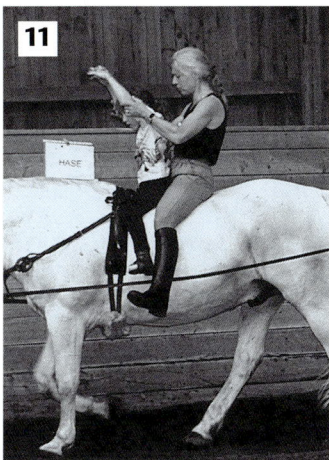
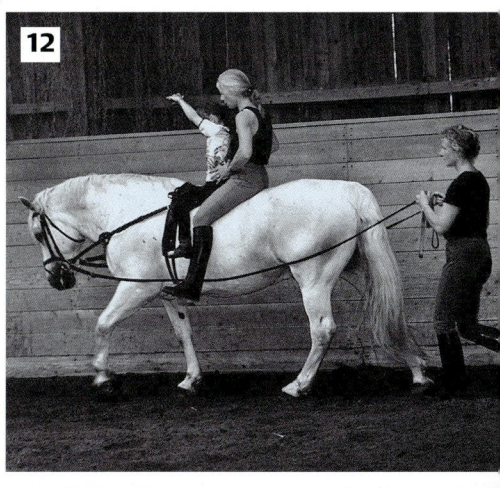
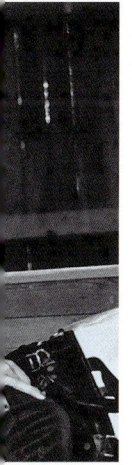
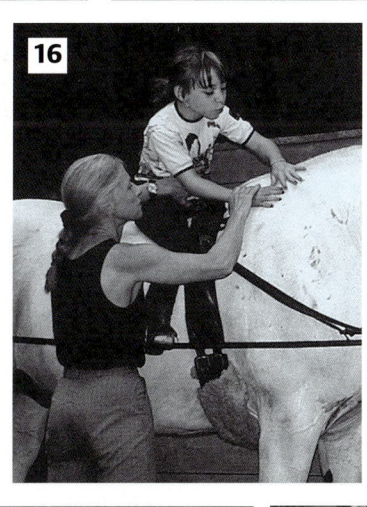
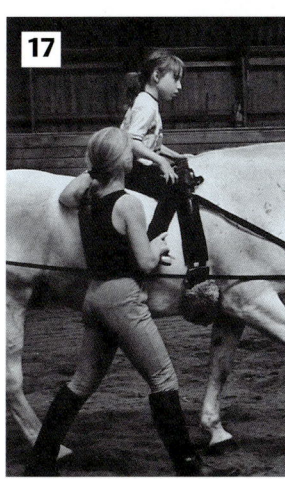
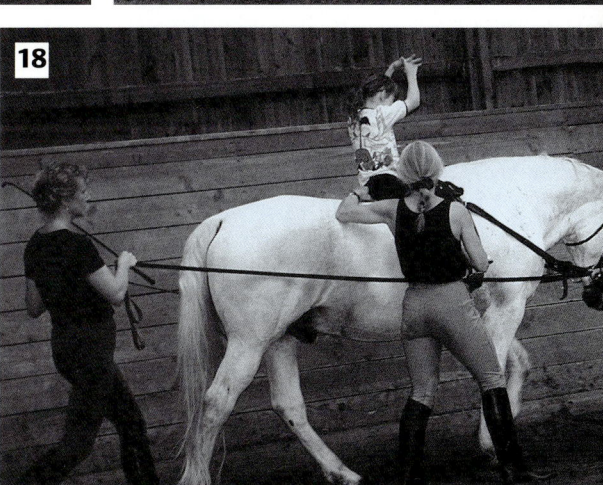
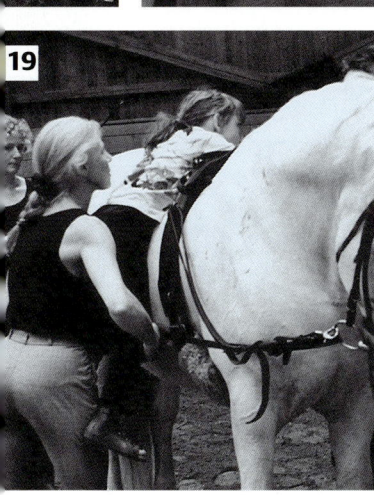
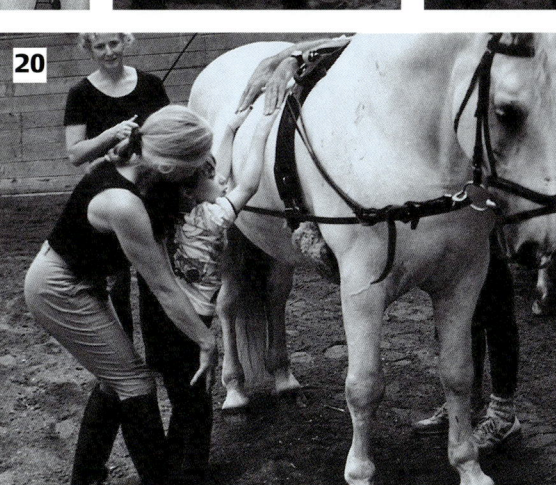
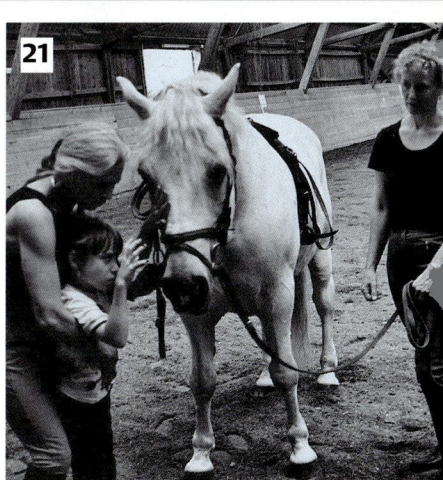

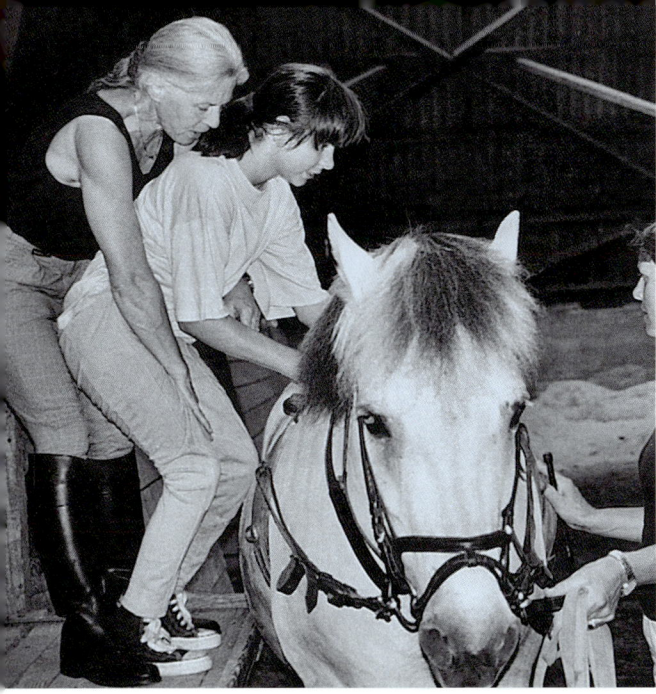

Anita,

14 Jahre

◉ 1–19

Diagnose
Schwere spastische Diparese linksbetont

Behandlungsziel
– Verbesserung der Spastizität der Beine
– Verbesserung der Flexions- Adduktions-
  Innenrotationskontrakturen der Hüften
– Erreichen einer aufrechten Sitzposition –
  zur Verbesserung der bilateralen
  Handfunktion

Behandlungsplan
Patient
Mobilisation von Becken und Hüftgelenken –
als Schlüssel zur Aufrichtung
Aufsitzen
Von der Rampe zum Quersitz mit Hilfe
Therapeutin
An der linken Seite + 1 Therapeutin (Helferin)
rechts
Therapieführung
Anita soll sich auf dem Pferd wohlfühlen –
daher Schmerzgrenze der
Hüftgelenke unbedingt beachten!
Führen des Pferdes
Langzügelführung linke und rechte Hand,
kein plötzlicher Halt – sondern
Nachtretenlassen des Pferdes
Absitzen
Wenn möglich mit Hilfe über Bauchlage
seitlich Abgleiten zum Stand

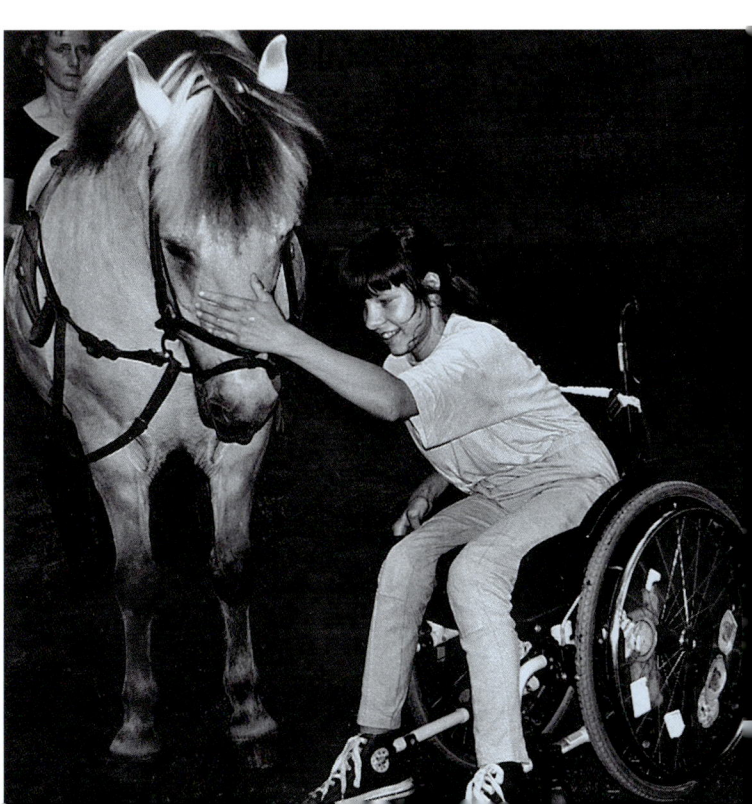

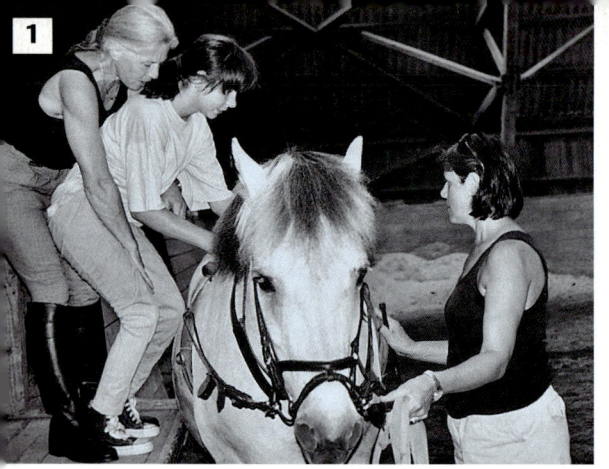
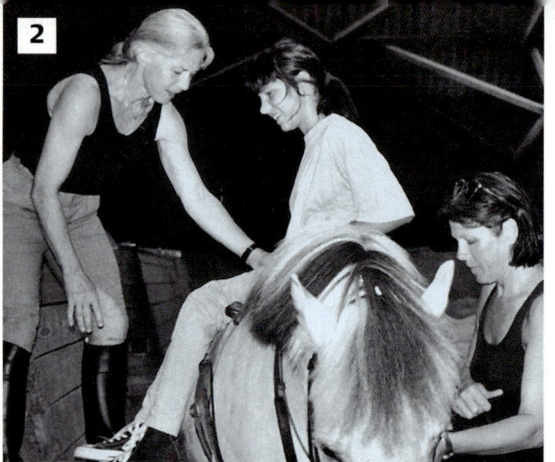
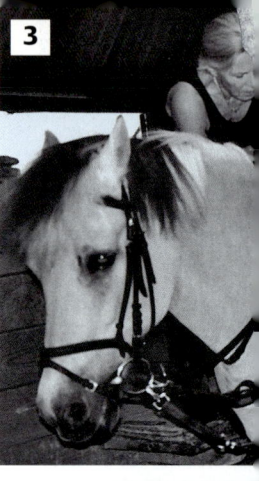

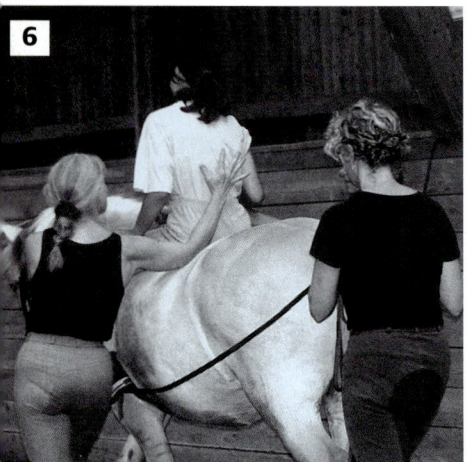
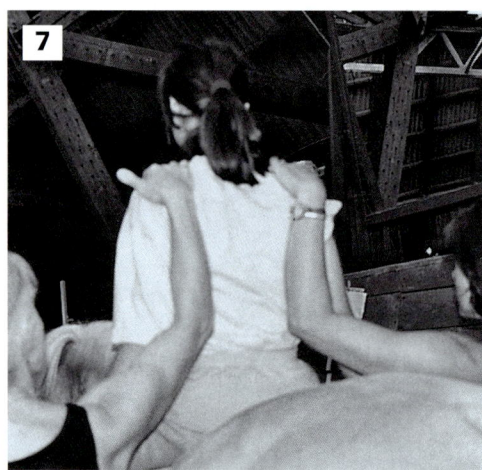
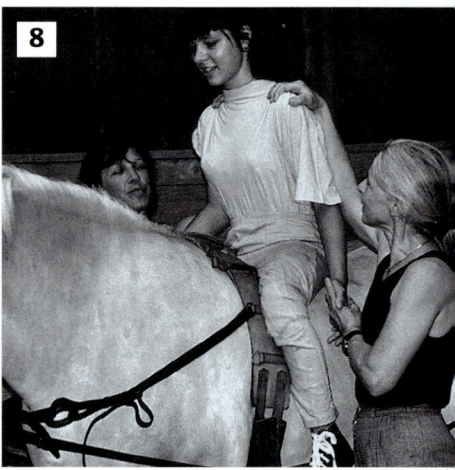

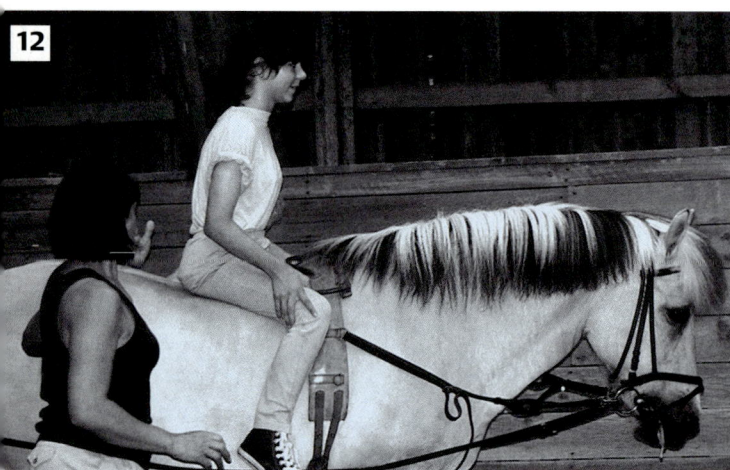
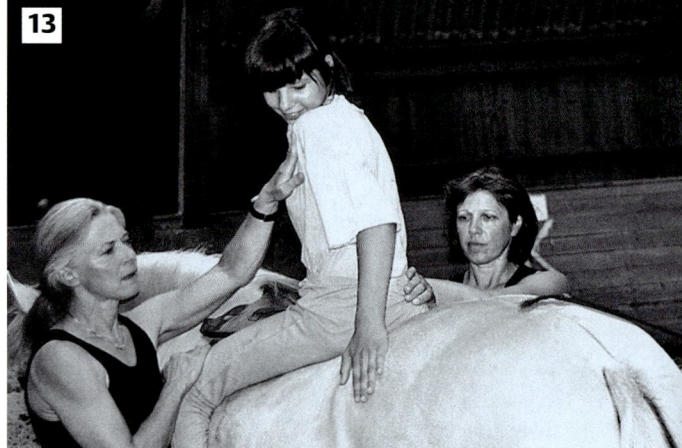

1–3 Anita braucht viel Unterstützung um von der Rampe, aus dem Rollstuhl, über Quersitz auf dem Therapiepferd aufzusitzen.

4 Das Pferd wird auf der linken Hand geführt und vorerst wird beobachtet wie Anita sitzt. Sie klammert sich mit den Knien fest, da die Adduktorenmuskulatur bds. spastisch - kontrakt ist und rutscht dadurch mit dem Gesäß weg vom Gurt nach hinten, die Hüften und Knie in Flexion. An den Unterschenkeln braucht sie Hilfe.

5 Nun die Verbesserung mit Hilfe der Therapeutinnen an beiden Seiten. – Das Becken wird vor zum Gurt gebracht, dadurch mehr Abduktion erreicht und mit den Händen auf den Oberschenkeln die Hüftextension verbessert.

6 Anita soll mit dem Rumpf in die Vertikale kommen – den Rücken an die Hand der Therapeutin anlehnen – um vermehrt Extension der Hüften zu erreichen.

7–8 Mit bds. Retraktion des Schultergürtels und mit Ext/AR der Arme wird ihr geholfen den Rumpf besser aufzurichten.

9 Das liebevolle Umfassen des Pferdehalses bringt Entspannung und ermöglicht auch bessere ABD der Hüften und Streckung der Beine mit Hilfe der Therapeutinnen.
Beachte das Halten des Beines in Extension mit leichter Traktion am Fersenbein.

10 Nach besserer Beinstreckung wird nun die vertikale Rumpfhaltung durch Fazilitation am Brustbein ermöglicht.

11–12 Beim Handwechsel des Pferdes wird deutlich wie notwendig die Kontrolle der 2.Therapeutin auf der rechten Seite ist, die die erreichte Becken- und Armstellung hält.
Bei konzentrierter Zusammenarbeit des gesamten Teams können die Hände der Therapeutinnen helfen und auch loslassen, je nachdem wieweit die Patientin die Bewegung selbst übernehmen kann.

13–14 Beim Abklopfen des Pferdes hinten kann die Spastizität durch Rotation weiter verbessert werden.**Beachte** wie beide Therapeutinnen mit ihren Händen dies ermöglichen.Trotz deutlicher Therapiesituation ist selbst diese schwere Bewegung für Anita eine **autonome Handlung**, da sie selbst den Wunsch hat das Pferd auch hinten abzuklopfen.

15 Das Ergreifen der Pferdemähne bedeutet für Anita auch ein Begreifen ihrer bilateralen Handfunktion.

16–17 Das seitliche Abrutschen vom Pferd kann von 2 Therapeutinnen langsam und kontrolliert durchgeführt werden, sodaß anschließend ein Stehen mit Hilfe möglich ist.

18–19 Die Verabschiedung zeigt die zufriedene Einheit von Patient, Therapeutin, Pferdeführerin und Pferd. Zu beachten ist die „Zuwendung" des Pferdes um Anita im Stehen das Streicheln zu erleichtern.

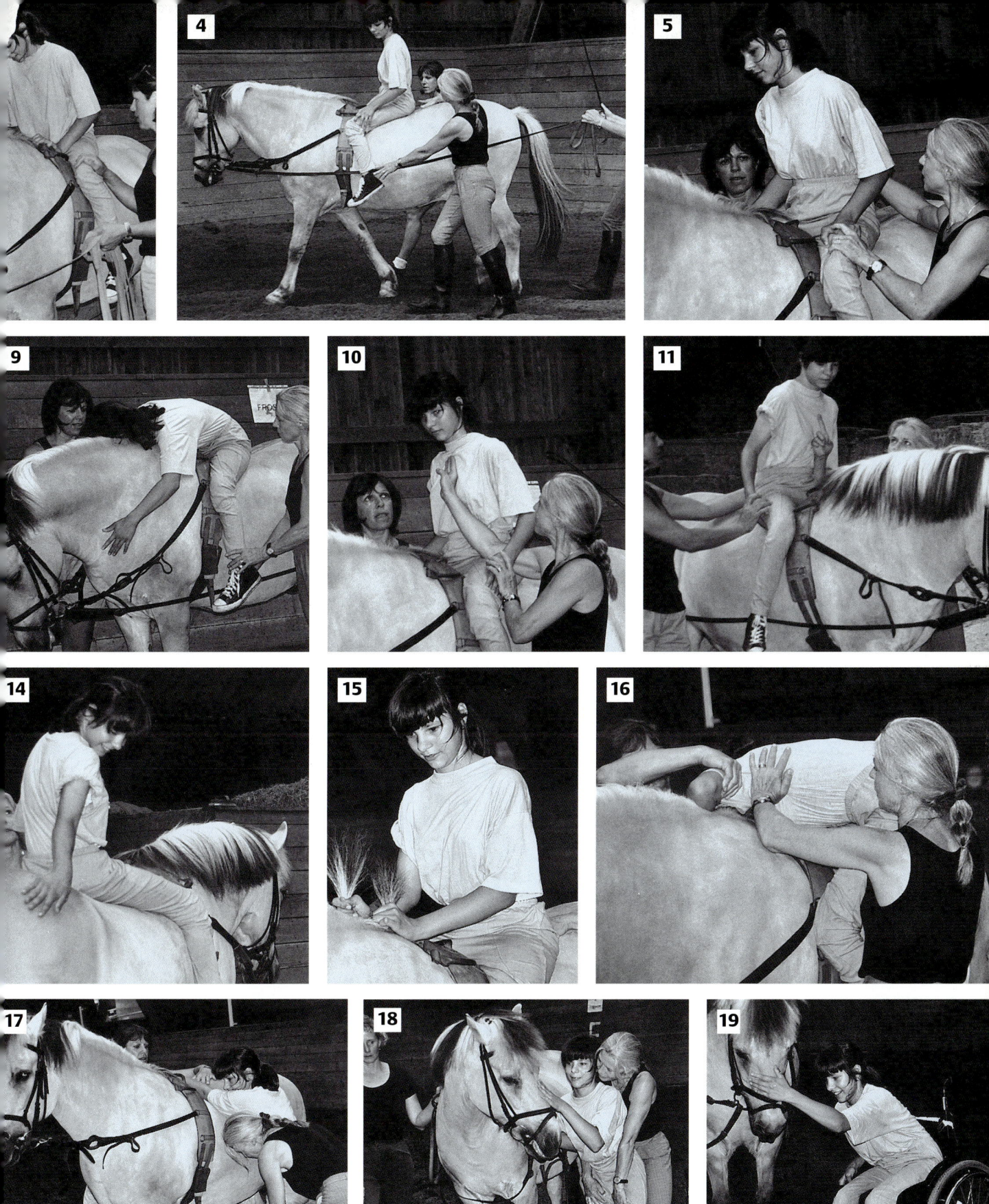

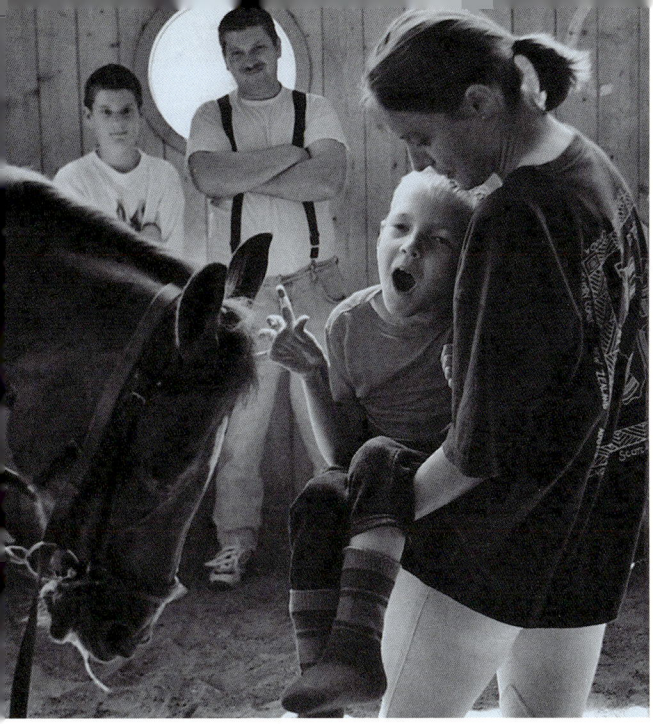

Martin,
9 Jahre

☑ 1–14

Diagnose
Rechtsbetonte spastisch dystone Tetraparese

Behandlungsziel
- Verbesserung des spastisch dystonen Haltungstonus
- Erreichen von Rumpfstabilität um ein aufrechtes Sitzen mit freier Kopfhaltung zu ermöglichen
- Protektive Extension der Arme als Grundlage für besseres Auslangen und Greifen

Behandlungsplan
Patient
Wahrnehmung symmetrischer Kopf- Rumpf- Armhaltung ermöglichen
Mobilisierung der Gelenke durch Dehnung und Bewegung
Auf-/Absitzen
Durch Heben in und aus dem Reitsitz mit zusätzlicher Helferin
Therapeutin
Hinter dem Kind + Helferin
Therapieführung
Sanft und einfühlsam Sicherheit geben – wenn Martin Angst hat (Tonuserhöhung)
Führen des Pferdes
Therapeutisches Longieren, da Pferdeführerin Patient und Pferd im Blick haben soll

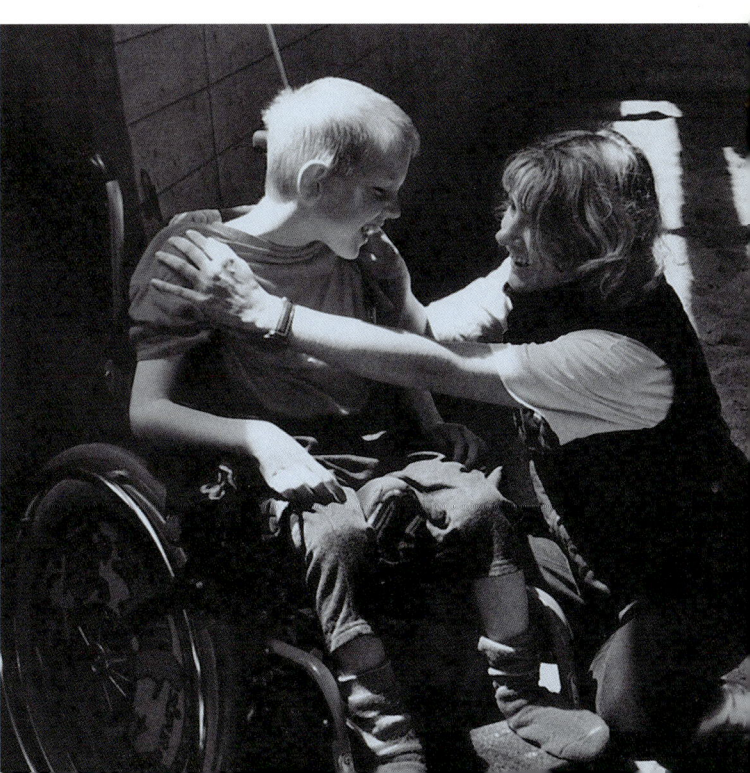

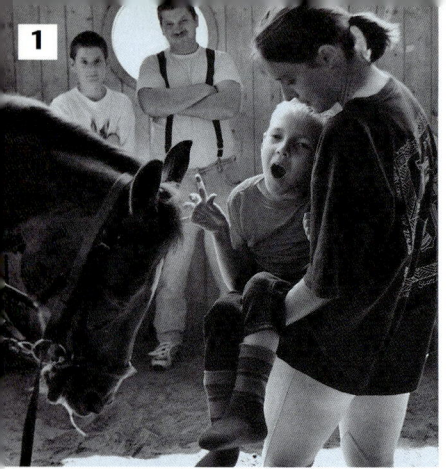

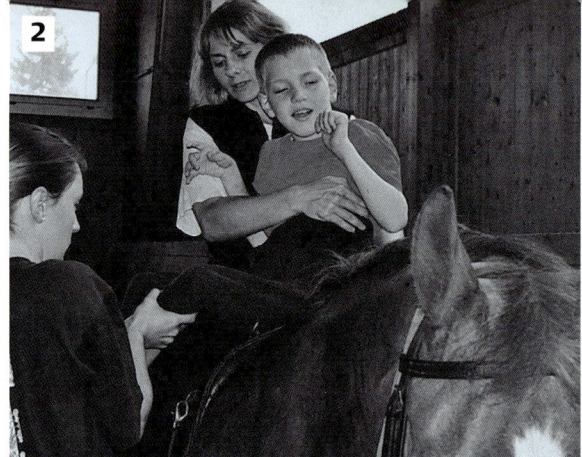

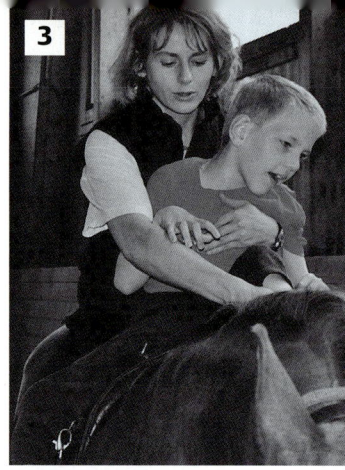

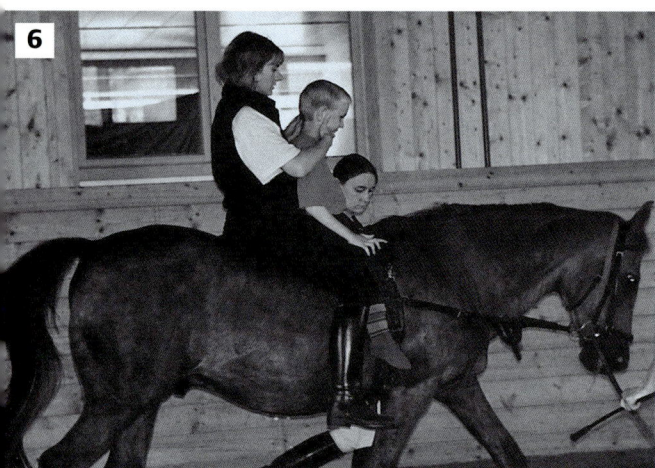

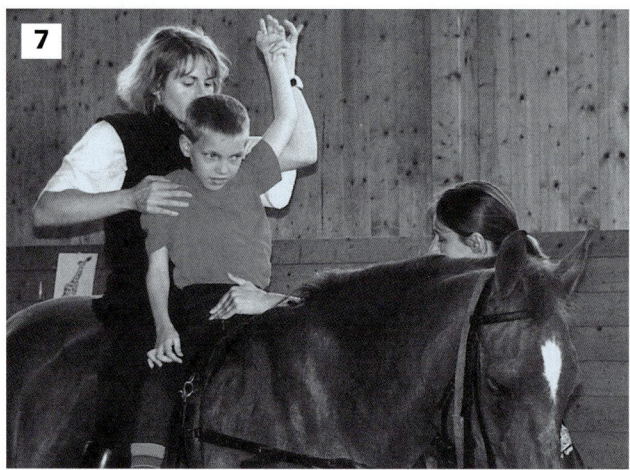

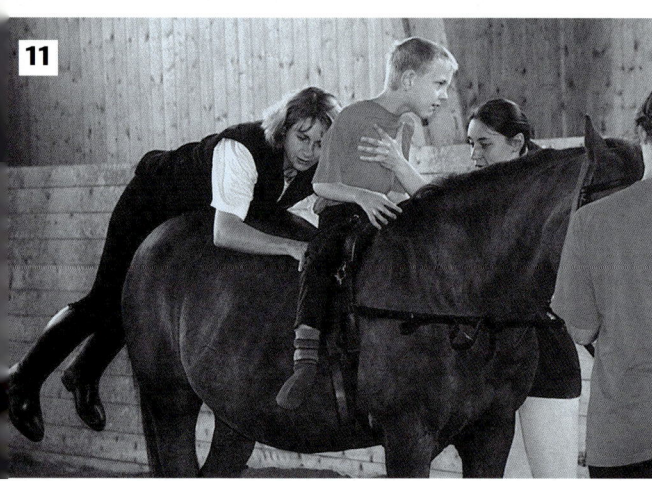

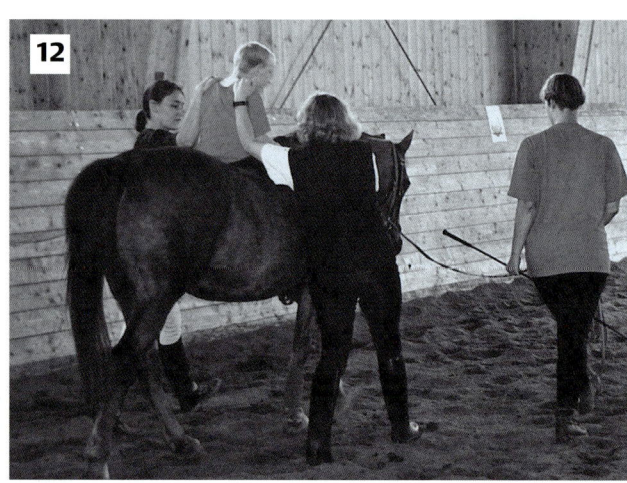

1 Freude und starke Emotion bei der Begrüßung des Therapiepferdes machen überschießende Bewegungen an Hand- und Mundmotorik deutlich.

2–4 Das Aufsitzen – als funktioneller Transfer - ist wichtiger Teil der Therapie und erfordert die konzentrierte Mitarbeit des Kindes und gute Hilfestellung der Therapeutinnen.

5 Zu Beginn besteht flektierte Rumpfhaltung und ventrale Translation des Kopfes. Die rechte Seite ist mehr betroffen, Martin möchte aber gerne gut ins Bild kommen und mit der rechten Hand alleine abstützen, die 2. Therapeutin darf heute links gehen.

6 Um eine vertikale Einstellung zu erreichen, braucht Martin craniale Traktion mit dorsalerTranslation des Kopfes.

7 Die Protraktion des Schultergürtels und Flexionstendenz des Rumpfes kann durch Verlängerung der Rumpfseite mit Ext/AR des Armes links und rechts verbessert werden.
Beachte die Kontrolle des Beckens durch die 2. Therapeutin!

8–10 Martin läßt sich die Korrektur gerne gefallen, da er spürt, daß er dann besser sitzen kann. Martin kann nun Kopf- Rumpfausrichtung alleine halten ohne sich anzulehnen.Die Therapeutin muß mit guter Muskelarbeit ihre Körperachse dorsal einstellen. Auch Armstreckung und Abstützen auf den Händen ist nun bds. möglich.

11–12 Allein auf dem Pferd den guten Sitz zu bewahren fällt Martin noch schwer. – Beachte die Korrektur der Schulterstellung bds.

13–14 Durch ein gutes Handling bei der Verabschiedung und durch möglichst aufrechten Sitz im Rollstuhl kann die Therapie nachwirken.

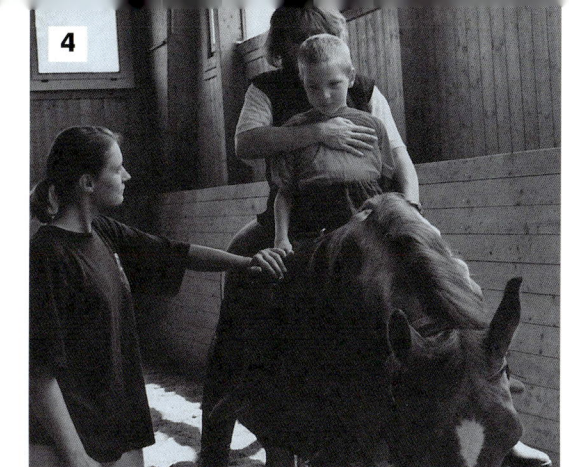

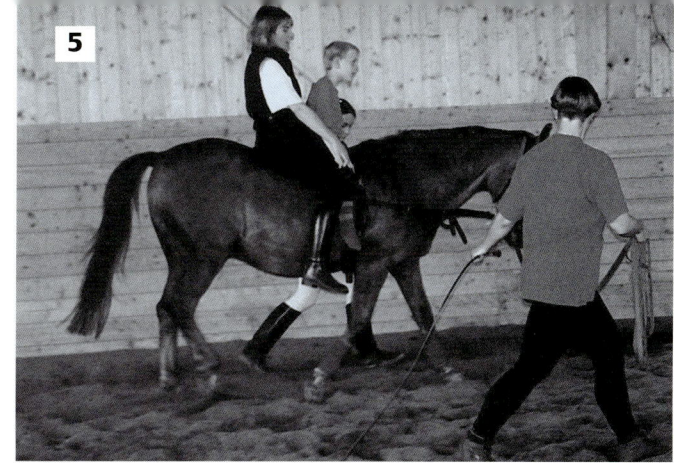

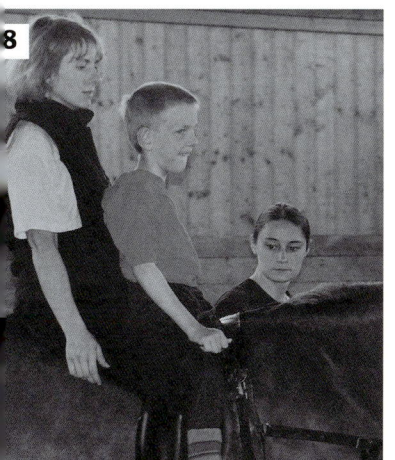

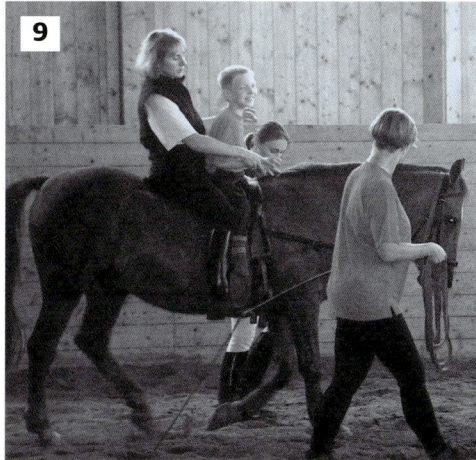

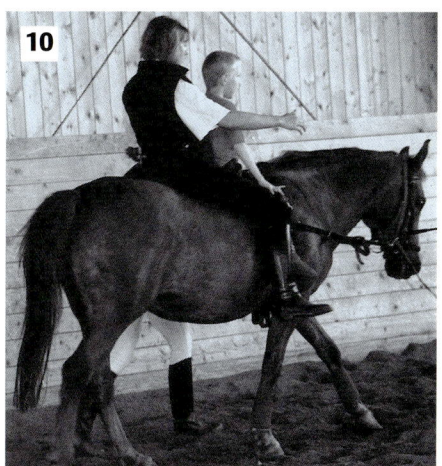

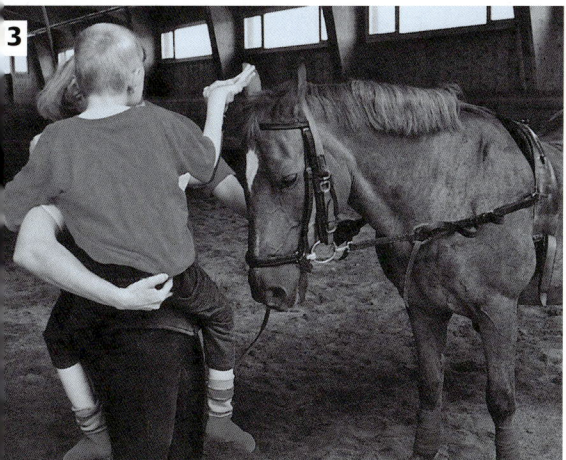

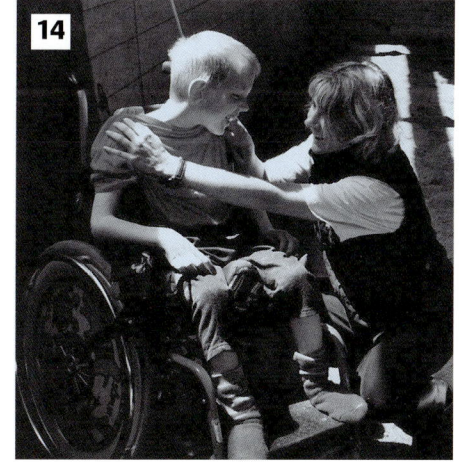

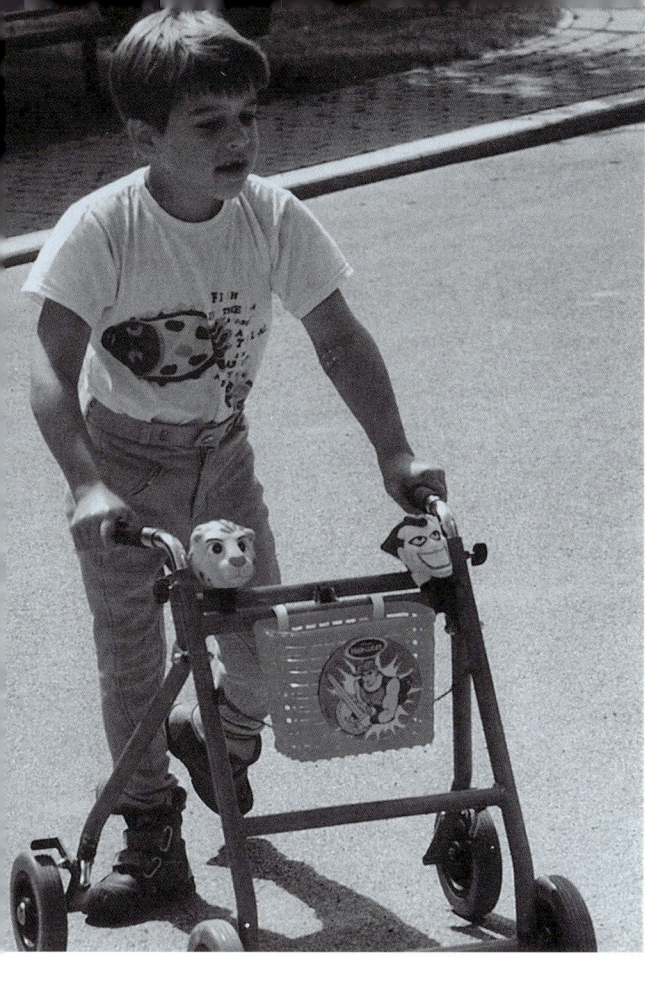

Sebastian,

6 Jahre

⬤ 1–19

Diagnose
Ataxie
Sprachstörung – Stammeln, 1 Wortsätze

Behandlungsziel
– Verbesserung der Rumpfhypotonie
  Streckung der LWS/BWS und vertikale
  Einstellung von Kopf erreichen
– Besserung der Gleichgewichtsreaktionen
  im Sitz – für ein freies Gehen
– Förderung dissoziierter Bewegungen und
  Besserung der Feinmotorik an den oberen
  Extremitäten und im Mundbereich

Behandlungsplan
Patient
Wahrnehmung dynamischer Stabilisation der
Wirbelsäule durch genau angepaßte
Schrittbewegung des Pferdes ermöglichen
Aufsitzen
Durch Heben in Quersitz und seiner Mitarbeit
zum Reitsitz
Therapeutin
zuerst hinter dem Kind (die ersten Runden zur
Korrektur notwendig) + Helferin

Therapieführung
Für Stabilisation Blickausrichtung nützen,
abwechslungsreich gestalten
Führen des Pferdes
Langzügelführung, damit bei geradegerichte-
tem Pferd ein dem Patienten   angepaßter
Schritt konsequent geführt werden kann
Hilfsmittel
Bilder an Bahnpunkten zur Blickausrichtung
und sprachlichen Gestaltung
Absitzen
Mit Hilfe über Bauchlage und seitlichem
Abgleiten zum Stehen kommen

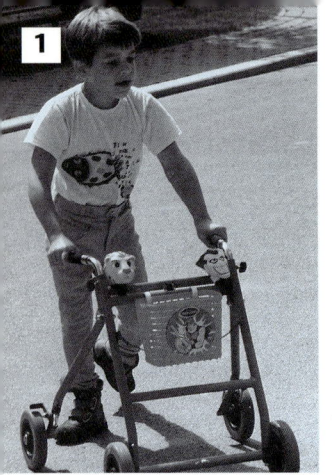

1

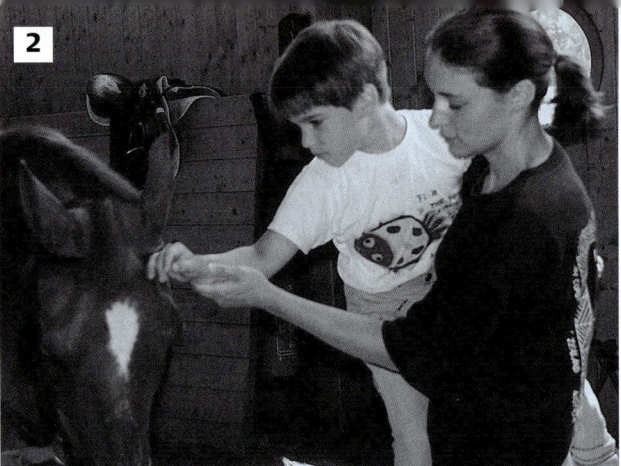

2

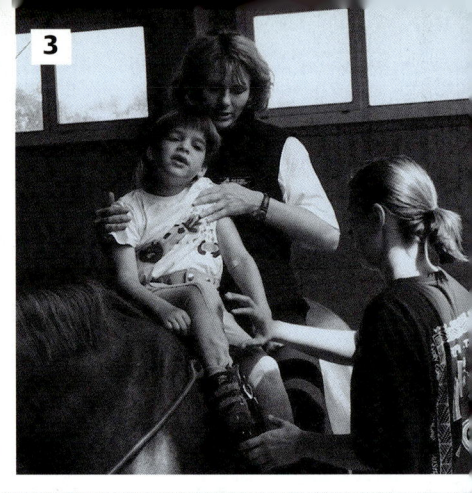

3

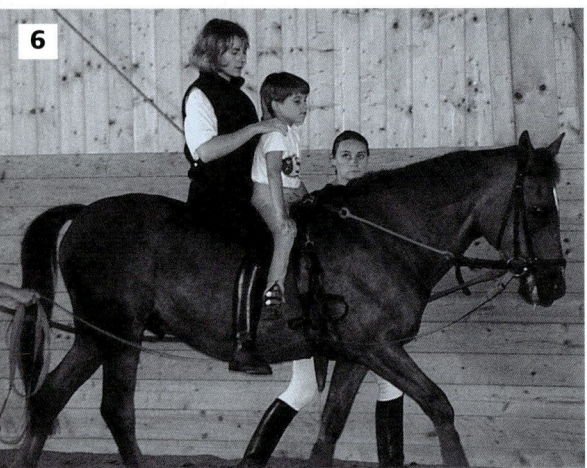

6

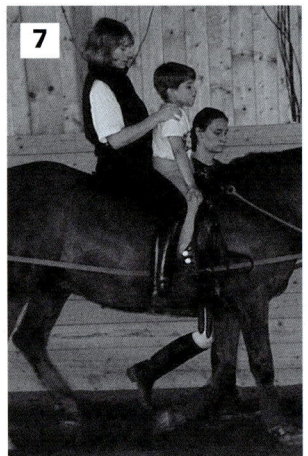

7

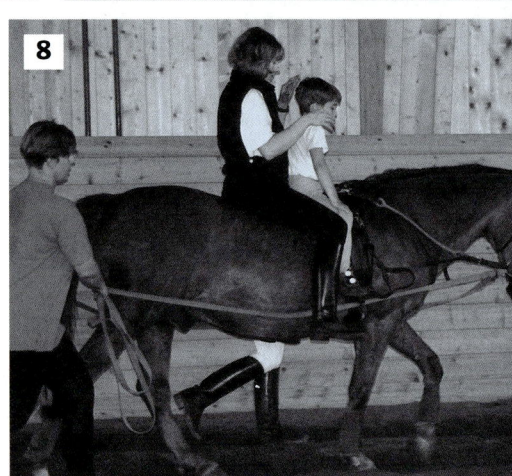

8

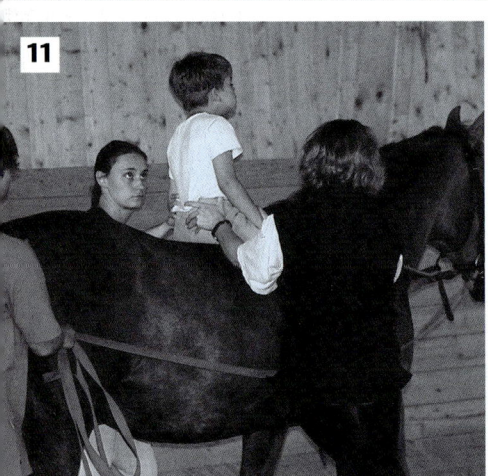

11

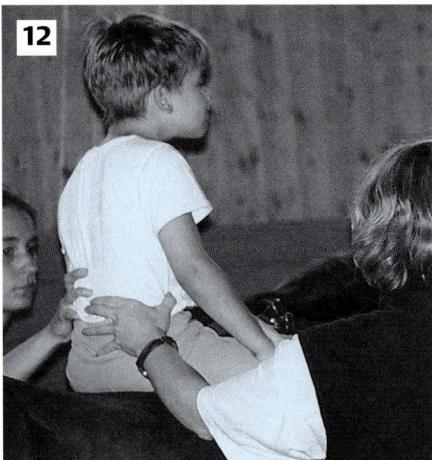

12

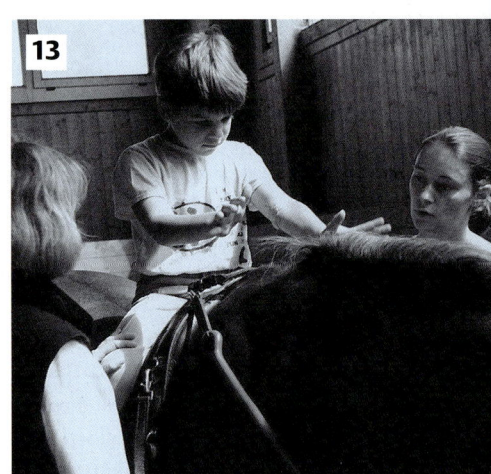

13

1 Sebastian kann mit Rollator gehen. Er verlagert dabei seinen Schwerpunkt nach vorne mit festem Stütz der Arme, kyphosierter LWS/BWS und hyperextendierter HWS.

2 Das Streicheln des Therapiepferdes bei der Begrüßung fällt Sebastian schwer, da bei instabiler Rumpfhaltung die Armbewegung erschwert und ein gezieltes Greifen durch Tremor gestört ist.

3 Vom Quersitz zum Reitsitz muß das rechte Bein über den Pferdehals gehoben werden.. Diese dissoziierte Bewegung ist nur möglich mit angepaßter Hilfe der Therapeutinnen und erfordert seiner Mitarbeit.

4–5 Eine vertikale Einstellung von Kopf und Rumpf ist durch Korrektur der hinter ihm sitzenden Therapeutin von Kopf und Schultergürtel aus möglich.

Um die richtige Position wahrzunehmen schließt Sebastian die Augen. Seine Mitarbeit und Konzentration bei der Hippotherapie ist ausgezeichnet!

6–8 Bei verbesserter Kopf- Rumpfhaltung kann er nun ohne Anlehnung Balance bei der Schrittbewegung halten. Die Therapeutin verlagert ihre Körperlängsachse dorsal und gibt mit leichter Berührung an Schultern und Kopf von Sebastian nur mehr Hinweis für seine selbständige Aufrichtung. Das Erkennen und Benennen der Bilder an den Bahnpunkten hilft ihm Kopf und Rumpf zu stabilisieren und mit Sprechen auszuatmen.

9 Beim seitlichen Abrutschen der Therapeutin soll die erreichte Haltung des Kindes nicht verloren gehen. Sebastian wird von der 2. Therapeutin am Rumpf gehalten.

10 „Jetzt kannst Du es allein!" – gibt Selbstbewußtsein gefolgt von seiner klarer Aufforderung an das Pferd zum Schritt.

11–12 Konzentriert versucht Sebastian nun die Haltung zu bewahren bei guter Hilfengebung der beiden Therapeutinnen am Becken.

13–14 Beim Abklopfen des Pferdes sind nun dissoziierte, gezielte Armbewegungen auch mit Rumpfrotation möglich.

15 Beim Absitzen versucht Sebastian aus Bauchlage ein Bein in Ext/Abd möglichst allein zu heben um seitlich abrutschen zu können.

16–17 Das langsam hängende Abgleiten, gehalten von 2 Therapeutinnen, bringt mit Traktion Extension in Schultern und Rumpf.

18–19 Die Verabschiedung vom Therapiepferd im Stehen mit gezieltem Streicheln und Abklopfen wird auch mit sprachlichen Äußerungen unterlegt.

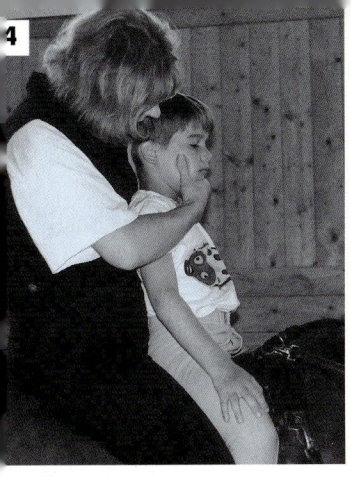

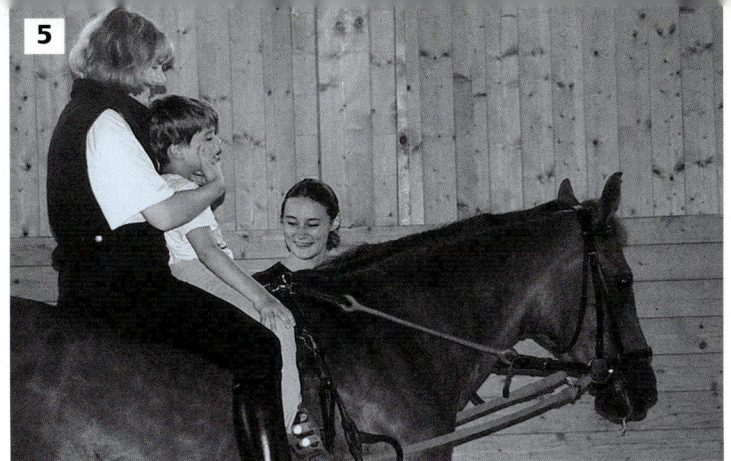

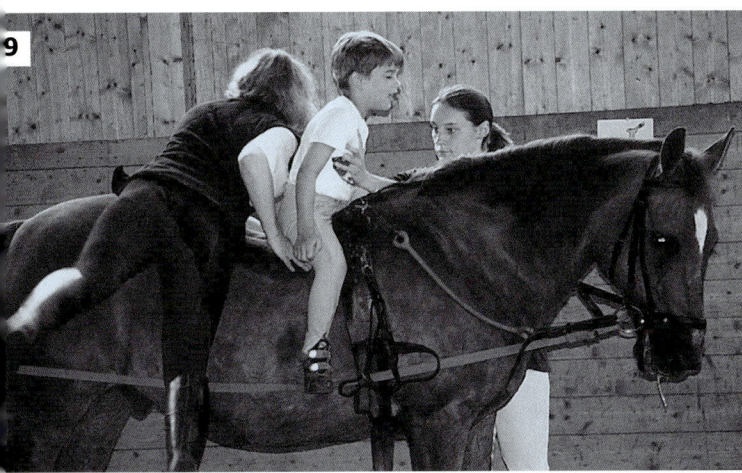

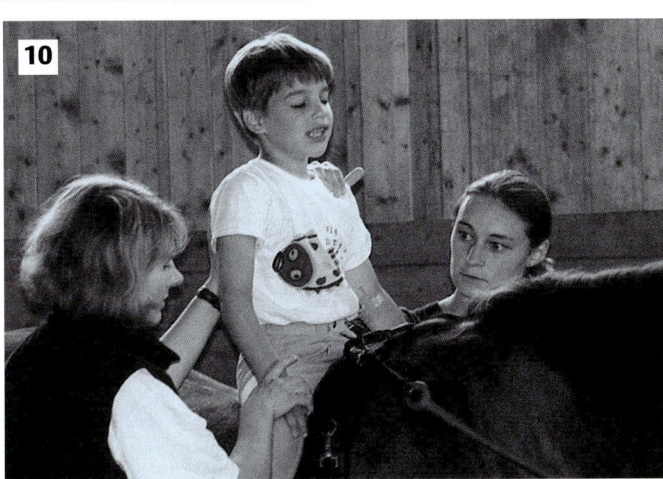

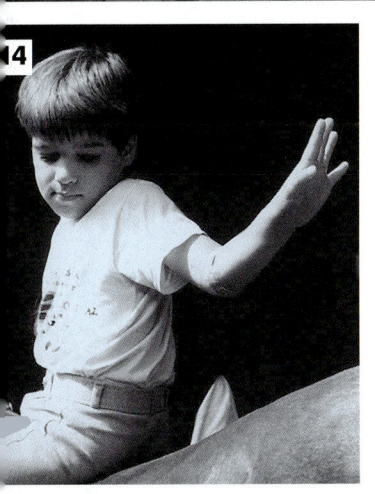

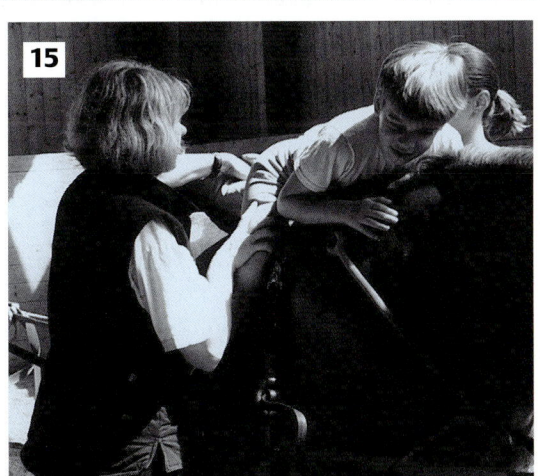

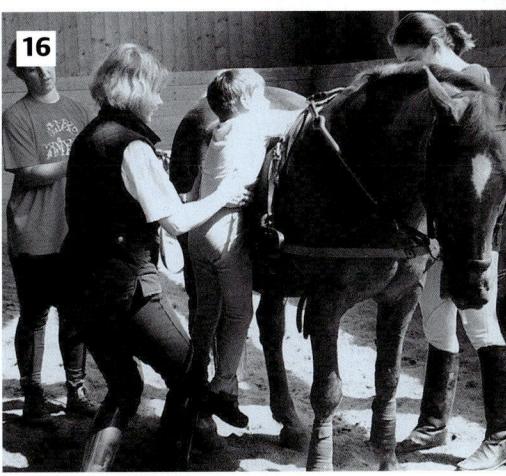

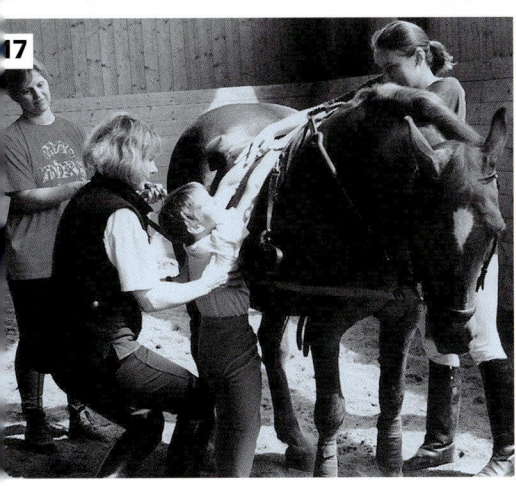

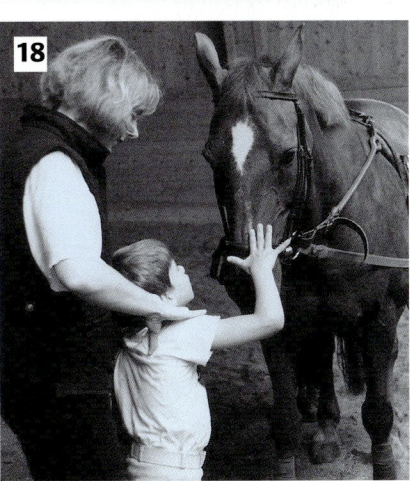

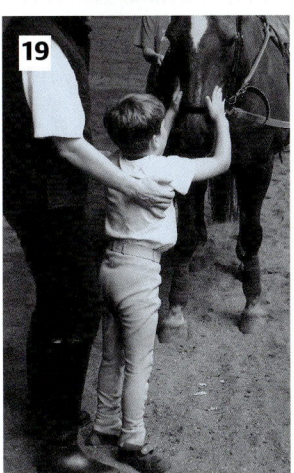

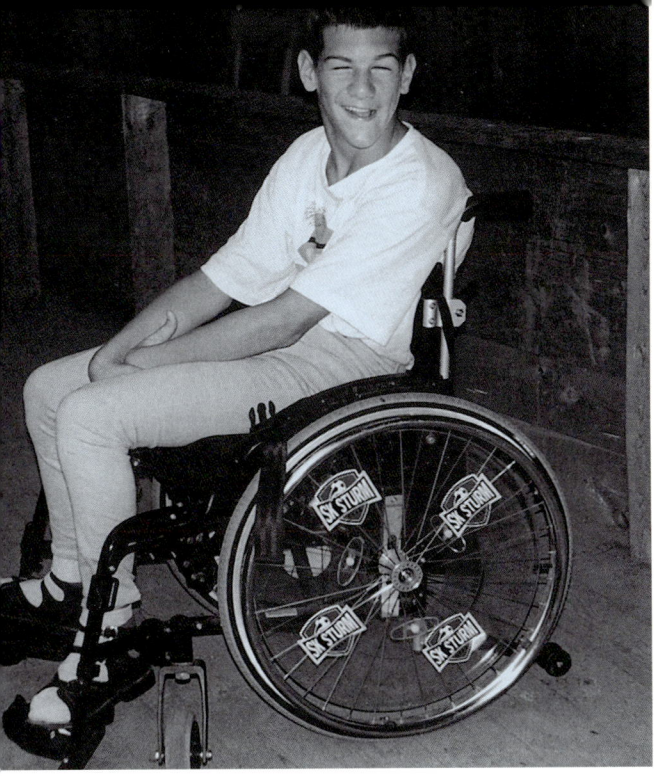

Matthias,
14 Jahre

� 1–21

Diagnose
Schwere spastisch-athetoide Tetraparese
rechtsbetont
Kyphoskoliose der BWS rechts konkav, durch
Hypertonus rechts bedingt, nicht fixiert
Sprachstörung: Dysarthrie – Störung der
Phonation und des Sprechrhythmus

Behandlungsziel
– Verbesserung der Spastizität an Becken-
  und Schultergürtel
– Anbahnen symmetrischer Tonusregulation
– Förderung der Stütz- und Greiffunktion
– Aus verbesserter Aufrichtung im Sitz –
  Atem- und Stimmgebung erleichtern

Behandlungsplan
Patient
Symmetrische Aufrichtung und Ausrichtung
in der Schrittbewegung!
Aufsitzen
Von der Rampe mit Hilfe an beiden Seiten,
Pferdeführerin vor dem Pferd
Therapeuten
2 Therapeuten, da variable,
angepaßte Kontrolle sofort erfolgen muß
Therapieführung
Konzentriert, ruhig, vermeiden von zusätzli-
chen Stimulationen

Führen des Pferdes
Vorne am Zügel bzw. Therapeutisches
Longieren – wenn Pferdeführerin sehr gut
eingearbeitet ist, gerade Linien
Absitzen
Langsam aus Bauchlage mit seitlichem
Abgleiten zum Stand

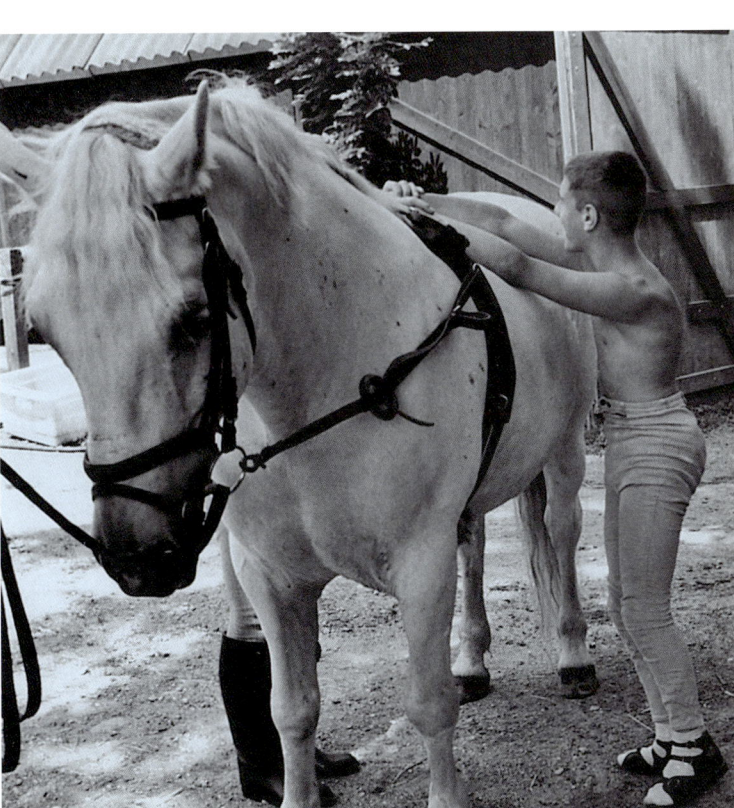

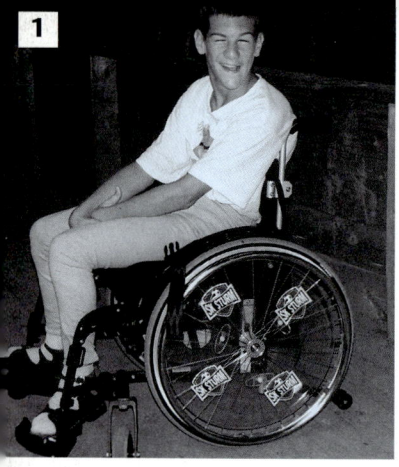

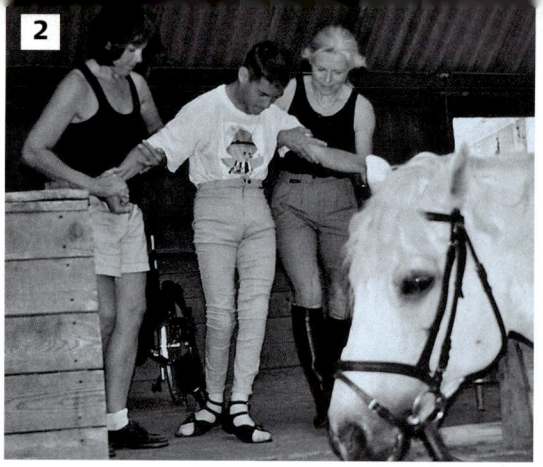

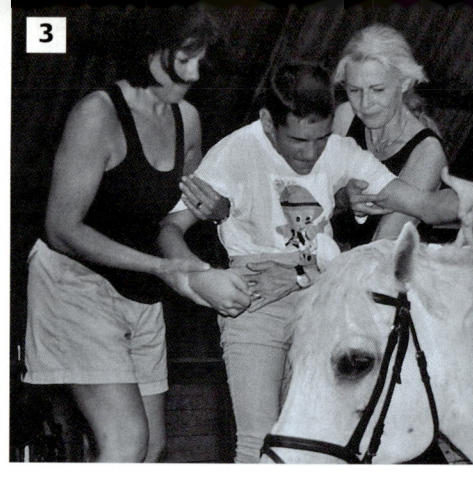

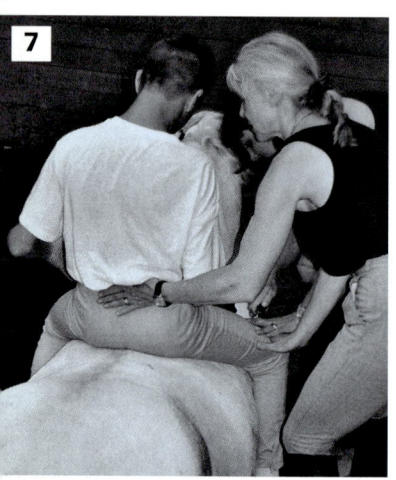

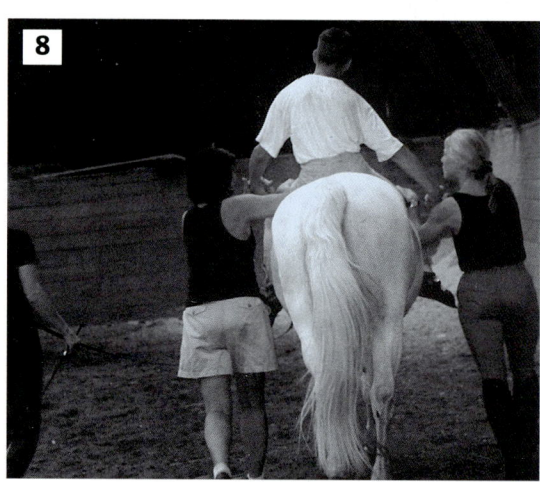

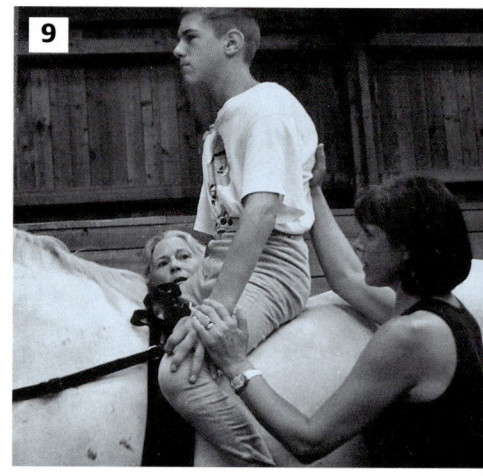

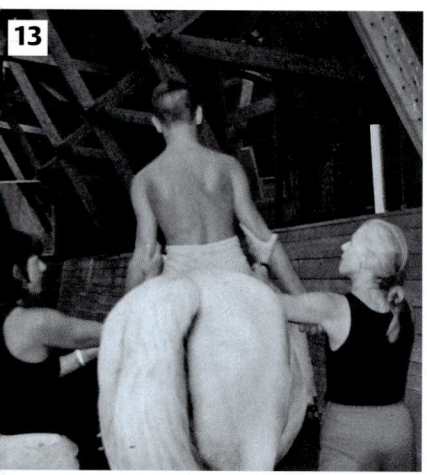

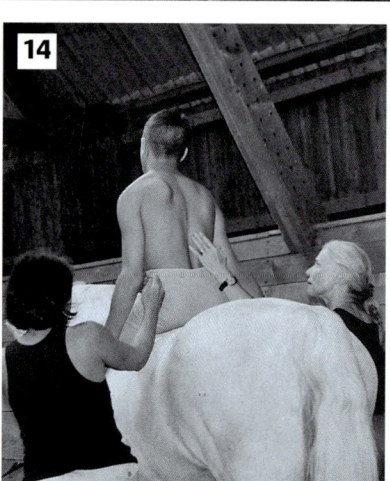

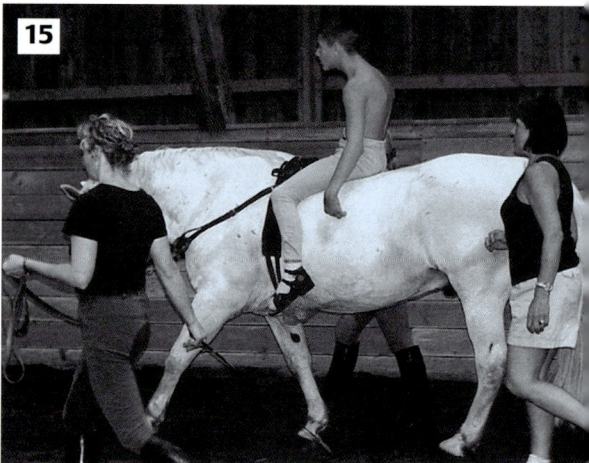

1-4 Matthias sitzt von der Rampe auf. Die beiden Therapeutinnen bemühen sich um eine ruhige Führung von Matthias beim Gehen und Begrüßen des Pferdes.

5–7 Beim Aufsitzen steht das Pferd knapp an der Rampe und wird von der Pferdeführerin gut kontrolliert und beruhigt, da abrupte, unvorhersehbare Bewegungen bei Matthias immer möglich sind. Matthias braucht 2 Therapeutinnen um mit ihrer Hilfe das Standbein belastend und das andere Bein gebeugt über den Pferderücken zum Reitsitz zu kommen. Mit Druck auf Becken und rechtem Bein soll er von Anfang an einen symmetrischen Sitz spüren.

8 Beachte: durch Therapeutisches Longieren kann die Pferdeführerin das ganze Pferd im Auge behalten und korrekt gerade gerichtet führen, was bei diesem Patienten wichtig ist. 4 Hände sind hier notwendig um bei Matthias Symmetrie im Sitz mit Aufrichtung und Tonusverbesserung zu erreichen.

9 Durch die Hände der Therapeutin an der linken Seite kann Matthias das Stützen seiner linken Hand und die Verbesserung des Schultergürtels spüren. Die Translation des Kopfes bemüht er sich allein zu korrigieren.

10–11 Mit Hilfe der Therapeutinnen bds., die durch AR der Arme die Protraktion der Schultern verbessern und in jedem Moment unterschiedlich an der Symmetrie arbeiten, wird für Matthias die Schrittbewegung des Pferdes fühlbar.

12 An dem heißen Sommertag ist Matthias gerne bereit sein Leibchen auszuziehen. Nun zeigt sich seine gewohne Haltung mit Hypertonus und abnormen Bewegungsmustern deutlich.

13–14 Durch die Vorwärtsbewegung ändert sich ständig die Spannung der einzelnen Körperpartien und beide Therapeutinnen sind bemüht mit angepaßten Griffen symmetrische Tonusregulation anzubahnen.

15 Die Beobachtung von hinten ist notwendig um die Wirkung der Therapie abzuschätzen.

16 Einschießende Spasmen können sehr plötzlich das Erreichte stören und Symmetrie muß wieder aufgebaut werden.

17–20 Gegen Ende der Therapie kann Matthias vermehrt selbst Kontrolle seiner Bewegungen übernehmen und sich an die Schrittbewegung anpassen.

21 Ein Absitzen im Freien gelingt gut und Matthias kann nun – an den Händen über den Rücken des Pferdes gehalten – sein symmetrisches aufrechtes Stehen wahrnehmen.

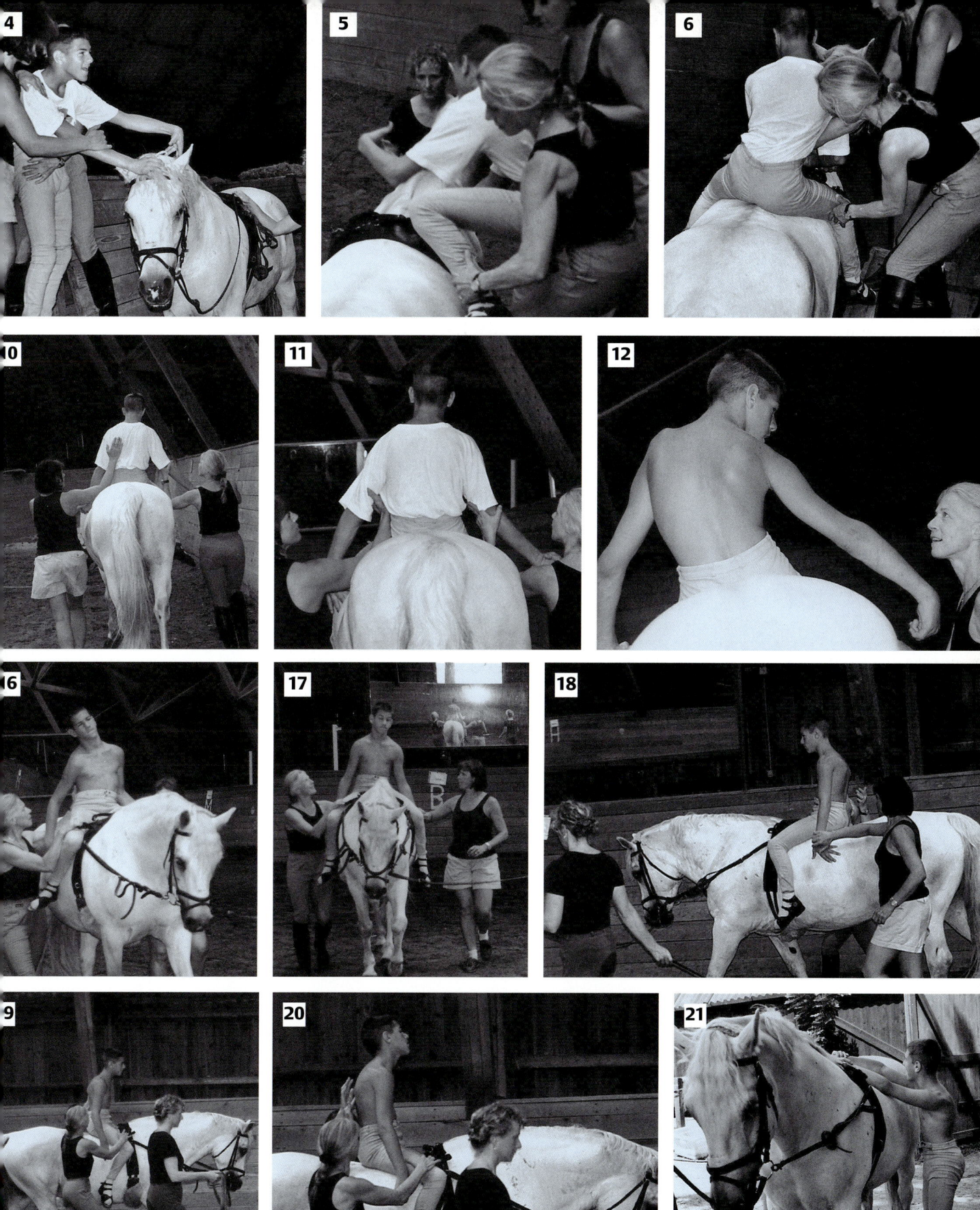

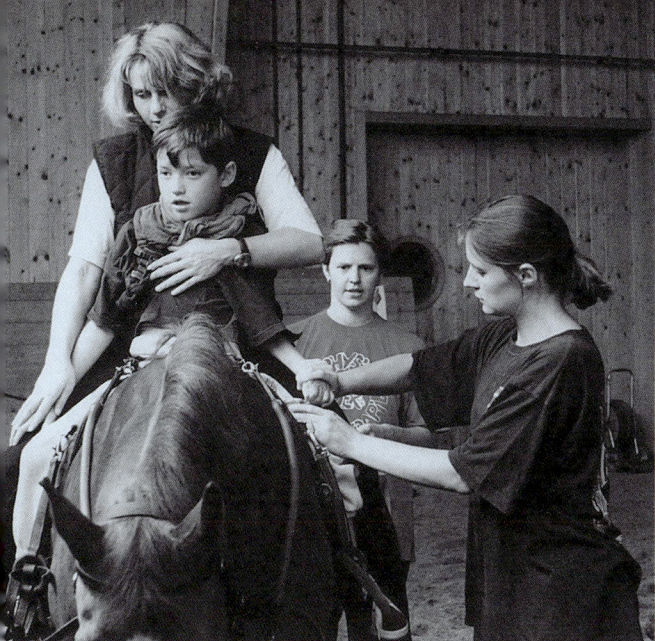

Daniel,
8 Jahre

⊙ 1–13

Diagnose
Nach Schädel-Hirn-Trauma linksbetonte spastische Tetraparese, keine eigenständige Vertikalisation, undifferenzierte Lautäußerungen, fehlende Speichelkontrolle, Kognition stark beeinträchtigt

Behandlungsziel
– Besserung des Haltungstonus im Rumpf, dzt.bei Aktivität in horizontalen Positionen – links konvexe BWS Skoliose
– Erreichen einer selbständigen symmetrischen Sitzposition
– Zentrierung der Hüftgelenke durch breiten Sitz und Bewegung auf dem Pferd
– Kontaktaufnahme mit der Umwelt über die Beziehung zum Pferd
– Erreichen von Mundschluß, Speichelkontrolle und gezielten Lautäußerungen

Behandlungsplan
Patient
Wahrnehmung einer vertikal aufgerichteten symmetrischen Sitzposition ermöglichen
Auf-/Absitzen
Durch Heben in-bzw.-aus dem Reitsitz
Therapeutin
Hinter dem Kind + 2. Therapeutin an linker Seite (Kontrolle schwierig!)

Therapieführung
Ruhig, konzentriert, da Patient unruhig und leicht ablenkbar ist
Führen des Pferdes
Langzügelführung mit gerade gerichteten Pferd, Pferdeführerin geht hinten innen um das ganze Pferd zu übersehen

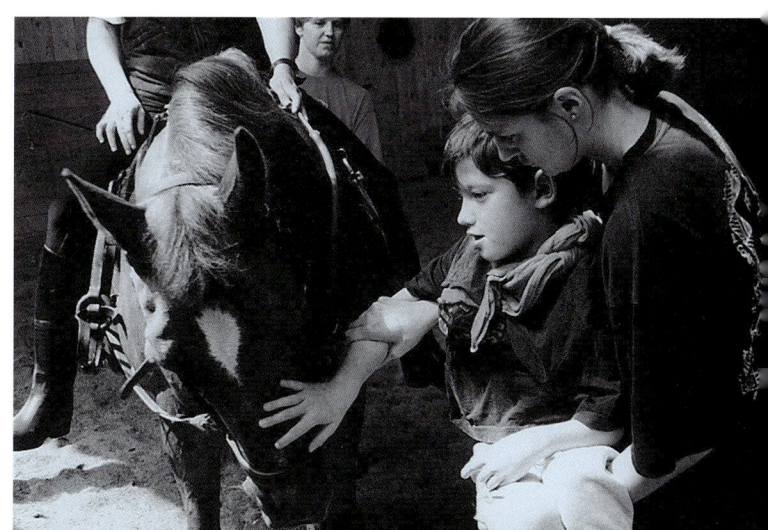

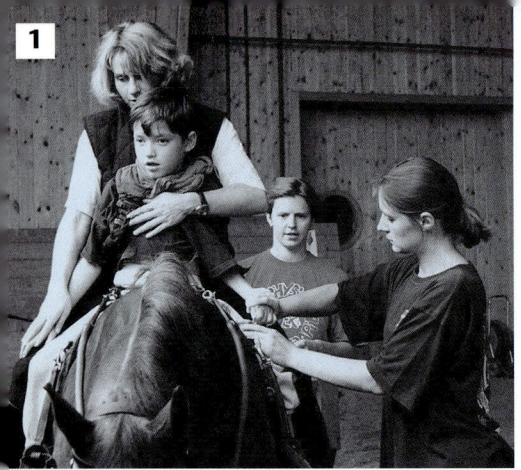

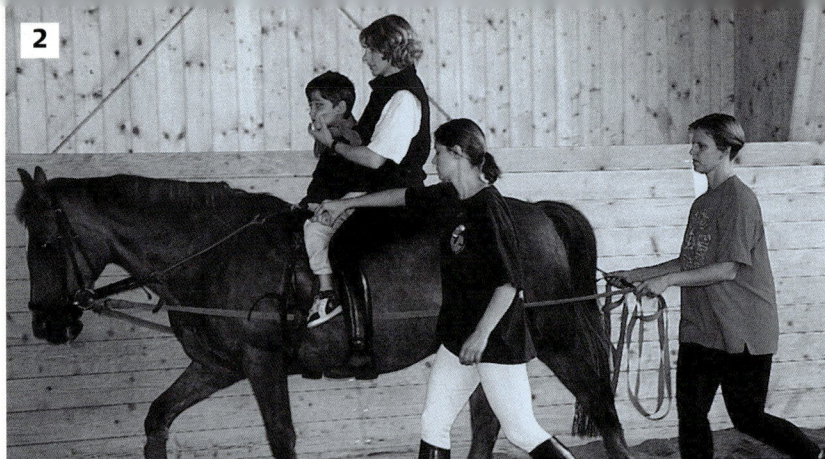

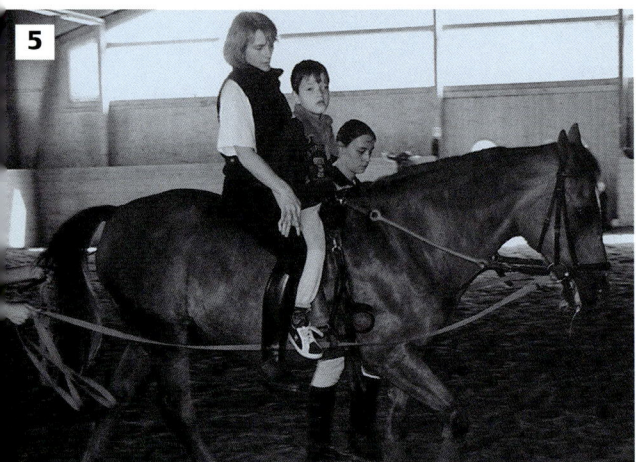

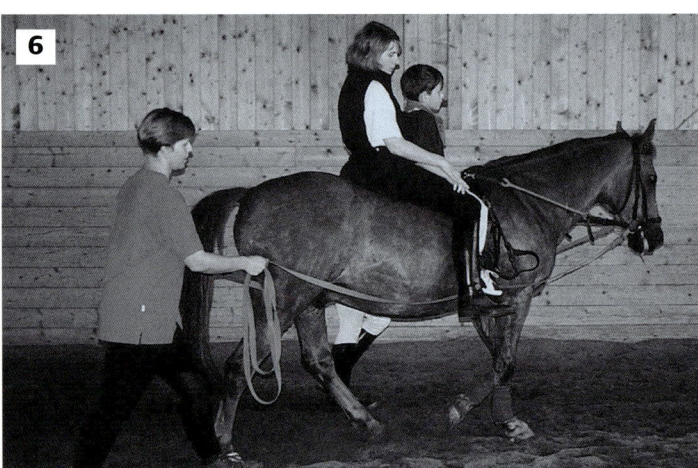

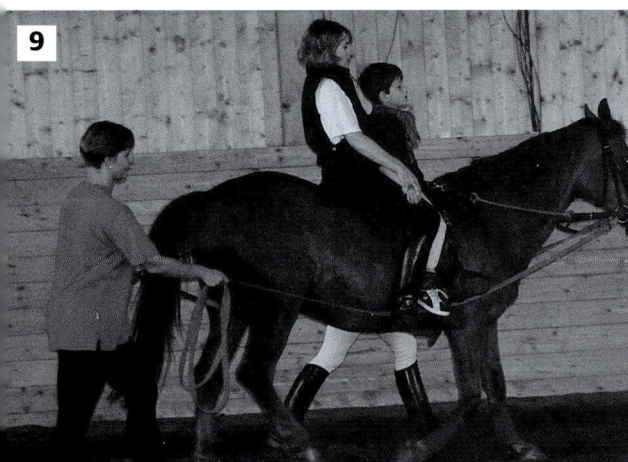

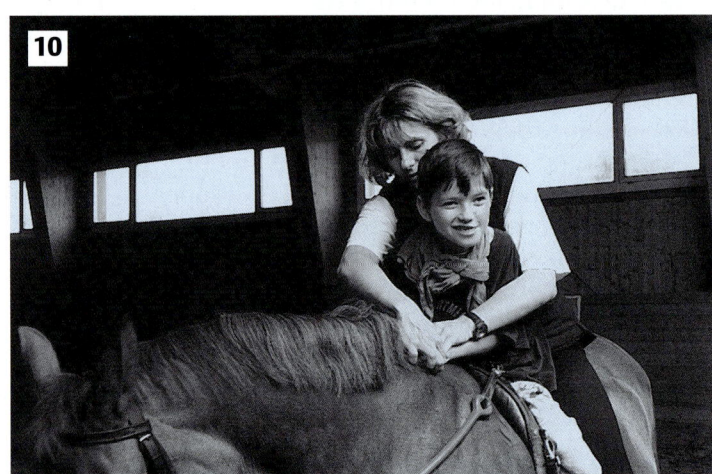

1 Da Daniel einen Transfer dzt. kognitiv nicht mitvollziehen kann, wird er gleich auf das Pferd gesetzt und eine gute Sitzposition erarbeitet. Mit Hilfe der Therapeutinnen wird Extension der Wirbelsäule und der Arme, sowie ein Abstützen der Hände auf seinen Oberschenkeln ermöglicht.

2 Auf der linken Hand im Schritt kann die stärker betroffene linke Seite verbessert werden. Die Hilfe zu symmetrischer Kopfeinstellung und zum Mundschluß wird von der hinter dem Kind sitzenden Therapeutin gegeben.

3 Auf einem geradegerichteten Pferd ist es für den Patienten leichter Symmetrie zu erreichen. Die Pferdeführerin sorgt für das Geraderichten des Pferdes.
Die konzentrierte Mitarbeit des gesamten Teams mit dem selben Rhythmus der Schritte erleichtern dem Patienten Konzentration und Mitarbeit– wie hier bei Daniel.

4–6 Bei Handwechsel des Pferdes und Blick des Patienten nach der Seite, ist Hilfe der Therapeutin hinter dem Kind notwendig – AR der Arme ermöglicht wieder die Aufrichtung.

7 Durch Heben der gestreckten Arme in AR kann die Aufrichtung des Rumpfes weiter verbessert werden.

8–9 Durch AR der Arme kann Daniel nun immer wieder ohne Anlehnen an der Therapeutin Rumpf und Kopf vertikal ausrichten und halten.

10–11 Die linke Hand wird offensichtlich beim Streicheln noch nicht in das Körperschema einbezogen.

12 Daniels Kontaktaufnahme mit dem Therapiepferd bei der Verabschiedung ist beachtlich und wertvoll!

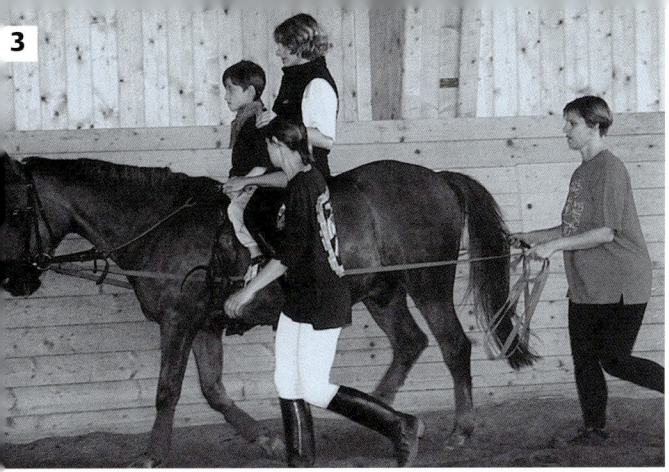

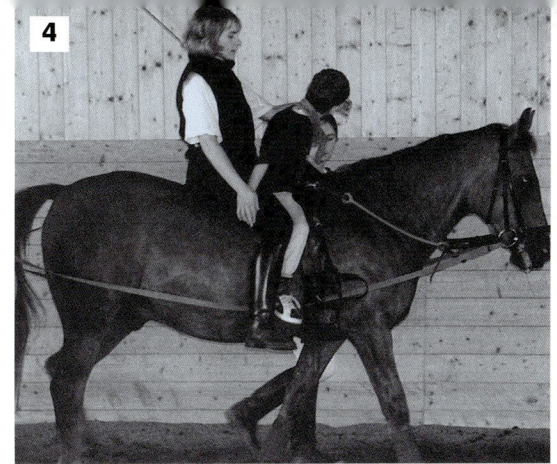

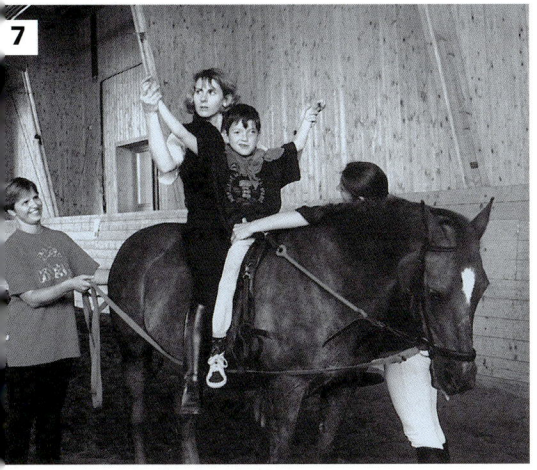

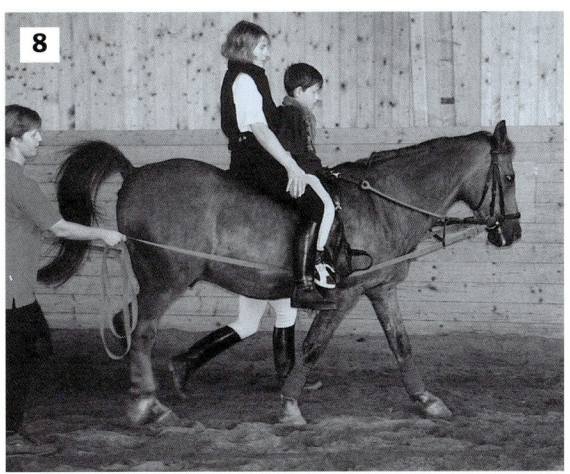

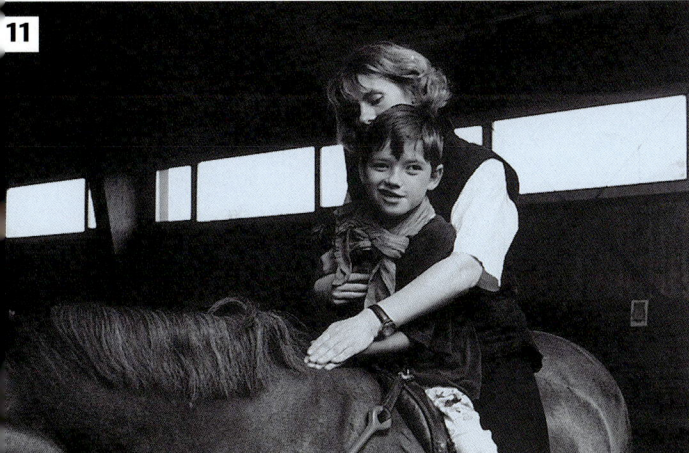

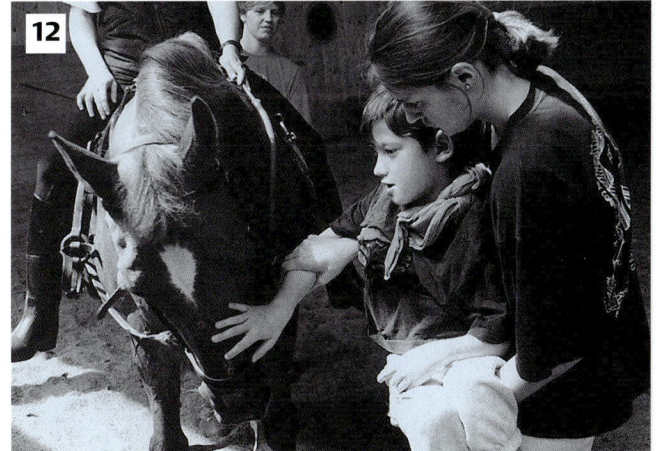

Nachschlageteil

Kostenübernahme

Ausbildungshinweise
Literatur

Kleines Wörterbuch
zur Hippotherapie

Sachverzeichnis

Kostenübernahme der Hippotherapie

Für die Kostenübernahme der Hippotherapie als Behandlung auf neurophysiologischer Grundlage müssen bestimmte Voraussetzungen erfüllt und nachweisbar sein. Sollte die Behandlung noch nicht im Verordnungskatalog der Krankenkassen stehen, so kann sie unter bestimmten Voraussetzungen im Zuge der Einzelentscheidung vergütet werden. Verschiedene Rechtsurteile haben die Hippotherapie als zur Physiotherapie gehörig beurteilt, sie kann im Einzelfall eine ausreichende und zweckmäßige, das Maß des Notwendigen nicht überschreitende Maßnahme zur Heilbehandlung sein. Ihre Vergütung erfolgt entsprechend der Gebührenverordnung nach Ziffer 1 c (Physiotherapie auf neurophysiologischer Grundlage) des Vertrages mit dem Zentralverband der Physiotherapeuten/Krankengymnasten.

Voraussetzungen:

1. Die Hippotherapie muß vom Arzt verordnet sein, sie sollte als dringend erforderliche physiotherapeutische Maßnahme verschrieben werden. Sie ist angezeigt bei neurologischen Bewegungsstörungen verschiedener Ätiologie, wenn der gleiche Behandlungserfolg mit anderen physiotherapeutischen Methoden nicht erzielt werden kann.
2. Der Therapeut muß qualifiziert sein. Die Behandlungen werden von Physiotherapeuten mit zusätzlicher Ausbildung in Hippotherapie durchgeführt gemäß dem Vertrag zwischen dem Deutschen Verband für Physiotherapie, dem Zentralverband der Physiotherapeuten/Krankengymnasten (ZVK) e.V. und dem Deutschen Kuratorium für Therapeutisches Reiten (DKThR) e.V.
3. Benötigt werden Angaben zu Dauer der Therapieeinheit, in welchen Abständen sie durchgeführt werden sollte und für welchen Behandlungszeitraum Hippotherapie vorgesehen ist.
   Die Therapieeinheiten dauern jeweils 30 Minuten und sollten ein- bis zweimal wöchentlich durchgeführt werden. Ob Kurz- oder Langzeitbehandlung notwendig wird, hängt vom Befund des Patienten ab. In der Regel ist Hippotherapie eine Langzeitbehandlung. Bei Kindern mit Folgen von Infantiler Cerebralparese (ICP) soll sie durchgeführt werden, solange die Entwicklungsfähigkeit einer Befundverbesserung gegeben ist. Bei Erwachsenen, vorwiegend Multiple Sklerose-Patienten, wird die Hippotherapie empfohlen, solange Besserungsfähigkeit der neurologischen Bewegungsstörung besteht und Verschlechterungen vorzubeugen sind.
   Als Kurzzeitbehandlung – 2 bis 3 Monate – kann sie bei Rehabilitationsmaßnahmen im Rahmen konventioneller Physiotherapie zur Intensivierung des Behandlungserfolges eingesetzt werden bzw. zur Anbahnung von Bewegungsverbesserungen.
   Entscheidend für die Behandlungsdauer ist eine Besserungsfähigkeit, welche mit anderen Behandlungsmethoden nicht zu erzielen ist.
4. Die seitens der Krankenkassen häufig gestellte Fage, ob neben der Hippotherapie weitere vertragsübliche physiotherapeutische Behandlungen durchgeführt werden, ist angemessen zu klären. Dem leider nicht seltenen Versagen einer Kostenübernahme, »wenn durch die Hippotherapie andere Behandlungseinheiten nicht eingespart werden können«, muß überzeugend gegenargumentiert werden. Bei der Behandlung von Kindern ist eine wesentliche Begründung, daß die Entwicklungsfähigkeit verbesserter Körperfunktionen an bestimmte zeitliche Entwicklungsphasen gebunden und ein Therapieverlust in dieser Zeit unwiederbringlich ist. Aber auch für den Erwachsenen sollte der Arzt versuchen, seine Verordnung fachgerecht zu begründen.
5. Die Frage, welche vertragsüblichen Behandlungen alternativ zur Hippotherapie mit gleichem Behandlungserfolg in Frage kommen, läßt sich folgendermaßen beantworten:
   Alternative Therapien sind physiotherapeutische Behandlungen auf neurophysiologischer Grundlage, beispielsweise einer Behandlung nach *Bobath* entsprechend. Im Blick auf die eigenständigen Wirkprinzipien der Hippotherapie, die mit konventioneller Physiotherapie nicht zu erzielen sind, sollten die besondere Indikation bei dem Befund des Patienten und das Behandlungsziel ausgeführt werden.
   Die eigenständigen Wirkprinzipien der Hippotherapie (▷ Seite 54) lassen sich kurz zu-

sammenfassen: Koordinationsschulung des Rumpfes in Aufrichtung, Sitzpositur unter Entlastung der Beine in gangtypischer Vorwärtsbewegung; die Bewegungsübertragung erfolgt durch die Schrittfolge des Pferdes in physiologischem Rhythmus und die auslösende Tonusregulierung in körpergerechter Aufrichtung und Balance.

Bei der Beantwortung dieser Fragen sind auch Literaturhinweise zu empfehlen.

6. Zu den Kosten: Sie entsprechen der Höhe der Position 1c (Physiotherapie) des Vertrages mit dem Zentralverband der Krankengymnasten/Physiotherapeuten. Diese Vergütung entspricht der einer Einzelbehandlung auf neurophysiologischer Grundlage bei Nachweis spezieller Weiterbildung des Physiotherapeuten.

Der beschriebene Verhandlungsmodus bringt zwar erhebliche Schreibarbeiten und ist letztlich Gutachtertätigkeit. Die Mehrbelastung durch Qualitätssicherung und Qualitätskontrolle ist derzeit jedoch im gesamten medizinischen Bereich üblich.

Bei unbegründeter Ablehnung der Krankenkasse empfiehlt es sich, einen widerspruchsfähigen Bescheid und Rechtshilfebelehrung zu erbitten, um gegebenenfalls den Rechtsweg einzuschalten.

→ Weiterführende Literatur: 6, 51, 53, 61, 111, 117, 136, 138, 164, 165.

Ausbildungshinweise

Zusatzausbildungen für die drei Bereiche des Therapeutischen Reitens werden durchgeführt vom:
▶ Deutschen Kuratorium für Therapeutisches Reiten e.V., Gemeinnütziger Verein (DKThR). Kontaktadresse: Bundesgeschäftsstelle, Freiherr-von-Langen-Straße 13, 48231 Warendorf. Die Ausbildungen erfolgen gemäß der Ausbildungs- und Prüfungsordnung der Deutschen Reiterlichen Vereinigung e.V. (FN), Ausgabe Januar 2000, Abschnitt H »Fachkräfte im Therapeutischen Reiten«.

Zusatzausbildung für Physiotherapeuten in der Hippotherapie

Dauer: 15 Lehrgangstage in zwei Teilen.

Lehrgangsinhalte: Hippologisch-reiterliche Ausbildung, Theorie und Praxis. Medizinisch-physiotherapeutische Ausbildung in Hippotherapie, Theorie und Praxis.

Voraussetzungen zur Zulassung:
1. Nachweis der staatlichen Anerkennung als Physiotherapeut und mindestens zwei Jahre praktischer Berufserfahrung nach der Vollapprobation.
2. Nachweis einer mindestens 40 Stunden umfassenden Tätigkeit als Therapeut in der Hippotherapie unter entsprechend qualifizierter Anleitung und Aufsicht.
3. Eigene reiterliche Fähigkeiten in Anlehnung an die Anforderungen einer Dressurprüfung Klasse A.
4. Nachweis der Teilnahme an einem vom DKThR organisierten, alle Bereiche des therapeutischen Reitens berücksichtigenden Informationswochenende, das eine reiterliche Sichtung einschließt.

Prüfungsmodalitäten: Der Prüfungskommission gehören an ein Beauftragter der FN, ein für Hippotherapie qualifizierter Beauftragter des ZVK (Zentralverband Physiotherapie/Krankengymnastik) und ein für die Hippotherapie qualifizierter Arzt des DKThR.

Zusatzausbildung für Pädagogen/Psychologen im Heilpädagogischen Voltigieren/Reiten

Dauer: 15 Lehrgangstage in zwei Teilen.

Lehrgangsinhalte: Theorie und Praxis des Heilpädagogischen Reitens und Voltigierens bei verhaltensauffälligen, lernbehinderten oder geistig behinderten Kindern und Jugendlichen.

Voraussetzung zur Zulassung:
1. Nachweis einer abgeschlossenen Ausbildung in einem pädagogischen Beruf oder in der Psychologie.
2. Nachweis der bestandenen Prüfung als mindestens Trainer C Voltigieren und reiterliche Fähigkeiten (mindestens E-Dressur) für Durchführung des Heilpädagogischen Voltigierens. Mindestens Trainer C-Reiten; der Trainer C-Westernreiten und Trainer C-Islandpferde wird ebenfalls als reiterliche Zulassungsvoraussetzung akzeptiert für die Durchführung des Heilpädagogischen Reitens.
3. Teilnahme an einem mindestens zweiwöchigen Vorbereitungslehrgang mit 150 Unterrichtseinheiten (UE) à 45 Minuten, von denen 20 UE Heimstudium möglich sind.
4. Nachweis eines mindestens 40stündigen Praktikums im therapeutischen Reiten.
5. Nachweis der Teilnahme an einem vom DKThR organisierten alle Bereiche des therapeutischen Reitens umfassenden Informationswochenende.

Prüfungsmodalitäten: Die Prüfungskommission besteht aus einem Beauftragten des DKThR als Vorsitzenden, zwei Dozenten (Pädagogen) des Lehrgangs; ihr können weiterhin angehören ein Beauftragter der FN und ein Beauftragter der zuständigen Behörde (z.B. Schulbehörde).

Zusatzausbildung von Ausbildern im Reiten als Sport für Behinderte

Dauer: 15 Lehrgangstage in zwei Teilen.

Lehrgangsinhalte: Pferdekunde für Therapie und Behindertenreiten; Unterrichtserteilung; Didaktik und Methodik des Behindertenreitens, pädagogische und psychologische Grundlagen; Medizinische Grundlagen; Organisation; schriftliche Arbeit.

Voraussetzung zur Zulassung:
1. Nachweis der bestandenen Prüfung mindestens Trainer C-Reiten; der Trainer C-Westernreiten beziehungsweise Trainer – C-Islandpferde wird ebenfalls akzeptiert.
2. Nachweis einer mindestens 40 Stunden umfassenden praktischen Tätigkeit als Mitarbeiter im Therapeutischen Reiten.
3. Teilnahme an einem mindestens zweiwöchigen Vorbereitungslehrgang mit 150 UE à 45 Minuten, von denen 20 UE Heimstudien möglich sind.

4. Nachweis der Teilnahme an einem vom DKThR organisierten alle Bereiche des therapeutischen Reitens umfassenden Informationswochenende.

Prüfungsmodalitäten: Zur Prüfungskommission gehören ein Beauftragter des DKThR (Arzt und/oder Pädagoge) als Vorsitzender, ein Beauftragter der FN, ein Beauftragter des DBS (Deutschen Behindertensportbundes) oder ein weiterer Beauftragter des DKThR.

In Österreich werden Lehrgänge für Zusatzausbildungen wie in Deutschland durchgeführt für
● **Hippotherapie,** siehe auch – Hippotherapie Ausbildung für PhysiotherapeutInnen – **S. 90**
● **Heilpädagogisches Voltigieren/Reiten** und
● **Behindertenreiten.**

Anschrift: Österreichisches Kuratorium für Therapeutisches Reiten Hofburg/Batthyany-Stiege A-1010 Wien

Literatur

1. *Ayres, A.J.:* Bausteine der kindlichen Entwicklung. Springer, Berlin 1979
2. *Baum, D.:* Heilpädagogisches Voltigieren/Reiten in der Bundesrepublik Deutschland am Beispiel der Arbeit mit psychisch kranken Menschen mit und auf dem Pferd. ThR* 15, 2 (1988) 17–24[1]
3. *Baum, D.:* Psychisch kranke Menschen auf dem Pferd. In: Gäng, M. u. Mitarb.: Heilpädagogisches Reiten/Voltigieren. Reinhardt, München–Basel 1990
4. *Baumann, J.U.:* Indikation der Reittherapie bei Kindern mit Zerebralen Bewegungsstörungen. Therapie Woche 28, 23 (1978) 4624–4629
5. *Bausenwein, I.:* Hippotherapie bei zerebralen Bewegungsstörungen nach frühkindlicher Hirnschädigung ThR 13, 3 (1986) 10–11
6. *Bausenwein, I., Reeh, P., Müller, R., Häuser, R., Junge, B., Schwarzer, M.:* Therapeutisches Reiten und seine Bedeutung für die Behandlung von Zerebralparetikern – Versuche zur Objektivierung des Therapeutischen Reitens, insbesondere der Hippotherapie. BM für Jugend, Familie u. Gesundheit, Bonn 1980
7. *Bausenwein, I. u. Mitarb.:* Therapeutisches Reiten und seine Bedeutung für die Behandlung von Zerebralparetikern. In: Behandlung von Zerebralparetikern. In: Bausenwein, I. u. Mitarb.: Sport mit Zerebralparetikern. Hofmann, Schorndorf 1984
8. *Bernard, K.:* Das Kind lernt in der Auseinandersetzung mit seinem Umfeld. Krankengymnastik 3/199, S. 434–436, Pflaum, München.
9. *Blendinger, W.:* Psychologie und Verhaltensweise des Pferdes. Erich Hofmann, Heidelberg 1971
10. *Bobath, B.:* Abnorme Haltungsreflexe bei Gehirnschäden. Thieme, Stuttgart 1976
11. *Bobath, B.:* Die Hemiplegie Erwachsener. Thieme, Stuttgart 1980
12. *Bobath, B., Bobath, K.:* Die motorische Entwicklung bei Zerebralparesen. Thieme, Stuttgart 1983
13. *Bodechtel, G.:* Differentialdiagnose neurologischer Krankheitsbilder. Thieme, Stuttgart 1984
14. *Boering, W. u. W. (Hrsg.):* Sensorische Integration - Anwendungsbereiche und Vergleich mit anderen Fördermethoden/Konzepten. Borgmann 1996
15. *Bold, R.M., Grossmann, A.:* Stemmführung nach R. Brunkow. Enke, Stuttgart 1983

16. *Camrath, J.-E.:* Physiotherapie. Thieme, Stuttgart 1983
17. *Comiotto, G.:* Krankengymnastik auf dem Pferd bei Kindern mit cerebralen Bewegungsstörungen. ThR 12, 2 (1985) 7–10
18. *Conze, I.:* Hippotherapie – eine krankengymnastische Behandlung. ThR 11, 2 (1984) 20–22
19. *Conze, I.:* Hippotherapie bei neuromuskulären Erkrankungen. Eigenverlag, Sonderdruck 1994.
20. *Cotta, H., Heipertz, W., Hüter-Becker, A.:* Krankengymnastik. B. 1: Grundlagen der Krankengymnastik, Bd. 4: Funktionelle Anatomie des Bewegungsapparates, Physiologie, Allgemeine Krankheitslehre. Thieme, Stuttgart 1986
21. *Danneil, G.:* Parallelen zwischen »Sensorischer Integrationstherapie« (mit Sachwörterverzeichnis) und »Therapeutischem Reiten«. ThR 14, 1 (1987) 7–14
22. *Delius, F.:* Möglichkeiten für die Förderung der Sensorischen Integration durch das Heilpädagogische Voltigieren bei Kindern mit minimalen zerebralen Bewegungsstörungen. ThR 14, 1 (1987) 14–20
23. *Deringer, A.:* Zur Frage der Voraussetzungen für die Übernahme der Kosten der Hippotherapie durch die Krankenkassen. ThR 14, 3 (1987) 27–30
24. *Deutsches Kuratorium für Therapeutisches Reiten e.V.:* Die Arbeit mit dem Pferd in Psychiatrie und Psychotherapie. DKThR, Sonderheft 1994
25. *Dietz, V.:* Querschnittlähmung. Kohlhammer 1996
26. *Dietze; G. v.:* Einsatz des Pferdes im Therapeutischen Reiten. In: Gramatzki, F. (Hg.): Handbuch Pferde. H. Kamlage, Osnabrück 1977
27. *Dietze, S. v.:* Balance in der Bewegung – Der Sitz des Reiters. FN – Verlag der Deutschen Reiterlichen Vereinigung, Warendorf 1993
28. *Does, S.:* Ausbildung des Pferdes für die Hippotherapie und Erhalten seines Ausbildungsstandes. KG 35, 1 (1983) 30–38
29. *Eltze, J.:* 30 Jahre Hippotherapie in Deutschland. Wo stehen wir heute? ThR 10, 4 (1983) 3–6
30. *Eltze, J., Pieck, J.:* Hippotherapie in der Orthopädie, Teil 3. ThR 9, 2 (1982) 8–10
31. *Eltze, J., Pieck, J.:* Hippotherapie in Langzeitbeobachtungen. ThR 13, 4 (1986) 4–6
32. *Eltze, J., Clement, J., Pieck, J.:* Hippotherapie in der Orthopädie, Teil 4 und Schluß. ThR 10, 1 (1983) 13–19
33. *Engelmann, A.:* Hippotherapie mit querschnittsgelähmten Patienten. ThR 2/1995, XII. Jahrgang
34. *Exner, G.:* Hippotherapie in der Behandlung Querschnittgelähmter. Symposium Hippotherapie bei Querschnittlähmung 26.-27.II.1999, BG Unfallkrankenhaus Hamburg

* »ThR« beziehen sich auf Veröffentlichungen in der Zeitschrift »Therapeutisches Reiten« des Deutschen Kuratoriums für Therapeutisches Reiten, 48231 Warendorf, Freiherr-von-Lange-Str. 13

35 *Feldenkrais, M.:* Bewußtheit durch Bewegung. Suhrkamp, Frankfurt 1968

36 *Feldenkrais, M.:* Die Entdeckung des Selbstverständlichen. Suhrkamp Frankfurt 1987

37 *Feldkamp, M.:* Motorische Zielsetzungen beim therapeutischen Reiten mit cerebralparetischen Kindern – Eine kritische Analyse. Rehabilitation 18, 2 (1979) 7–9

38 *Feldkamp, M. et al.:* Krankengymnastische Behandlung der Infantilen Zerebralparese. Pflaum, München 1989

39 *Fink, A.:* Praxis der konduktiven Förderung nach A. Petö. Ernst Reinhardt, München-Basel 1998

40 *Flehmig, I.:* Sensorische Integration bei autistischen Kindern. Beschäftigungstherapie und Rehabilitation 1984, Schwerpunkt Autismus

41 *Flehmig, I., Stern, L.:* Kindsentwicklung und Lernverhalten. G. Fischer, Stuttgart 1986

42 *Forst, R.:* Orthopädische Behandlung der Duchenne-Muskeldystrophie. Thieme, Stuttgart 1999

43 *Frostig, M.:* Bewegen-Wachsen-Lernen. Reinartz, Dortmund 1974

44 *Frostig, M.:* Grundlagen der Bewegungserziehung. Praxis der Psychomotorik, Dortmund 5, 2 (1980) 47–55

45 *Frostig, M.:* Bewegungserziehung. Reinhardt, München 1985

46 *Fuchs, M.:* Funktionelle Entspannung. 5. Aufl., Hippokrates, Stuttgart 1994

47 *Gäng, M. u. Mitarb.:* Heilpädagogisches Reiten/Voltigieren. Reinhardt, München–Basel 1990

48 *Gillberg, Ch.:* Children with Attention Disorder – an Invisible Impairment with Major Consequences. European seminar on Therapeutic Riding May 2.-5. 1996 Göteborg

49 *Gillberg, Ch., Hellgren, L.:* Outcome of Attention Disorders. Chapter in Sandberg 5 (Ed.) Nov. 1992

50 *Gottwald, A.:* Bewegungsabläufe beim Reiten unter besonderer Berücksichtigung der Wirbelsäule. ThR 7, 1 (1980) 5–7

51 *Hauser, P.:* Die Effizienz der Hippotherapie bei infantiler Zerebralparese, elektromyographisch gemesssen an der Harmonisierung der lumbalen Rückenmuskeln beim Gehen. Inaugural-Dissertation, Universität Erlangen–Nürnberg, Med. Fakultät, 1982 (unv.)

52 *Heipertz, W. (Hg.):* Therapeutisches Reiten – Medizin, Pädagogik, Sport. Franckh'sche Verlagsbuchhandlung, Stuttgart 1977

53 *Heipertz-Hengst, C.:* Wirkungen des Therapeutischen Reitens – Möglichkeiten und Probleme der Objektivierung. Wissenschaftl. Publikation 5, FN-Verlag, Warendorf 1985

54 *Hoeck, E.:* Krankengymnastik bei Multiple-Sklerose-Patienten. KG 10/1970, 22. Jahrgang

55 *Hoeck, E.:* Hippotherapie für Multiple-Sklerose-Patienten – Indikation, Gegenindikation, therapeutische Arbeitsweisen. ThR 8, 1 (1981) 12–18. – siehe auch: Kuratorium f. Therapeut. Reiten 1981, S. 9–15

56 *Hördegen, K.M.:* Wirbelsäulenschäden beim Reiten. In: Chapchal, B. (Hg.): 10. Internationales Symposium über spezielle Fragen der orthopädischen Chirurgie 1982. Thieme Stuttgart–New York 1983

57 *Hoffmann, S.:* Das Therapiepferd. Kretzschmar, 1999

58 *Holzrichter, A.:* Das Pferd im Therapeutischen Reiten. ThR 9, 4 (1982) 10–16

59 *Karch, D. et al.:* Normale und gestörte Entwicklung. Kritische Aspekte zu Diagnostik und Therapie. Springer, Berlin–Heidelberg 1989

60 *Karte, H.:* Resultate der Hippotherapie bei Zerebralparesen. ThR 15, 4 (1988) 4–8

61 *Kastner, W.:* Therapeutisches Reiten – Elektromyographisch-telemetrische Messungen bei neurogenen Erkrankungen. Inaugural-Dissertation, Ludwig-Maximilian-Universität, Med. Fakultät, München 1983

62 *Kaune, W.:* Das Heilpädagogische Voltigieren und Reiten mit geistig behinderten Menschen. FN – Deutsche Reiterliche Vereinigung, Warendorf 1993

63 *Kiphard, E.J.:* Psychomotorik in Praxis und Theorie, Ausgewählte Themen der Motopädagogik und Mototherapie, Flöttmann, 1989

64 *Klein-Vogelbach, S.:* Ballgymnastik zur funktionellen Bewegungslehre. Springer, Heidelberg – New York – Tokyo 1990

65 *Klein-Vogelbach, S.:* Funktionelle Bewegungslehre. Springer, Heidelberg – New York – Tokyo 1984

66 *Klein-Vogelbach, S.:* Therapeutische Übungen zur funktionellen Bewegungslehre. Springer, Heidelberg – New York – Tokyo 1986

67 *Klein-Vogelbach, E.:* Gangschulung zur Funktionellen Bewegungslehre. Springer 1995

68 *Klüwer, C.:* Therapeutisches Reiten – Psychosomatisches und psychosoziales Geschehen. ThR 8, 3 (1981) 13–14

69 *Klüwer, C.:* Der spezifische Beitrag des Pferdes in den Bereichen des Therapeutischen Reitens – Entwurf eines Schemas. ThR 14, 1 (1987) 5–7

70 *Klüwer, C.:* Die spezifischen Wirkungen des Pferdes in den Bereichen des Therapeutischen Reitens. ThR 15, 3 (1988) 4–12

71 *Klüwer, C.:* Selbsterfahrung durch das Medium Pferd. In: Gäng, M. u. Mitarb.: Heilpädagogisches Reiten/Voltigieren, Reinhardt, München – Basel 1990

72 *Knipp, D.:* Hippotherapie bei Kindern mit Koordinationsstörungen. Referat auf der Tagung

»Hippotherapie bei Koordinationsstörungen« der Schweizer Gruppe für Hippotherapie am 24.4.1982 in Basel. ThR 10, 4 (1983) 12–14

73 *Knott, M., Voss, D.E.:* Komplex Bewegungen Bewegungsbahnen nach D. Kabat. Gustav Fischer, Stuttgart 1970

74 *König, E.:* Änderung der Situation der zerebralen Bewegungsstörungen, beeinflußt durch Prävention und Frühtherapie. Pädiat. Fortbildk. Praxis 53:1–9, 1982

75 *Kröger, A.:* Heilpädagogisches Voltigieren und Reiten. ThR 10, 1 (1983) 11–13

76 *Kröger, A.:* Heilpädagogisches Voltigieren als soziale Aufgabe. ThR 15, 1 (1988) 7–11

77 *Kröger, A.:* Heilpädagogisches Voltigieren. In: Gäng, M. u. Mitarb.: Heilpädagogisches Reiten/Voltigieren. Reinhardt, München – Basel 1990

78 *Künzle, U.:* Selbsttraining bei MS. Schriftenreihe Schweizerische Multiple Sklerose Gesellschaft, Nr. 3

79 *Künzle, U.:* Bobath-Gymnastik zu Pferde für Spastiker. Ärzt. Praxis 27 (1975) 165

80 *Künzle, U.:* Krankengymnastische Behandlung der Multiple-Sklerose-Patienten unter besonderer Berücksichtigung der Hippotherapie. ThR 6, 3 (1979) 5–7. siehe auch Kur. f. Therap. Reiten (Hg.) 1981, a.a.O., S. 15–17

81 *Künzle, U.:* Physiotherapeutische Behandlungsprinzipien bei Erwachsenen mit Koordinationsstörungen. Referat auf der Tagung »Hippotherapie bei Koordinationsstörungen« der Schweizer Gruppe für Hippotherapie am 24.4.1982 in Basel. ThR 10, 4 (1983) 10–11

82 *Kuprian, W.:* Das Pferd in der Krankengymnastik – Ausbildung der Krankengymnasten in der Hippotherapie in der BRD. Sonderheft Hippotherapie – Das Pferd in der Krankengymnastik. KThR, Hess. Lichtenau 1966

83 *Kuprian, W.:* Hippotherapie. In: Krankengymnastik aktuell. Pflaum, München 1980, 298

84 *Kuprian, W.:* Sport-Physiotherapie. Gustav Fischer, Stuttgart 1981, 264, 269, 227

85 *Kuprian, W.:* Die Rolle des Pferdes in der Krankengymnastik. KG 35, 1 (1982) 18–27

86 *Kuprian, W.:* Hippotherapie – ein Überblick. KG 5/1997, 49. Jahrgang

87 *Kuratorium für Therapeutisches Reiten (Hg.):* Sonderheft Hippotherapie – Das Pferd in der Krankengymnastik. Selbstverlag KThR, Hess. Lichtenau 1986

88 *Kuratorium für Therapeutisches Reiten (Hg.):* Sonderheft Heilpädagog. Voltigieren und Reiten – Das Pferd i.d. Heilpädagogik. Selbstverlag KThR., Hess. Lichtenau 1986

89 *Lowitzsch, K.:* Hippotherapie bei Multipler Sklerose. ThR 15, 4 (1988) 8–10

90 *Lurija, A. R.:* Das Gehirn in Funktion – Einführung in die Neuropsychologie, Rowohlt 1992

91 *Mang, H.:* Atemtherapie. Grundlagen, Indikationen und Praxis. Schattauer, Stuttgart 1992

92 *Mertens, K.:* Lernprogramm zur Wahrnehmungsförderung. Verlag Modernes Lernen, Dortmund 1988

93 *Michaelis, R., Niemann, G.:* Entwicklungsneurologie und Neuropädiatrie. Grundlagen und diagnostische Strategien. Hippokrates, Stuttgart 1995

94 *Michel, D.:* Ziel der Hippotherapie im Behandlungskonzept bei Querschnittlähmung. Symposium Hippotherapie bei Querschnittlähmung 26.-27.II.1999, BG Unfallkrankenhaus Hamburg

95 *Mühlen, G., von der, Mühlen, H. von der:* Hippotherapie in der Psychiatrie – Selbsterfahrung als Erlebnis. KG 35, 1 (1983) 16–18

96 *Müseler, W.:* Reitlehre. Paul Parey, Berlin 1970

97 *Mumenthaler, M.:* Neurologie, Thieme, Stuttgart 1982

98 *Mumm, M.:* Der Einfluß des Therapeut. Reitens auf die Kinder mit Cerebralparese und die Kinder mit Dysmelie unter bes. Berücksichtigung der Entwicklung von Statik und Motorik. Inaug.-Dissertation, Ludwig-Maximilian-Universität, Med. Fakultät, München 1982 (unv.)

99 *Neumann-Cosel-Nebe, I.:* Anforderungen an Charakter und Temperament eines Therapiepferdes. ThR 13, 2 (1986) 11–12

100 *Oberleit, S.:* Kognitive therapeutische Übungen nach Prof. Perfetti. Krankengymnastik (KG) 48 (1996) Nr. 4. Pflaum, München

101 *Ohrt, B.:* Die Wurzeln des Bobath-Konzepts. Krankengymnastik 3/1999, S. 395–402. Pflaum, München

102 *Ohlmeier, G.:* Frühförderung behinderter Kinder. Verlag Modernes Lernen, Dortmund 1983

103 *Ölsböck, L.:* Wertigkeit der Hippotherapie in der Behandlung cerebralparetischer und mehrfach behinderter Kinder. Sonderheft 1996, DKThR

104 *Piaget, J.:* Biologie und Erkenntnis über die Beziehungen zwischen organischen Regulationen und kognitiven Prozessen. Franz. Original 1967, Frankfurt a.M. 1983

105 *Podhajsky, A.:* Die klassische Reitkunst. Eine Reitlehre von den Anfängen bis zur Vollendung. Franckh-Kosmos 1998

106 *Poeck, K.:* Neurologie. Springer, Berlin – Heidelberg – New York 1978

107 *Poeck, K.:* Klinische Neuropsychologie. 2. Aufl. Thieme, Stuttgart 1989

108 *Preuschoft, N.:* Kraft – Akte 52 St. Georg 2 1990

109 *Rehle, M.:* Hippotherapie bei Multiple-Sklerose-Kranken. ThR 14, 2 (1987) 4–5

110 *Reichenbach, M.:* Überlegungen zum therapeut. Reiten. Ärztebl. Bad.-Württ. 23, 8 (1968) 251

111 *Riede, D.:* Beschleunigungs- und Schwingungsmessungen auf dem Pferderücken und am Reiter. KG 35, 1 (1983) 10–13

112 *Riede, D.:* Therapeutisches Reiten als krankengymnastische Behandlungsmethode im Rahmen einer komplexen Bewegungstherapie. Dissertation B (Habilitationsschrift), Univ. Halle-Wittenberg, Med. Fakultät 1984

113 *Riede, D.:* Therapeutisches Reiten als krankengymnastische Behandlungsmethode im Rahmen einer komplexen Bewegungstherapie (Thesen zur Habilitationsschrift). ThR 12, 2 (1985) 3–5

114 *Riede, D.:* Therapeutisches Reiten in der Krankengymnastik (Monographie). Pflaum, München 1986

115 *Rieger, Ch.:* Bobath-Gymnastik zu Pferde. Ärztl. Praxis 26, 76 (1974) 3169–3170

116 *Rieger, Ch.:* Reittherapie bei minimalen cerebralen Bewegungsstörungen. Die Rehabilitation 16, 1 (1977) 38–45

117 *Rieger, Ch.:* Wissenschaftliche Grundlage der Hippo- und Reittherapie. Eine Zusammenstellung von Untersuchungsergebnissen. Die Rehabilitation 7, 1 (1978) 15–19

118 *Riesser:* Ausbildung von Therapiepferden. Unser Pferd: Der Hessische Pferdezüchter 26, 11 (1974) 22–23

119 *Riesser, H.:* Therapie mit und auf dem Pferd – Versuch einer Bestandsaufnahme. Die Rehabilitation 14, 3 (1975) 145–149

120 *Riesser, H.:* Hippotherapie bei Multiple-Sklerose-Kranken und Kindern mit zerebralen Bewegungstörungen. Die Rehabilitation 18, 4 (1979) 224–229

121 *Riesser, H.:* Hippotherapie. Sonderheft 1996, DKThR

122 *Ringbeck, M.:* Bewegungsspiele beim heilpädagogischen Voltigieren. Praxis der Psychomotorik 8, a (1983) 1–3

123 *Ringbeck, B.:* Psychomotorische Förderung bewegungsauffälliger Kinder durch Heilpädagogisches Voltigieren. In: Gäng, M. u. Mitarb.: Heilpädagogisches Reiten/Voltigieren. Reinhardt, München – Basel

124 *Ritter, G.:* Eine moderne Methode der Befundaufnahme und Behandlungsplanung im Bobath-Konzept am Beispiel der Behandlung von Kindern. Krankengymnastik 3/1999, S. 416–433. Pflaum, München

125 *Rolf, I.:* Rolfing. Hugendubel, München 1989

126 *Rommel, W.:* Die Entwicklung der Hippotherapie. ThR 9, 4 (1982) 17–20

127 *Rommel, W.:* Hippotherapie bei orthopädischen Indikationen. ThR 13, 2 (1986) 6–9

128 *Rommel, W.:* Zielsetzung, Indikationsbeschränkung, Kontraindikation der Hippotherapie. ThR 16, 1 (1989) 4–7

129 *Rommel, Th. et al.:* Hippotherapie bei dyskinetischen dystonen Bewegungsstörungen. Sonderheft 1996, DKThR

130 *Rommel, Th.:* Hippotherapie aus fachärztlicher Sicht. ThR 1/1996, XXIII. Jahrgang

131 *Ruf-Bächtinger, L.:* Das frühkindliche psychoorganische Syndrom. Minimale cerebrale Dysfunktion. Diagnostik und Therapie. Thieme, Stuttgart 1987

132 *Scheidhacker, M.:* Die besondere Bedeutung des Therapeutischen Reitens in der Behandlung verschiedener psychiatrischer Krankheitsbilder. ThR 14, 3 (1987) 3–13

133 *Scheidhacker, M.:* Therapeutisches Reiten in der Psychiatrie – Gedanken zu Inhalt und Zuordnung. ThR 3/1992, 19. Jahrgang

134 *Scheidhacker, M.:* Psychotherapeutisches Reiten - Möglichkeiten zu Integration und Rehabilitation. ThR 3/1995, 22. Jahrgang

135 *Scheidhacker, M.:* Das Pferd – reales Beziehungsobjekt und archetypisches Symbol. ThR 1/1998, 25. Jahrgang

136 *Scheurich, B.:* Methodik des Therapeutischen Reitens bei Haltungsschäden und Skoliosen 1. Grades. ThR 8, 3 (1981) 3–5

137 *Schirm, A. et al.:* Elektromyographische Messungen im Rumpf während der Hippotherapie. ThR 1/99, XXVI. Jahrgang

138 *Schmitt, R.R.:* Oberflächenelektromyographisch-telemetrische Untersuchungen zur Effektivität der Hippotherapie im Vergleich zur herkömmlichen Krankengymnastik auf neurophysiologischer Grundlage bei Multiple-Sklerose-Kranken. ThR 13, 3 (1986) 4–10

139 *Schönberger, F.:* Wie Bewegung Bedeutung gewinnen kann - »Konzentratives Bewegungshandeln« mit Miriam Goldberg. Krankengymnastik 1/1991, S. 43–54. Pflaum, München

140 *Scholz, H., Wagner, V., Aichberger, F. (Hg.):* Die Hippotherapie (therapeutisches Reiten) bei Infantiler Cerebralparese als Kassenleistung. Sammlung von Entscheidungen aus dem Sozialrecht 69, 4 (1980) 269–273

141 *Schudziarra, H., Schudziarra, V.:* Gymnasium des Reiters. Parey, Berlin – Hamburg 1978

142 *Spranger, W.:* Hippotherapie. Soz.-Päd. 3, 10 (1981) 460–464

143 *Spranger, W.:* Therapeutisches Reiten – Hippotherapie bei Kindern. Pädiat. Prax. 25 (1981) 121–123

144 *Strauß, I.:* Methodik der Hippotherapie. ThR 7, 3 (1980) 2–5. siehe auch: Kur. f. Therap. Reiten (Hg.), 1981, a.a.O., S. 6–8

145 *Strauß, I.:* Hippotherapie bei Patienten mit Multipler Sklerose. KG 35, 1 (1983) 13–16

146 *Strauß, I.:* Die Bedeutung der Hippotherapie für die Behandlung der Multiple-Sklerose-Kranken. Deut.Ärztebl. 82, 20 (1985) 1509–1515

147 *Strauß, I.:* Hippotherapie bei Multipler Sklerose. Beschäftigungstherapie und Rehabilitation 24, 6 (1985) 321

148 *Strauß, I.:* Hippotherapie bei neurologischen Indikationen Erwachsener unter bes. Berücksichtigung der Multiplen Sklerose. ThR 13, 1 (1986) 10–13

149 *Strauß, I.:* Großpferd – Kleinpferd? Jedem sein Pferd – Eignung verschiedener Pferderassen für die Hippotherapie. ThR 14 (1987) 11–16

150 *Strauß, I.:* Hippotherapie im Katalog therapeutischer Angebote am Beispiel Multiple Sklerose. ThR 16, 1 (1989) 7–9

151 *Strauß, I.:* Das Zusammenwirken von Arzt, Krankengymnast und Patient in der Praxis der Hippotherapie unter besonderer Berücksichtigung der Indikationsstellung. ThR 2/1991, 18. Jahrgang

152 *Strauß, I.:* Wirkprinzipien der Hippotherapie und ihr Stellenwert in der Krankengymnastik. KG 11/1991, 43. Jahrgang

153 *Strauß, I.:* Eigenständige Wirkprinzipien der Hippotherapie im Vergleich zur konventionellen Krankengymnastik. ThR 4/1993, 20. Jahrgang

154 *Strauß, I.:* Das Therapiepferd. ThR 4/1995, XXII. Jahrgang

155 *Strauß, I.:* Hippotherapie und sensorische Integration bei Kinderen mit Infantiler Cerebralparese. ThR 3/1996, XXIII. Jahrgang

156 *Strauß, I.:* Hippotherapie – ihre Monopolstellung in der Krankengymnastik. DKThR Sonderheft Hippotherapie 1996

157 *Strauß, I.:* Sensorische Integration im Konzept der Hippotherapie. ThR 2/1997, XXIV. Jahrgang

158 *Strauß, I.:* Feldenkraismethode und Hippotherapie. ThR 3/1997, XXIV. Jahrgang

159 *Strauß, I.:* Hippotherapie – Indikation und Gegenindikation. ThR 4/1998, XXV. Jahrgang

160 *Strauß, I.:* Hippotherapie bei Querschnittlähmung - Probleme der Indikation und Gegenindikation. Symposium Hippotherapie bei Querschnittlähmung 26.-27.II.1999, BG Unfallkrankenhaus Hamburg

161 *Schuppert, M.:* Sensomotorik der Musikausführung und berufsbezogene neurologische Erkrankungen. Deutsches Ärzteblatt 94, Heft 8, 21.2.1997

162 *Swift, S.:* Reiten aus der Körpermitte. Pferd und Reiter im Gleichgewicht. Müller. Rüschlikon-Zürich, Stuttgart, Wien 1985

163 *Tarnow, A.:* Vorschläge zur Dokumentation von Behandlungsergebnissen in der Hippotherapie. ThR 8, 1 (1981) 7–10. siehe auch: Kurat. f. therapeut. Reiten (Hg.) 1981, a.a.O., 21–23

164 *Tarnow, A.:* Vorschlag zur Erarbeitung einer einheitlichen Dokumentation für die Hippotherapie bei Cerebralparese. ThR 12, 1 (1985) 5–9

165 *Tauffkirchen, E.:* Krankengymnastische Behandlungsplanung der Hippotherapie bei Infantiler Cerebralparese. ThR 6, 3 (1979) 3–4. siehe auch: Kur.f. Therap. Reiten (Hg.), 1981, a.a.O., 18–20

166 *Tauffkirchen, E.:* Integration der Hippotherapie in die konventionelle Krankengymnastik. KG 35, 1 (1983) 28–29

167 *Tauffkirchen, E.:* Der gute Sitz auf dem Pferd. Voraussetzung für eine wirksame Hippotherapie. KG 11 (1991) 1257–1280

168 *Tauffkirchen, E.:* Der gute Sitz auf dem Pferd - Voraussetzung für eine wirksame Hippotherapie. DKThR Sonderheft Hippotherapie 1996

169 *Tellington-Jones, L. u. Bruns, M.:* Tellingtonmethode. So erzieht man sein Pferd. Müller, Rüschlikon-Zürich, Stuttgart, Wien 1986

170 *Viehbrock, H.:* Chancen und Grenzen des Bobath-Konzepts am Beispiel der Infantilen Zerebralparese. Krankengymnastik 3/1999, S. 391–394. Pflaum, München

171 *Vliet, A.G.M. van, Roos, Y. de:* Pro und Kontra therapeutisches Reiten bei Spina bifida. ASbH Brief 3 (1980) 4–7

172 *Vogel, H.:* Das Pferd als Partner des Behinderten – Integration und Rehabilitation durch Reiten. Albert Müller, Rüschlikon 1987

173 *Vojta, V.:* Die zerebralen Bewegungsstörungen im Säuglingsalter. Frühdiagnose und Frühtherapie. Enke, Stuttgart 1981

174 *Voßberg, J.:* Anbahnung und Gestaltung positiver Beziehungen mit Pferden. In: Gäng, M. u. Mitarb.: Heilpädagogisches Reiten/Voltigieren. Reinhardt, München – Basel 1990

175 *Voßberg, J.:* Überlegungen zum »hohen Anforderungscharakter« des Pferdes. ThR 5, 1 (1978) 13–17

176 *Voßberg, J.:* Einfachste Übungen mit hohem Anspruch – Ein Besuch im Sonderschulheim »Hochsteig«, der Schweizer Fortbildungsstätte zum »Therapeuten im Heilpädagogischen Reiten«, ThR 12, 1 (1985) 13–16

177 *Waller, E., Wolf, H.:* Hippotherapie als Behandlung zerebralparetischer Kinder im Vorschulalter. Therapie Woche 28, 23 (1978) 4635–4638

178 *Wanzek, L.:* Dokumentation der Hippotherapie-Effekte. ThR 11, 3 (1984) 3–5

179 *Wanzek-Blaul, D., Conze, I.:* Auswahl, Ausbildung und Einsatz des Pferdes in der Hippotherapie. ThR 3/1996, XXIII. Jahrgang

180 *Wanzek-Blaul, D., Conze, I.:* Eigenständige Wirkprinzipien der 3 Bewegungsebenen in der Hippotherapie. ThR 1/1999, XXVI. Jahrgang

181 *Weber, A.:* Hippotherapie bei Multiple-Sklerose-Kranken. Sonderheft 1996 DKThR

182 *Weichenmeier, A.:* Klinische Neuropsychologie. Sonderheft 1996 DKThR

183 *Welling, A.:* Bewegung verstehen und Sprachgebrauch gestalten – Bobath-Therapie interdisziplinär weiterentwickeln. Krankengymnastik 3/1999, s. 404–415. Pflaum, München

184 *Wolf, H.:* Therapeutisches Reiten – Medizin, Pädagogik, Sport, In: Evangelische Akadmie Hofgeismar (Hg.), 1970, a.a.O., 31–40

185 *Wolf, H.:* Hippotherapie – Luxus oder Chance für die Patienten? ThR, 11, 1 (1984) 6–12

186 *Wolf, H.:* Integration – Gedanken zu einem Jubiläum. ThR 12, 3 (1985) 3–4

187 *Would, J.:* Muskelgedächtnis und das Lernen neuer Bewegungen. ThR 1/1999, XXVI. Jahrgang

188 *Wüthrich, R.:* Klinisches Bild und Behandlungsmöglichkeiten der Koordinationsstörungen beim Erwachsenen. Referat auf der Tagung »Hippotherapie bei Koordinationssstörungen« d. Schweiz. Gruppe für Hippotherapie am 24.4.1982 in Basel. ThR 10, 4 (1983) 7–10

189 *Wüthrich, R., Künzle, U.:* Hippotherapie bei Multipler Sklerose. Therapie Woche 28, 23 (1978) 4630–4632

Abkürzungen

ABD	Abduktion s. d.
ADD	Adduktion s. d.
AR	Außenrotation s. d. bei Rotation
BWS	Brustwirbelsäule
EXT	Extension s. d.
FLEX	Flexion s. d.
HWS	Halswirbelsäule
IR	Innenrotation s. d. bei Rotation
LWS	Lendenwirbelsäule
WS	Wirbelsäule
ZNS	Zentralnervensystem

Erklärungen

abdominal	zum Bauch, Unterleib gehörend, im Bauch gelegen
Abduktion	Abspreizen, Wegführen (Arm oder Bein)
Adduktion	Heranführen (Arm oder Bein)
Adduktor	Adduktion bewirkender Muskel
Anamnese	Vorgeschichte des Kranken
Akinesie	Bewegungsmangel
Akkommodation	Anpassung; Einstellung des Auges auf die jeweilige Sehentfernung durch Veränderung der Brechkraft der Linse
Amplitude	Schwingungsweite
antagonistisch	gegensinnig
Assessment	Befund mit möglichst ganzheitlicher Erfassung
Ataxie	Bewegungsstörung, Störung der geordneten Abstimmung eines Bewegungsablaufes, im Vordergrund Gleichgewichtsstörung
Athetose	Bewegungsstörung mit plötzlich einschießenden, bizarren, verdrehten Bewegungen
atlantoaxial	zum Atlas und 2. Halswirbel gehörden
Atonie	Erschlaffung
Atrophie	Rückbildung von Gewebe
Cavaletti	Übungsstangen 10 bis 30 cm über dem Boden zur Gymnastizierung des Pferdes
cerebral	das Gehirn betreffend
Cerebralparese	Lähmung infolge (frühkindlicher) Hirnschädigung
choreatisch	plötzlich einschließende ungeordnete unwillkürliche Bewegungen
circulus vitiosus	Teufelskreis, Verschlimmerung einer Störung durch eine andere Störung
Degeneration	Entartung
Deformität	Verformung, Entstellung, Verunstaltung
Demyelinisation	Schwund der Markscheiden um die Nervenfortsätze

determiniert	vorbestimmt
Diparese	Bewegungsstörung, bei der beide Beine stärker als die Arme betroffen sind
dissoziiert	voneinander unabhängig
distal	weiter vom Rumpf entfernter Teil der Extremität
dorsal	zum Rücken gehörend, rückenwärts
dynamische Stabilisation	anpassungsfähige, haltende Aktivität während eines Bewegungsablaufs bei Lageveränderung im Raum und Temposchwankungen
Dysplasie	Fehlentwicklung
dyston	mit abnormer Spannung
Elektromyelogramm	Funktionsstromableitung des Muskels
Elongation	Verlängerung, passiv – durch therapeutisches Dehnen bestimmter Körperabschnitte
Entität	das, was ein Sein besitzt
Eutonie	harmonische Spannung – mittlerer Spannungszustand, von dem sowohl Entspannung als auch Anspannung möglich sind
Evaluation	Auswertung
Extension	Streckung
extrapyramidales System	basale Stammganglien des Zwischen- und Mittelhirns, die die unwillkürlichen Körperbewegungen und den Muskeltonus steuern
Extremitäten	Gliedmaßen, Arme und Beine
Fazilitation	Erleichtern, Anbahnen, Ermöglichen von Haltungen und Bewegungen
feed-back Reaktion	individuelle Rückkoppelung, ob das Ziel erreicht wurde oder nicht
feed-forward Reaktion	individuell entsprechend vorbereitende Einstellung auf das Kommende
Flexion	Beugung
Frontotransversalachse	Verlaufsrichtung: Horizontal – Stirnbreite
Gibbus	spitzwinklige Verkrümmung der Wirbelsäule
Handling	Handhabung, d. h. mit dem Kind so umgehen, daß es entsprechend seinem Alter und Entwicklungsstand sensomotorische (s. d.) Wahrnehmungen und Reaktionen machen kann
Hemiparese	Bewegungsstörung einer Körperhälfte
hereditär	erblich
Hydrocephalus	Kopfvergrößerung durch vermehrte Flüssigkeitsansammlung – „Wasser" – im Schädelinneren
hyperkinetisch	krankhaft gesteigerte Motorik mit teils unwillkürlich ablaufenden Bewegungen
Hypertonie	erhöhter Spannungszustand (z. B. der Muskeln oder des Blutdruckes)
hypokinetisch	krankhaft verminderte motorische Bewegungsabläufe
Hypotonie	herabgesetzter Spannungszustand (z. B. der Muskeln oder des Blutdruckes)
Innervation	Nervenversorgung, Impulsgeben
iliosakral	im Bereich des Darm- und Kreuzbeins gelegen
Inhibition	Hemmung oder Unterdrückung
Interaktion	aufeinander bezogene und sich beeinflussende Wirkungen

interdisziplinär	Beziehung zwischen den Fachgebieten
isometrisch	Spannungsänderung des Muskels bei gleichbleibender Länge
isotonisch	Längenänderung des Muskels bei gleichbleibendem Spannungszustand
kaudal	„schwanzwärts", fußwärts
kinästhetisch	das Bewegungsgefühl betreffend
Klonus	rhythmisch, rasch aufeinanderfolgende, gleichförmig ablaufende Muskelzuckungen
kognitiv	dem Denken, Wahrnehmen, Erkennen zugeordnet
konduktiv	leitend
Kontraktur	Bewegungseinschränkung von Gelenken
Konvexität	das Gewölbtsein (nach außen, z. B. von Linsen)
Koordination	aufeinander abgestimmt sein
kranial	zum Kopf gehörend, kopfwärts
Kruppe	Kreuz und Beckenanteil des Pferdes
Kyphose	Verkrümmung der Wirbelsäule nach rückwärts
Lateralflexion	Seitneigung
Logopädie	Sprachheilkunde
Longe	acht Meter lange Laufleine für Pferde
Luxation	Verrenkung
Meningozele	Vorfall der Rückenmarkshäute mit Zystenbildung bei Wirbelsäulenspaltung
Myelomeningozele	Vorfall von Rückenmark und Rückenmarkshäuten durch einen Spalt der Wirbelsäule infolge angeborener Fehlbildung
Meningomyelozystozele	Brucksack mit Vorfall der Hirn- bzw. Rückenmarkhäute und des Rückenmarks
Monoparese	Lähmung einer einzelnen Extremität
Muskeldystrophie	fortschreitende Muskelerkrankung mit Muskelschwund
myopathologisch	auf Muskelerkrankung beruhend
natal	bei Geburt
neonatal	frühgeburtlich
Neuron	Nervenzelle
Neurophysiologie	Teilgebiet der Physiologie, untersucht allgemeine und spezielle Leistungen des Nervensystems bei der Koordinierung des Organismus in seiner Wechselbeziehung zur Umwelt
Neuropsychologie	Diagnostik und Therapie von Störungen höherer Hirnleistungen
nosologisch	krankheitsbezogen
optische Stellreaktionen	Einstellung des Körpers durch Orientierung mit den Augen
Orthese	stabilisierende funktionelle Schiene
Paraparese	doppelseitige Bewegungsschwäche, insbesondere der unteren Extremitäten
Parese	Lähmung, Schwäche
Parkierfunktion	Aktivitätszustand, in dem ein Körperabschnitt oder ein Teil davon mit einer Unterlage Kontakt hat und auf diese nur mit seinem Eigengewicht Druck ausübt

Pathomechanismen	Fehlsteuerungen
Perzeption	Wahrnehmung
Perzeptionstraining	Wahrnehmungsübung
pränatal	vor der Geburt
progredient	fortschreitend
Pronation	Einwärtsdrehung z. B. der Hand bzw. Senkung des inneren Fußrandes
propriozeptive neuro-muskuläre Fazilitation	durch Reize innerhalb des Körpergewebes ausgelöste, zentral verankerte Reaktionen
propriozeptive Reize	durch Lage und Haltung des Körpers ausgelöste Reize
Protraktion	Vorziehen
proximal	rumpfwärts gelegener Teil einer Extremität
Psychomotorik	Gesamtheit der willkürlich gesteuerten, bewußt erlebten und von psychischen Momenten geprägten Bewegungsabläufe
Reactio	Automatisches Einsetzen von Gleichgewichtsreaktionen auf eine Bewegung – Actio
Retraktion	Zurückziehen
Rigor	starre Erhöhung des Muskeltonus, die während des Bewegungsablaufs bestehen bleibt
Rotation	Drehung um die Längsachse
Sagittotransversalachse	Verlauf: Pfeilrichtung horizontal von ventral nach dorsal
sakral	zum Kreuzbein gehörend
Sensomotorik	Gesamtheit der Nervenprozesse, über die Wahrnehmung und Bewegung aktiviert werden
Shunt	abnorme Fließverbindung
Skoliose	seitliche Verkrümmung der Wirbelsäule
spastisch	abnorm verstärkte Spannung in Muskelketten
Spielbein	das Bein, das keinen Bodenkontakt hat
Spina bifida	angeborener Spalt in den Wirbelbögen
Spondylolysthesis	Verschiebung von Wirbeln aus ihrer normalen Lage, Wirbelgleiten
Supination	Auswärtsdrehung z. B. der Hand bzw. Hebung des inneren Fußrandes
Symphyse	faserig-knorpelige Verbindung zweier Knochenflächen, z. B. Schambeinfuge
Synthese	Zusammenfügung
System	einheitlich geordnetes Ganzes
taktil	betrifft den Körpersinn Berühren, Betasten
Tapping	manipulative Stimulationstechnik zur Unterstützung aktiver Halte-, und Bewegungsfunktionen
Tetraparese	Bewegungsstörung an Armen, Beinen, Rumpf und Nacken
Tonus	Spannungszustand
Trabreprise	Wiederaufnahme der Gangart Trab
Traktion	Zug, Zug-Technik setzt Kenntnisse therapeutischer Kraftanwendung mit exakter Ausrichtung voraus
Transfer	Positionswechsel im Raum
Translation	Verschiebung, z. B. vor/zurück und seitlich in bestimmten Bewegungsniveaus der Wirbelsäule

traumatisch	durch äußere Einwirkung bzw. Verletzung entstanden
Tremor	Zittern
Trense	Pferdezaum
Ventilation	Belüftung
ventral	bauchwärts gelegen
vestibulär	zum inneren Ohr gehörend (Gleichgewichtsorgan)
Voltigieren	turnerisch gymnastische Übungen auf dem longierten Pferd im Schritt – Trab – Galopp
Widerlagerung der weiterlaufenden Bewegung	Begrenzung einer weiterlaufenden Bewegung durch ein Gegengewicht, eine Gegenaktivität oder eine Gegenbewegung
Widerrist	höchster Punkt (Stockmaß) am Übergang vom Hals zum Rücken des Pferdes

Sachverzeichnis

abnorme Bewegungsmuster 111, 158
Absitzen 73, 126
Adduktorenspasmus 108
afferente Informationen 52
Alltagsmotorik 82
Anamnese 123
Anfälle 122
Anfallserkrankung 111
Anfallsleiden 60, 93, 109
Angst 108, 149
Apoplexie 93, 100
Arme 5
Armpendelbewegung 77
Arzt 63
Assessment 123, 132
assoziierte Reaktionen 58, 111f., 125
– Störungen 113
– – bei ICP 111
Asymmetrie 79, 110
Asymmetrien 129
Ataxie 24, 58, 85, 109f., 113, 127, 129, 153
Atemblockierung 8
Atemführung 7, 79
Atemkoordination 110
Atemraum 56, 80
Athetose 58, 110
atlantoaxiale Instabilität 60
Atmen 110
Atmung 56, 114, 119, 126f., 129
Aufdehnen 126
Aufrichtung 23
Aufsitzen 71, 126
Auge 82
Augenmotorik 85
Augenmuskulatur 111
Ausbalancieren 8
Ausgangsstellung 74
Ausweichmechanismen 74
automatische Reaktionen 111f.

Basisfunktionen 81
Bauch-Atmung 56
Bauchpresse 113
Becken 6
Beckenaufrichtung 141
Beckenbodenmuskulatur 113
Beckenstellungen 7
Befund 67
Begriffsbestimmung 25
Behandlungsplan 123f., 127, 132f., 137, 141, 145, 149, 153, 157
Behandlungsprotokoll 67
Behandlungsteam 63
Behandlungsziel 123f., 132f., 137, 141, 145, 149, 153, 157, 161
Beine 6, 74
Beinlängendifferenz 111
Berührungsempfindlichkeit 39
Bewegung 37

Bewegungablauf 52
Bewegungsamplituden 44
Bewegungsanalytisch 11
Bewegungsdialog 32, 38, 44, 108, 132
Bewegungseinschränkungen 111
Bewegungserfahrungen 8
Bewegungsmuster 50, 109, 120, 124f.
Bewegungsplanung 124, 137
Bewegungsstimulationen 10
Bewegungsstörung 129
Bewegungstoleranz 59, 99
Bewegungsübereinstimmung 32
Bewußtheit 50
Beziehungsfähigkeit 24
Biegung 10f.
Blasen-Darmprobleme 113
Blasenlähmungsform 113
Blickausrichtung 129, 153
Bobath-Konzept 48, 119, 124f.
Brustatmung 56

cerebrale Bewegungsstörung 108, 111, 120, 128
Cerebralparese 120
Cobb 59

Damensitz 129f.
Dauer 167
Decurs 124
Definition 23
Deformitäten 110f., 113f., 124
Dehnübungen 76
Dehnungseffekte 39
Dekubitus 85
demyelinisieren 84
Demyelinisierung 84
Deutsches Kuratorium für Therapeutisches Reiten (KDThR) 169
Diagnose 132f.
diagonal-spiralförmige Bewegungen 12
Diparese 58, 109, 141, 145
dissoziierte Bewegungen 153f.
DKThR 14
Dokumentation 67, 123
dokumentieren 112
dynamische Stabilisation der Wirbelsäule 109f., 112, 126
Dysbalancen der Muskulatur 111, 113
Dyskinesien 24, 58, 109f., 113
Dysmelie 98
Dystone Athetose 110
Dystonie 110
Dystrophia musculorum Duchenne 99

efferente Informationen 52
Eigenapparat des Rückenmarks 93

Eigenregulation 125
Elterninstruktion 120
Encephalomyelitis disseminata (ED) 84, 86
Entspannungsphasen 83
Entspannungsstellungen 83
Ergotherapie 15, 122
Ermüdbarkeit 114
Erwachsene 26
euton 12
Evaluation 123f.
Extremitäten 9
Extremitätenhaltung 77

Fazilitation 49, 124, 146
fazilitieren 48
FBL 53
Feed forward reaction 112
Feinstkoordination 54
Fernsinne 39
frontosagittale Achse 32
frontotransversale Achse 32
Frühbehandlung 15, 120, 124
Frühdiagnostik 124
Frühförderung 15
frühkindliches psychoorganisches Syndrom (POS) 112
funktionelle Bewegungslehre (FBL) 50
– Klein-Vogelbach 119
Funktionsanalysen 50
Funktionsgesamtheit 50
Funktionskreistheorie 50
Funktionsreserven 52
Fußspitzen 9

Gangschulung 23, 33, 54, 58, 93
Gangstörung 84
Ganzkörperbewegungen 16
Gebührenverordnung 167
geführte Bewegungen 51
Gegenindikationen 59
Gehbehelfe 122
Gehen 40
Gehör 39
Gelenkseinschränkungen 123
Gelenksfehlstellungen 111
Geradeaus 10
Geruch 39
Gesäß 38
Gesäßbelastung 141f.
Gewichtsverlagerung 125, 133f.
Gleichgewicht 23, 39, 110
Gleichgewichtsorgan 81
Gleichgewichtsreaktionen 110ff., 125ff., 153
Gleichgewichtssystem 15

Halbseitenlähmung 93
Halbseitensymptomatik 75
Haltegurt 73
Haltungskontrolle 110, 123, 130

Haltungstonus 109f., 112f., 120, 125ff., 129ff., 149, 161
Handfunktion 112, 145f.
Handling 124, 130, 150
Handlungsebene 123
Handlungskompetenz 124
Hautdruckgeschwüre 85
Heilpädagogisches Voltigieren/ Reiten 112
Helfer 63
Helferin 119
Hemiparese 58, 93, 109, 128, 133, 137
– bei ICP 109
– des Erwachsenen 109
Hippotherapie 23, 26, 53
– Ausbildung 118
– Protokoll 69
Hirndruckzeichen 113
Hörgerät 137
Horizontalsymptomatik 98
Hörschädigung 137
Hörstörung 111
Hüftgelenk 39
Hüftveränderungen 60
Hydrocephalus 113
Hyperaktivität 107
Hyperaktivitätssyndrom 112
Hypertonus 158
hypothetische Norm 75
hypotone Form der Cerebralparese 110
Hypotonie 141, 153
Hypotonus 127

Indikationen 24, 58, 108, 110, 113
Indikation zur Hippotherapie 114
Infantile Cerebralparesen (ICP) 27, 108, 113, 124
Informationsmaterial 121
Inhibition 48, 124f.
Inhibition/Fazilitation 125
inkomplette Lähmung 113
– Paraplegie 92
Inkontinenz 113
Instruktionsfilm 121
Integration 67
Interaktion 37, 111, 123f.
isometrisch 12

Katheterversorgung 85, 92
kinästhetisches System 39
Kinder 26
– Hippotherapie 27
Kleidung 67
– auf dem Pferd 121
– des Patienten 131
Kloni 74
Klonusauslösung 90
Klumpfüße 113
Kognition 112, 122ff., 161
kognitive St. 111
kognitive therapeutische Übungen 51
kommissionelle Prüfung 119
Kommunikation 126

konduktive Fazilitation 49
– Förderung 49
Kontaktfläche 38
Kontraindikation 107f.
Kontrakturen 111, 114, 124
Konzentration 126ff., 131, 134, 137f., 154, 162
Koordinationsleistung 75
Koordinationsverbesserung 67
Kopfhaltung 9, 75f.
Kopfschutz 70
Körpererfahrung 142
Körperkontrolle 50
Körperlängsachse 32
Körpermittelpunkt 32
Körpervertrauen 24
Körperwahrnehmung 24, 80
Korrekturhaltungen 78, 99
Kostenübernahme 167
Kotherapeut 63
Kotherapeutin 119
Krankenkassen 167
Krümmungen 8
Kurzzeitbehandlung 167

Langzeitbehandlung 167
Laufband 93
Lautäußerungen 161
Lautbildung 137
Lautgebung 126f., 129
Lautieren 129
Lernbehinderte 18
Lernbereitschaft 111
Lifter 72, 93f.
Linda Tellington-Jones 45
Logopädie 56, 122
Lokomotionszentren 93

Meningocele 113
Meningomyelozytozele 98
Meningozele 98
mentale Einbeziehung 50
Mieder 113, 122
Minimale Cerebrale Dysfunktion (MCD) 18, 112
Minimale Cerebralparese (MCP) 111f.
Mischform 110, 113
Mittelpositur 6, 8
Mittelstellung 74
Mobilisation 126, 145
– von Gelenken 23
Mobilisierung 149
Morbus Parkinson 99
Motivation 124
Mukoviszidose 17
Multiple Sklerose (MS) 27, 84, 88, 90
Mundmotorik 23, 110f., 126, 129, 150
Mundmuskulatur 111
Mundschluß 129, 161f.
Muskeldystrophie 99, 114
Muskelhypotonien 114
Myelomeningocele 113
Myelomeningozele 98

Nahsinne 39
Neonatologen 108
Nervenleitgeschwindigkeit 82
Neuralrohr 98
neurogene Blasenstörung 85, 113
Neurologie 15
Neurologische Bewegungs- störungen 24, 58
neuromotorisch 23
Neuromuskuläre Erkrankungen 113f.
Neuropädiater 107, 114, 120
Neuropädiatrie 15
neurophysiologische Behandlung 52, 123f.
– Therapie 107f., 113, 120, 125
Neuropsychologie 17
neurotraumatische Erkrankungen 92

Oberschenkeladduktoren 9
optische Stellreaktionen 110, 129
Orthesen 113
Orthopäden 111, 113
Orthopädie 16
orthopädisch 58
Orthopädische Maßnahmen 122
Osteoporose 85

Pädagogik 18
Pädiater 113
Parese 111
Patient 66
Patientenprotokoll 122f.
Peronäusschienen 75
Persönlichkeitsentwicklung 24
Perzeption 112, 122
Perzeptionstraining 80
Pferd
    siehe detailliertes Register
    auf Seite 185
Pferdeführer 63
Pferdeführerin 128
Pferderücken 38
Physiotherapeut 63
Physiotherapeutin
– hinter dem Kind auf dem Pferd 116, 119, 127, 129, 131, 161
physiotherapeutischer Befund 123
Physiotherapie 51, 122
Polyneuropathie 99
Polyradikulitis 99
postentzündliches Defektsyndrom 99
Prävention 16
propriozeptive neuromuskuläre Fazilitation (PNF) 49, 52
Protektive Extension der Arme 128, 149
Psychiatrie 17
Psychologie 18
psychomental 51
Psychomotorik 55
psychomotorisch 18, 24
psychosoziales Verhalten 122

Querschnittlähmung 92, 94, 96
Querschnittsymptomatik 113
Quersitz 88, 110, 126, 129f., 141f.,
    145f., 153f.

Rampe 71
Raumlagebewußtsein 24
reaktiver Sitz 127
reaktives Armpendeln 77, 128
rechts-links-Erfahrung 81
Reflexbewegung 49
Rehabilitation 17
Reifen 138
Reifen halten 134
Reitsitz 5, 109f., 125, 127, 129f.,
    134, 142, 149, 153f., 158
Remission 84
Rhythmus 23, 55
Rhythmusfähigkeit 44
Rigidität 110
Rigor 58
Rollator 154
Rollstuhl 113, 122, 127, 146, 150
Rotation 11, 127, 129, 137, 142, 146
rotatorischer Typ 98
Rückenmarksegment 93
Rumpfbalance 54
Rumpfelongation 133
Rumpfkoordination 75
Rumpfrotation 154
Rumpftraining 32

Sagitto-Transversalachse 32
Schädel-Hirn-Trauma (SHT) 92,
    113, 161
Schiefhals (Torticollis spasmo-
    dicus) 98
Schienen 113
Schlucken 129
Schlüsselpunkte 48, 52, 124f.
Schmerzgrenze 145
Schmerzvermeidung 107
Schrittanpassung 120
Schrittvarianten 29, 138
Schubauslösung 92
Schultergürtel 5, 75

Schwerpunkt 6
Schwerpunktlinie 6
Sehen 39, 82
Sehstörung 111
Seitendifferenz 123
Selbständigkeit 108, 120, 137
Selbstbewußtsein 154
Selbsterfahrung 137
Selbstkorrektur 129, 133f.
Selbstorganisation 124f.
Selbstregulation 125
Selbstwertgefühl 126
Sensomotorik 55
sensomotorisch 24
– Erfahrungen 119
– Störung 124
Sensorik 38
sensorische Eindrücke 124
sensorische Integration (SI) 15, 51
sensorische Integrationsstörungen
    107
Shuntoperation 113
Sitzpositur 54
Skoliose 59, 110, 133, 157, 161
Skoliosewinkel 59
Sorgfaltspflicht 70
soziomotorisch 24
Spastik 24, 58, 84
spastische Hemiparese 109
– Tetraparese 109
Spastizität 107, 109, 113, 124, 141f.,
    145f., 157
Speichelkontrolle 161
Spielhilfen 81
Spina bifida 98, 113
Spina bifida occulta 98
Sprache 110, 112, 124
Sprachstörung 137, 153, 157
Sprechen 110f., 123, 126f., 129
Statik 123
Steigbügel 85, 90, 96, 98, 102
Stemmführung 49, 53
Stimmbildung 56
Stoffwechselstörungen 114
Symmetrie 23, 55, 79
systemische Therapie 119

taktiles System 39
Tapping 75
Tastorgane 39
Tetanusprophylaxe 70
Tetraparese 58, 110, 149, 157, 161
Therapeutin hinter dem Kind auf
    dem Pferd 116, 119, 127, 129,
    131, 161
Therapiemüdigkeit 121
Therapieplan 123
Therapiesattel 102
Tiefensensibilität 24, 39
Tonusregulierung 23, 54, 74
Torticollis spasmodicus 27, 102
Trabtritte 138
Traktion 138, 146, 150, 154
Transfer 71f.
Tremor 58, 110

Urologen 113

Verhalten 111f.
Verhaltensauffällige 18
Verhaltensgestörte 18
verkehrter Sitz 129f.
Verlaufsdokumentation 67, 124
Versicherungsschutz 67, 70
vestibuläres System 39
Videoaufzeichnung 123
Videodokumentation IX

Wahrnehmung 124, 126, 129,
    131ff., 141, 149, 161
– dynamischer Stabilisation der
    Wirbelsäule 153
Wahrnehmungsst. 111
Wahrnehmungsstörung 15
widerlagernde Bewegungen 78
Wirbelsäule 6, 8
Wirbelsäulenhaltung 55
Wirkprinzipien 54
Wirksamkeit 107

zugerichtete Schuhe 122
Zusatzausbildung 169

Sachverzeichnis (Pferd)

Abfußen 30f.
abgesessen 116
Alter 43
Amplitude 46
Anhalten 36
Anreiten 36
Auffußen 30f.
aufgesessen 116
Aufsatzzügel 65
Aufsitzhilfe 47
Aufstiegstreppe 71, 116
Augen 42
Ausbildung 43
Ausbildungsskala des Pferdes 115
Ausbinder 65, 116
Ausreiten 115
Ausrüstung 47, 64

Bahnpunkte 153f.
Bahnzeichen 129
Belastung 4, 66
Belohnung 47
– des Pferdes 118
Beschleunigungskraft 40
Bewegungsablauf 30
Bewegungsanalyse 29
Bewegungsdialog 1
Bewegungsübereinstimmung 32, 44
Bewegungsübertragung 3
Biegen 44, 115
Biegung 10, 36, 40
Bildtafeln 129
Blancierfähigkeit 47
Bremskraft 30

Charakter 42

Diagonalabstützungen 31
Diagonalbewegungen 32
Dressurarbeit 115
Dressurreiten 119

Exterieur 42

Fahren 19
Fehlfunktionen 31
Fluchtverhalten 115
Freilaufen 115
Führarten 116
Führen 157
– des Pferdes 120
– – vorne 116
Führweise 47, 66
– am Zügel 66
Führzügel 116
Fuß 43

Galopp 28
Gang 43
Gangschulung 43
Gebäude 42

Gehorsam 116, 118
– des Pferdes 115
Geradeaus 40
Geraderichten 115
Gerte 116
Geschicklichkeit 43
Gesunderhaltung 46
Größe 43
Großpferd 43, 46

Halle 70
Hallenboden 127
Hals 42
Haltegurte 65
Handwechsel 116
Hoch-Tief 32

Interieur 42
Isländerpferde 46

Kleinpferd 43, 46
Kopf 42
Körperschäden 2
Kruppe 30, 42

Langzügel 128
Langzügelführung 66, 116ff., 133, 137, 141, 145, 153, 161
Last 1
Lebensraum 47
Lendenpartie 42
Lendenwirbelsäule 42
Loben 12
Longe 64, 115f.
Longearbeit 115

Niere 42

Ohren 42

Paßgang 29, 33
Peitsche 115
Pferdeführer 63, 119f.
Pferdeführerin 115f., 120, 126f., 130, 133, 142, 149, 157, 161f.

Quadratpferd 32, 42

Rampe 71, 116f., 126f., 133, 141f., 145f., 157f.
Rasse 46
Rechteckpferd 32, 42
Rechtshänder 37
Reithalle 70, 115, 118, 124, 129, 131
Reitsitz 5, 108ff., 161
Reitsport 19
Rhythmus 34
Richtungswechsel 10, 34, 36, 110, 112, 130
Rotationen 32
Rückenprobleme 31
Rumpf 42

Sattel 73, 107, 110
Schlangenlinien 36
Schritt 28f., 43
Schrittvariante 112, 117, 130
Schrittvariationen 115
Schulter 42
Schwerpunktverlagerung 1
Schwingungsimpulse 29, 32, 114
Seitengang 29, 35, 29, 37, 99
Seit-zu-Seit 32
Selbstsicherheit 115
Sitz 5, 8
Spiegel 129, 133f.
Steigbügel 64, 74
Stimme 115

Takt 43
Taktfehler 45
TEAM Arbeit nach Tellington Jones 45, 115
Temperament 42
Tempowechsel 36
Therapeutisches Longieren 66, 116, 118f., 149, 157f.
Therapiegurt 64, 116, 127
Therapiepferd 42, 114ff., 126, 128, 130f.
Trab 28, 35, 98
Trabreprisen 99
Trabtritte 130f.
Training 115
- des Therapiepferdes 114
Trense 30
Treppe 133
Trittsicherheit 45
Typ 42

Überforderung 47, 118
Untertreten der Hinterhand 115f.

Verspannung des Pferdes 46, 118
Vorne am Zügel 157
Vor- und Zurück 32

Wachstumsphase 43
Westernart 128
Widerrist 42

Zentrifugalkraft 36, 40
Zentrifugal-(Pedal)Kraft 36
Zentripedalkräfte 36
Zirkel 36
Zügel 118
Zügelführung 66, 128

Hippokrates

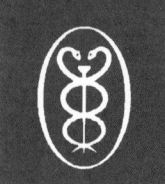

Die ideale Lern- und Unterrichtsgrundlage

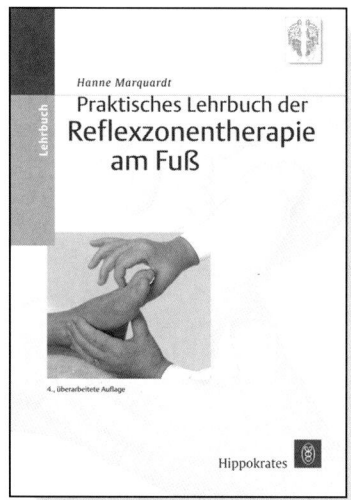

H. Marquardt

Praktisches Lehrbuch der Reflexzonentherapie am Fuß

4., überarbeitete und erweiterte Auflage
1999, 221 S., 82 vierfarb. Abb., geb.
DM 79,– / ÖS 577 / SFr 72,–
ISBN 3-7773-1382-3

Einzigartig in dieser Art: ansprechend handkolorierte Abbildungen der Reflexzonen sowie in langjähriger Praxis bestätigte Behandlungsvorschläge geben einen umfassenden und anschaulichen Einblick in die Methode. Durch den didaktischen Aufbau und die eindrucksvolle Klarheit ist dieses praktische Lehrbuch, das auch als offizielles Ausbildungskursbuch dient, eine ideale Lern- und Unterrichtsgrundlage. Jeder, der mit der Reflexzonentherapie am Fuß arbeitet, sollte es besitzen.
Die vorliegende Neuauflage wurde überarbeitet und erweitert um die Zone des Lliosakral-Gelenkes sowie um die Lymphzonen.
Ebenfalls ergänzt wurden zahlreiche Fallbeispiele vor allem von chronisch Kranken.

Hippokrates Verlag Stuttgart
Postfach 300504 · 70445 Stuttgart
Tel. 07 11-89 31-333 · Fax 07 11-89 31-133